流式细胞术血液学应用

高瀛岱　主　编

科 学 出 版 社

北　京

内 容 简 介

流式细胞术是血液学基础和临床研究中应用十分广泛的一项实验技术。本书从技术原理和应用实例等角度，系统总结了流式细胞术在血液学研究中的应用与实践知识，内容涵盖造血干细胞、造血祖细胞、红细胞、巨核细胞与血小板、粒细胞与肥大细胞、单核细胞与巨噬细胞、淋巴细胞、树突状细胞和各类非细胞成分的流式检测核心技术，旨在为促进流式细胞术在血液学研究中的应用提供技术支撑和方法学指导。

本书内容翔实、图文并茂，紧随技术前沿，可供卫生科研技术人员参考。

图书在版编目（CIP）数据

流式细胞术血液学应用 / 高瀛岱主编. -- 北京：科学出版社，2025. 2.
ISBN 978-7-03-079954-8

Ⅰ. R331.1

中国国家版本馆 CIP 数据核字第 2024EJ2428 号

责任编辑：沈红芬　路　倩 / 责任校对：张小霞
责任印制：肖　兴 / 封面设计：黄华斌

科学出版社 出版
北京东黄城根北街 16 号
邮政编码：100717
http://www.sciencep.com
北京科信印刷有限公司印刷
科学出版社发行　各地新华书店经销
*
2025 年 2 月第　一　版　开本：787×1092　1/16
2025 年 2 月第一次印刷　印张：12 3/4
字数：300 000

定价：148.00 元

（如有印装质量问题，我社负责调换）

编写人员

主　编　高瀛岱

副主编　周　圆　梁昊岳

编　者　（按姓氏汉语拼音排序）

付伟超　何　媚　李浩渊　李夏琳　梅怡晗

孙　露　王　兵　王超群　王浩雨　吴沂璇

徐　畅　徐　惠　于文颖

序　言

流式细胞术是血液学基础和临床研究中应用十分广泛的一项实验技术。随着血液学研究的不断发展，涌现出一批以流式细胞术在白血病、淋巴瘤等血液病临床诊断中的应用为主要内容的专著，极大地提升了血液系统疾病的诊断和监测水平，为临床医生、科研人员和研究生认识、学习血液病提供了很好的借鉴。然而，系统反映流式细胞术在血液学基础研究中应用的专著较少，特别是介绍流式细胞术用于研究不同类型的造血细胞发生和发展方面的专著更少。我们在工作中发现，血液学科研技术人员和研究生急需一本系统介绍流式细胞术基本原理和技术方法的参考书。基于此，高瀛岱教授组织血液学研究领域的流式细胞技术人员编写了《流式细胞术血液学应用》一书，旨在为血液学与干细胞研究领域的科研技术人员和研究生提供一本兼具知识性、逻辑性、可读性和实用性的参考书。

该书从技术原理和应用实例等角度，系统总结了流式细胞术在血液学研究中的应用与实践知识，内容涵盖造血干细胞、造血祖细胞、红细胞、巨核细胞与血小板、粒细胞与肥大细胞、单核细胞与巨噬细胞、淋巴细胞、树突状细胞和各类非细胞成分的流式检测核心技术。该书对流式细胞术在血液学研究应用中的基本原理和技术方法进行了归纳，揭示了流式细胞术在血液学研究应用中的技术规律。该书图文并茂、逻辑清晰，有助于读者在掌握丰富信息的同时，获得很好的阅读体验。

该书内容翔实，紧随技术前沿，旨在为促进流式细胞术在血液学研究中的应用提供技术支撑和方法学指导，既适合卫生科研技术人员阅读，深化对流式细胞术相关技术方法的理解，也可作为没有流式细胞术技术背景的研究生或者工作人员的入门参考书。因此，该书在推动流式细胞术在血液学基础研究中的应用方面具有重要价值，相信其将对推动包括流式细胞术在内的实验血液学技术支撑体系的不断发展发挥重要的作用！

程　涛

2024 年 10 月

前　言

作为血液学基础与临床研究中的一项核心技术，流式细胞术因具有准确、高速、灵敏、多激光、多参数同时分析的优点，在细胞生物学、血液学、免疫学、肿瘤学和药理学研究中发挥着不可替代的作用。为了使读者更好地了解流式细胞术，特别是这一技术在血液学研究中的应用，帮助生物医学领域的科研技术人员和研究生掌握流式细胞术的基本原理与技术方法，我们组织编写了《流式细胞术血液学应用》一书。

迄今为止，流式细胞术的发展已有50余年的历史，流式细胞术的诞生给生命科学及医学研究带来了一次全新的技术革命。19世纪70～80年代末发展起来的单克隆抗体技术，使流式细胞仪能够以每秒检测成千上万颗粒的速度运行，使研究人员能够更便捷地进行生命科学研究及临床疾病诊断。通过联合荧光抗体，流式细胞术可以在单细胞水平检测多种多样的抗原表达，进而可以为不同样本来源的多种细胞群体提供丰富的生物学信息。除了获取特定细胞亚群多种蛋白抗原的表达信息，还可以根据蛋白表达来获取它们的各种细胞生物学信息，其中包括细胞亚群的组成，细胞的死活、凋亡和增殖，转录因子的表达，吞噬作用，细胞毒性，活性氧的产生，细胞代谢状态及特定信号通路状态等。

不同分化阶段的造血细胞种类繁多，且多数造血细胞参与机体免疫调节等信号通路，发挥着重要的生物学功能。造血细胞的恶性增殖还会导致白血病、淋巴瘤和骨髓瘤等恶性血液病，严重危害人类健康。因此，开展包括流式细胞术在内的实验血液学技术研究具有重要的基础和临床价值。基于流式细胞术的血液学基础研究可以在恶性血液病的早期诊断、抗肿瘤药物筛选、药物效果评价和微小残留病检测等方面发挥重要的作用。

目前已出版的流式细胞术专著以免疫学和细胞生物学研究为主，血液学相关的专著侧重于讨论白血病、淋巴瘤和骨髓瘤等血液系统疾病的免疫分型与鉴别诊断，为流式细胞术在临床应用的推广提供了很好的指导，但缺乏一本系统介绍流式细胞术在血液学基础研究中应用的专著。本书侧重于流式细胞术基本原理与技术方法的结合，在介绍流式细胞术的诞生和发展的基础上，阐述了造血干细胞、造血祖细胞、红细胞、巨核细胞与血小板、粒细胞与肥大细胞、单核细胞与巨噬细胞、淋巴细胞、树突状细胞和各类非细胞成分的流式检测核心技术。本书紧随技术前沿，并且吸收了我国血液学的最新研究成果，能够从血液学研究角度为已出版的众多免疫学和细胞生物学领域的流式细胞术应用方面的专著提供补充与借鉴。因此，本书的编写旨在为从事生物医学领域研究的科研技术人员和研究生提供一本内容翔实、条理清晰和图文并茂的技术参考书。

本书主要由中国医学科学院血液病医院（中国医学科学院血液学研究所）的科研流式技术团队成员编写，并由程涛教授等血液学专家审阅。感谢程涛教授为本书作序。由于受编写时间和水平所限，书中难免有不足之处，请读者给予反馈，待再版时改进。

高瀛岱　周　圆　梁昊岳

2024 年 9 月

目　　录

第一章
绪　论

第一节　流式细胞术的发展历史及现代应用

一、流式细胞术

流式细胞术（flow cytometry，FCM）源自国外，“cytometry”中“cyto=cell”，即细胞，“metry = measurement”，即检测，因此其创始初衷是检测液流中单个细胞的特征，这些特征由早期的细胞数量、细胞大小和颗粒程度扩展到如今的多种细胞膜、细胞内蛋白抗原表达等多细胞参数。最早期的流式细胞仪仅能检测 1 ～ 2 个参数，然而现在的流式细胞仪常规可同时检测 20 多个参数，并且具备每秒分析上万个细胞的速度。更为重要的是，流式细胞术的发展不仅包括具有强大的分析细胞特征能力的流式细胞仪，同时也包括兼具分析和特定细胞群体分选能力的流式细胞分选仪［又称荧光激活细胞分选仪（fluorescence activated cell sorter，FACS）］。因此，流式细胞术已成为现代细胞生物学研究及临床检测领域不可或缺的工具。

二、流式细胞术与流式细胞分选仪的诞生及发展

（一）流式细胞术的诞生

流式细胞术经历了数十年的发展，现今的仪器仍沿用早期流式细胞仪的核心原理。流式细胞仪涉及的激光学、抗体和抗体标记技术及电子学等经历了多年的快速发展，目前 15 通道以上的流式细胞仪在大多数实验室并不少见，正有力地推动着科学研究前进，流式细胞术为生命科学研究带来了一次深刻的技术革命。

1934 年，Moldavan 首次报道“在液流中自动计数细胞”。它是如何实现的呢？使红细胞悬液流过被置于显微镜平台上的毛细管，每当红细胞通过安装在光学镜片上的光电元件时，就会被记录，从而达到自动计数的目的。1949 年 Coulter（库尔特）提出在悬液中计数粒子的方法并获得专利，这也是“库尔特计数器”的前身。库尔特计数器由每个细胞通过特定的狭窄通道时产生的信息来精确计数悬液中的颗粒（如红细胞），即有无颗粒通过时都会产生一个可检测的电子学特征的变化，并且库尔特计数器可以确定颗粒或细胞的相对大小。现今许多血液学仪器仍沿用“库尔特原理”。

1953 年，Crosland-Taylor 利用层流的原理（靠近固相边界鞘液包裹着未间断的样品流，两种液体同轴流动，使位于中心的样品流沿着一个方向稳定地流动，液流的方向在每个点上保持连续）设计了光学计数红细胞的流动室。单个红细胞悬液被缓慢地注射至流速较快的液流中。在外层液流的约束下，红细胞在样品流中排成单列。这一设计的成功使得更大直径的通道被使用，以及狭窄的中心样品（颗粒）流可以被检测。这个流体动力学的核心技术几乎被现在所有的流式细胞仪所应用。

流式细胞术原理建立前，细胞分选是根据 1879 年 Lord Rayleigh 所观察到的液滴形成的物理学现象提出的。Lord Rayleigh 发现通过小孔的液流表现出流体动力学不稳定现象，并且通过分裂成一系列液滴来降低其表面张力，这些液滴整体上具有更小的表面积，因此也具备更小的表面张力。如果没有外力作用于液流，液滴的形成模式是不可预测的。

喷墨打印技术的发明，使得这个液滴形成现象变得精准而稳定。1965 年 Richard Sweet 将 Lord Rayleigh 研究的原理应用于喷墨打印。Sweet 描述了一个这样的喷墨打印系统：墨汁被带上静电荷并且依照输入电压信号做出相应的偏斜而完成打印，“墨汁流”被分成有规律的均匀液滴并且这些液滴所带的电荷能被输入系统所控制。

同年，在美国洛斯阿拉莫斯 Marvin Van Dilla 的实验室工作的 Mack Fulwyler 正在监测大气层核武器爆炸试验的“放射性坠尘”是否会出现在肉、牛奶等食品中。Fulwyler 决定通过分离全血中这两种分布模式不同的红细胞亚群来完成这项任务，并想应用库尔特原理及机械瓣膜来将红细胞亚群进行物理分离。意识到这种方式的可行性不高，Fulwyler 在寻求其他办法时正好读到 Sweet 喷墨打印机的研究论文，这给了 Fulwyler 很大的启发，于是 Fulwyler 将 Sweet 的喷墨静电液滴偏转原理应用于库尔特细胞捕获仪。细胞通过库尔特小孔时被检测，同时液流分裂成包裹细胞的液滴。这些液滴可以带上电荷，在通过带有高电压的两个电极板时可偏转到所选的收集管中，该成果发表于《科学》（*Science*）杂志。因此，第一台细胞分选仪（根据细胞体积）诞生于 1965 年。

同一时期，遗传学家及免疫学家 Len Herzenberg 正在花费大量时间在黑暗的房间里计数免疫荧光染色的细胞。在发现单克隆抗体期间，他感受到分离细胞将对细胞生物学研究有极大的帮助。同时在 Fulwyler 细胞分选仪的启发下，Herzenberg 在斯坦福大学快速组建了一支优秀的工程师团队来仿制 Fulwyler 细胞分选仪，并且做了重大改进：增加了光源——汞弧灯，以及光电倍增管检测器。这个重大创新使得分选仪不仅可根据细胞体积特征计数，而且可以根据荧光偶联抗体标记的细胞发射荧光信号（细胞抗原）计数，荧光激活细胞分选仪（FACS）由此诞生。

（二）流式细胞术的发展

Herzenberg 团队研发的机器随后由 Becton Dickinson（BD）公司商业化生产，并推出了 FACS-1。实际上，BD 公司现在仍拥有商标 FACS。FACS-1 可以测量前向散射光和波长 530nm 以上的荧光，并且具有数据脉冲计数器，以记录检测的细胞总数及分选的细胞数。在接下来的几年中，几家公司生产了商业化的细胞分选仪和分析仪。自从首台流式细胞仪商业化，流式细胞术就进入了跨越式发展的阶段。

19 世纪 70 ～ 80 年代末，生物医学研究者们开始制造抗白细胞的单克隆抗体，并用荧光染料标记这些抗体。随着抗体和荧光染料数量的增加，流式细胞仪上的激光数量也在增加。流式细胞学家 Howard Shapiro 研制出了自己的细胞仪，并且在机器上增加了多个激光器和检测器。流式细胞仪逐渐演变为今天在实验室中所使用的样子。到 1990 年，流式细胞仪能够同时检测 7 种荧光。2000 年，BD 公司推出了具有 14 色功能的 LSR Ⅱ ™。如今一些流式细胞仪能够检测多达 32 个参数，更多检测通量的质谱流式技术诞生，其能够以每秒检测成千上万颗粒的速度运行，使研究者能够更加便捷地进行生命科学研究及临床疾病诊断。这一惊人的技术及其功能应归功于物理学家、生物物理学家、生物学家和计算机工程师。

三、现代流式细胞术在科学研究及临床中的应用

现代流式细胞术应用十分广泛，国内一般的科研院所及三级甲等医院都常规配备流式细胞分析仪或分选仪。分析仪主要由液流系统、激光系统、信号检测及输出系统、控制系统等组成，分选仪则在分析仪的基础上添加了液流偏转分选系统。

流式细胞术的迅猛发展对生物医学产生了重大影响，同时在临床疾病诊断中发挥了重要的作用，尤其在血液疾病的诊断分型及预后监测中发挥了重要的作用。

第二节 流式细胞术实验任务与设计

一、流式细胞术可完成的实验任务

（一）广泛的细胞生物学特征分析能力

流式细胞术分析的对象主要是细胞。通过联合荧光抗体，流式细胞术可以在单细胞水平检测多种多样的抗原表达，进而可以为不同样本来源的多种细胞群体提供丰富的生物学信息。这些抗原可以分布在细胞膜、细胞质及细胞核。除了获取特定细胞亚群多种蛋白抗原的表达信息外，还可以根据蛋白表达来获取它们的各种细胞生物学信息，其中包括细胞亚群的组成，细胞的死活、凋亡、增殖，转录因子的表达，吞噬作用，细胞毒性，活性氧的产生，细胞代谢状态及特定信号通路状态的检测等，并且相互之间可以进行个性化的组合。下面通过举例的方式来介绍流式细胞术常用的几种分析功能。

1. 细胞亚群的组成

随着生物学研究的发展，对于机体细胞组成的认知越来越深入。流式细胞术可以根据不同细胞群体的特征标志蛋白的表达差异，直观地呈现目标细胞亚群的组成，以及在不同条件下亚群组成的变化。例如，通过流式细胞术解析小鼠造血细胞和淋巴细胞亚群。

如图 1-1 所示，小鼠造血细胞包括造血干 / 祖细胞、髓系血细胞和淋系血细胞等。根据免疫细胞表型，可以通过流式细胞术进行细胞分析和分选。小鼠造血干 / 祖细胞（HSC/HPC 和 MPP）和髓系定向祖细胞表面标志物 B220、CD3、CD11b、CD19、Gr-1、Ter119 表达为阴性，c-Kit 表达为阳性。造血干祖细胞（HSPC）（$Sca\text{-}1^{+}$）通过 CD48、CD150 可

进一步分为造血干细胞（HSC）、造血祖细胞 1（HPC1）、造血祖细胞 2（HPC2）和多能祖细胞（MPP）各群。定向造血祖细胞（HPC）（Sca-1$^-$）通过 CD34、CD16/32 分为髓系共同祖细胞（CMP）、粒 - 单核祖细胞（GMP）和巨核 - 红系祖细胞（MEP）各群。红细胞、粒细胞、单核细胞等髓系成熟血细胞分别表达特异性标志物 Ter119、CD71、Mac-1、Gr-1 和 CD115。淋系定向祖细胞表面标志物 B220、CD3、CD11b、CD19、Gr-1、Ter119 表达为阴性，IL-7R 表达为阳性，c-Kit/Sca-1 表达为弱阳性。淋系成熟血细胞 B 细胞、CD4$^+$T 细胞、CD8$^+$T 细胞分别表达特异性标志物 CD19、B220、CD4 和 CD8。

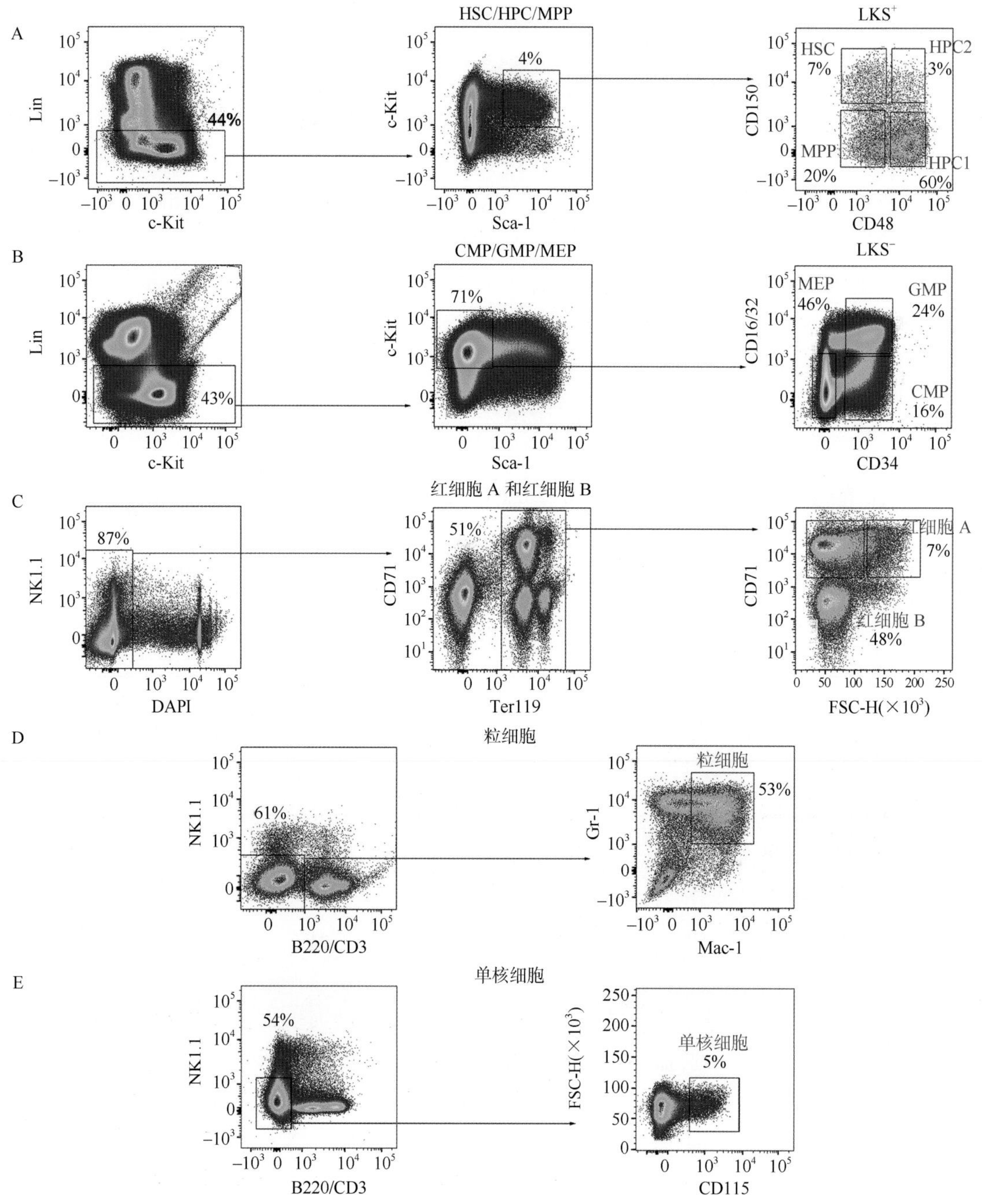

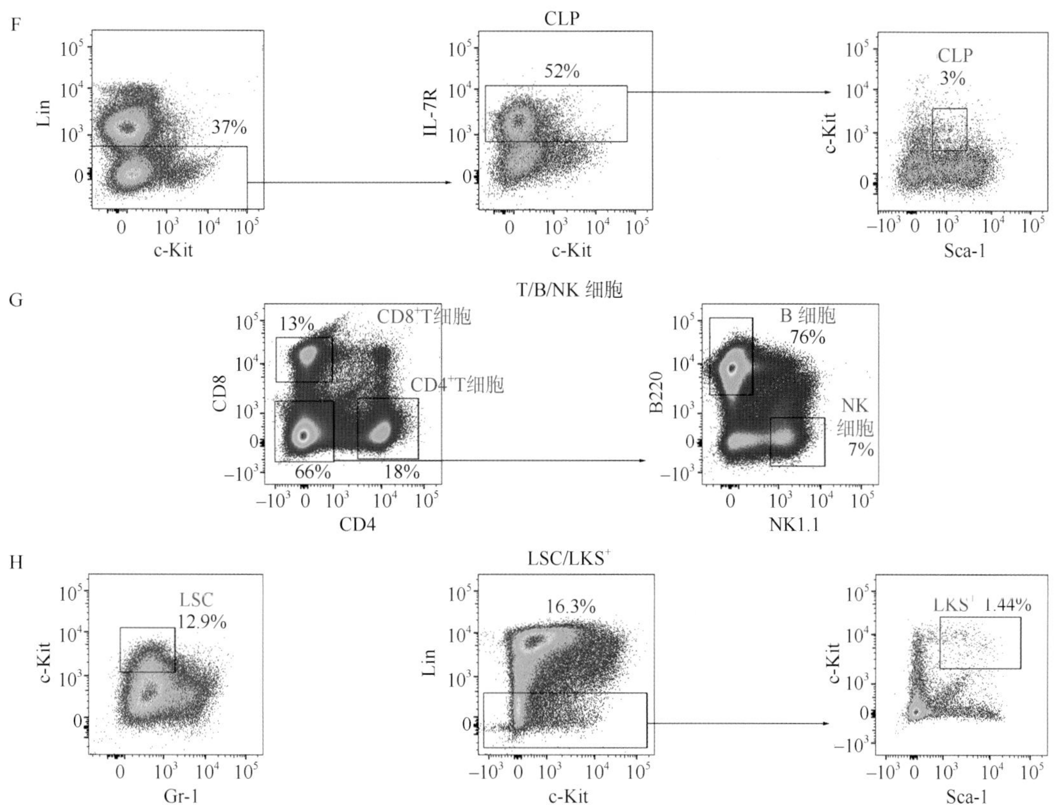

图 1-1　流式细胞术分析小鼠造血细胞及其亚群组成

Lin：lineage，谱系标志；DAPI：4′6- 二脒基 -2- 苯基吲哚；LKS：Linc-Kit Sca-1；LSC：白血病干细胞

如图 1-2 所示，小鼠淋巴细胞包括 B、T 和 NK 细胞（图 1-2A），其中 B 细胞包括祖 B 细胞、前 B 细胞、未成熟 B 细胞和成熟 B 细胞等亚群（图 1-2B），$CD4^+$T 细胞包括记忆 $CD4^+$T 细胞、初始 $CD4^+$T 细胞和自然调节 T 细胞（nTreg 细胞）等亚群（图 1-2C），$CD8^+$T 细胞包括效应型记忆 $CD8^+$T 细胞、中央型记忆 $CD8^+$T 细胞和效应 $CD8^+$T 细胞等亚群（图 1-2D）。此外，流式细胞的生物信息学高级分析可以更好地展示不同细胞群体的表型特征（图 1-3、图 1-4）。

为了研究造血细胞的分化群体特征与线粒体功能的关系，t 分布随机邻域嵌入算法（t-distributed stochastic neighbor embedding，tSNE）和流式自组织特征映射（flow self-organizing feature map，FlowSOM）可用于表征不同分化阶段的造血细胞的群体特征。tSNE 分析可以识别高维度的蛋白标志物关联性，将细胞的高维相似性可视化，提供一种流式细胞群体数据分析的新方法。tSNE 分析结果反映了 HSPC 群组中 HSC、HPC1、HPC2 和 MPP，以及定向 HPC 群组中 CMP、GMP 和 MEP 的抗原表达分布情况（图 1-3），与经典的流式二维逐级圈门所得的细胞群比例相符。

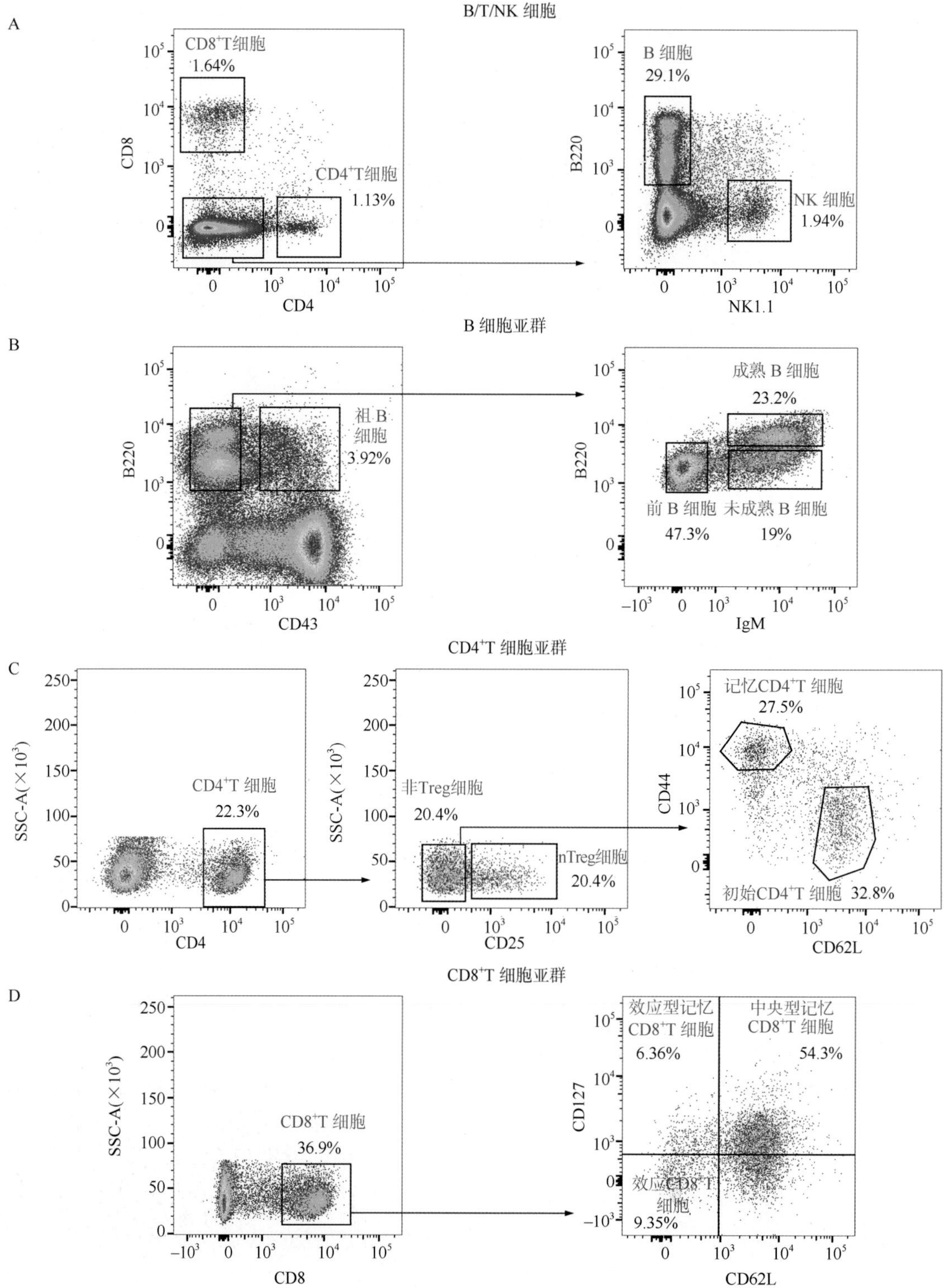

图 1-2 流式细胞术分析小鼠淋巴细胞及其亚群组成

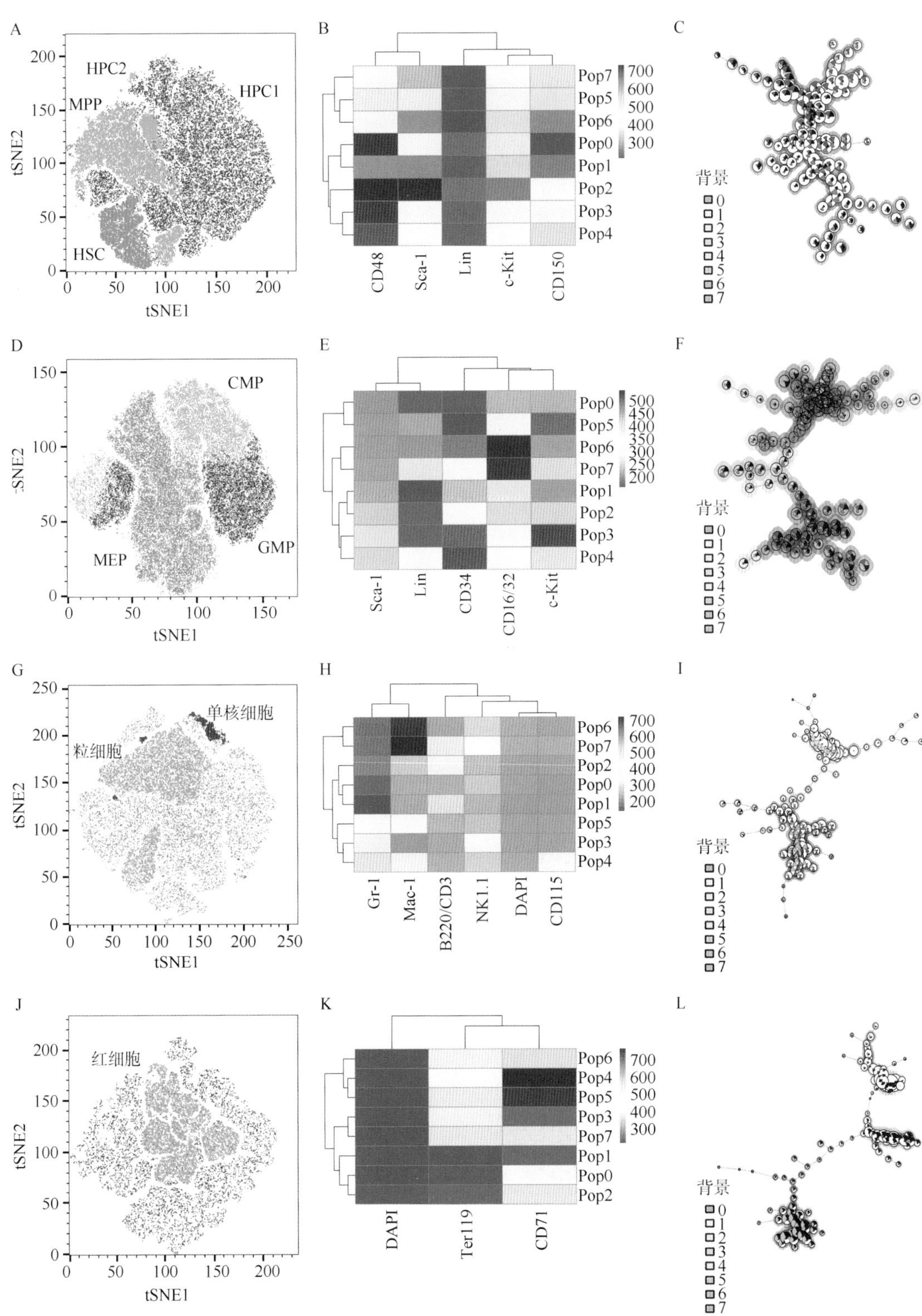
A
HPC2
HPC1
MPP
HSC
tSNE1
tSNE2
B
Pop7
Pop5
Pop6
Pop0
Pop1
Pop2
Pop3
Pop4
CD48
Sca-1
Lin
c-Kit
CD150
C
背景
D
CMP
MEP
GMP
E
Sca-1
Lin
CD34
CD16/32
c-Kit
F
G
单核细胞
粒细胞
H
Gr-1
Mac-1
B220/CD3
NK1.1
DAPI
CD115
I
J
红细胞
K
DAPI
Ter119
CD71
L

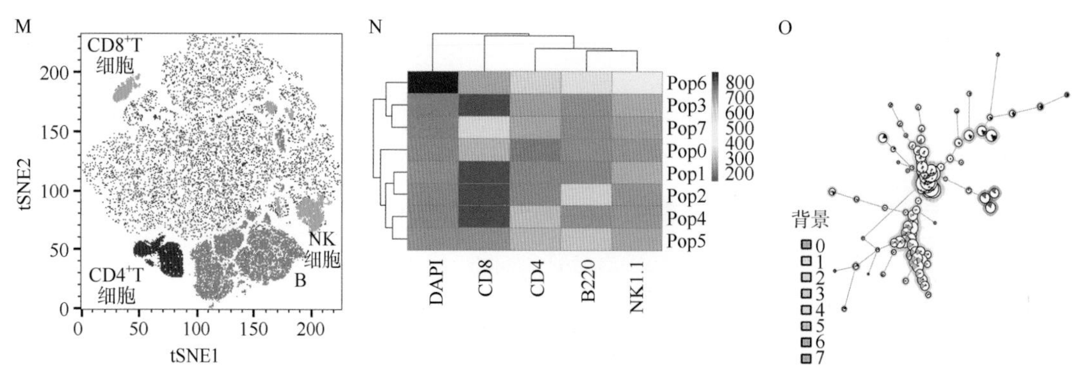

图 1-3 小鼠不同类型造血细胞的 tSNE 和 FlowSOM 分析

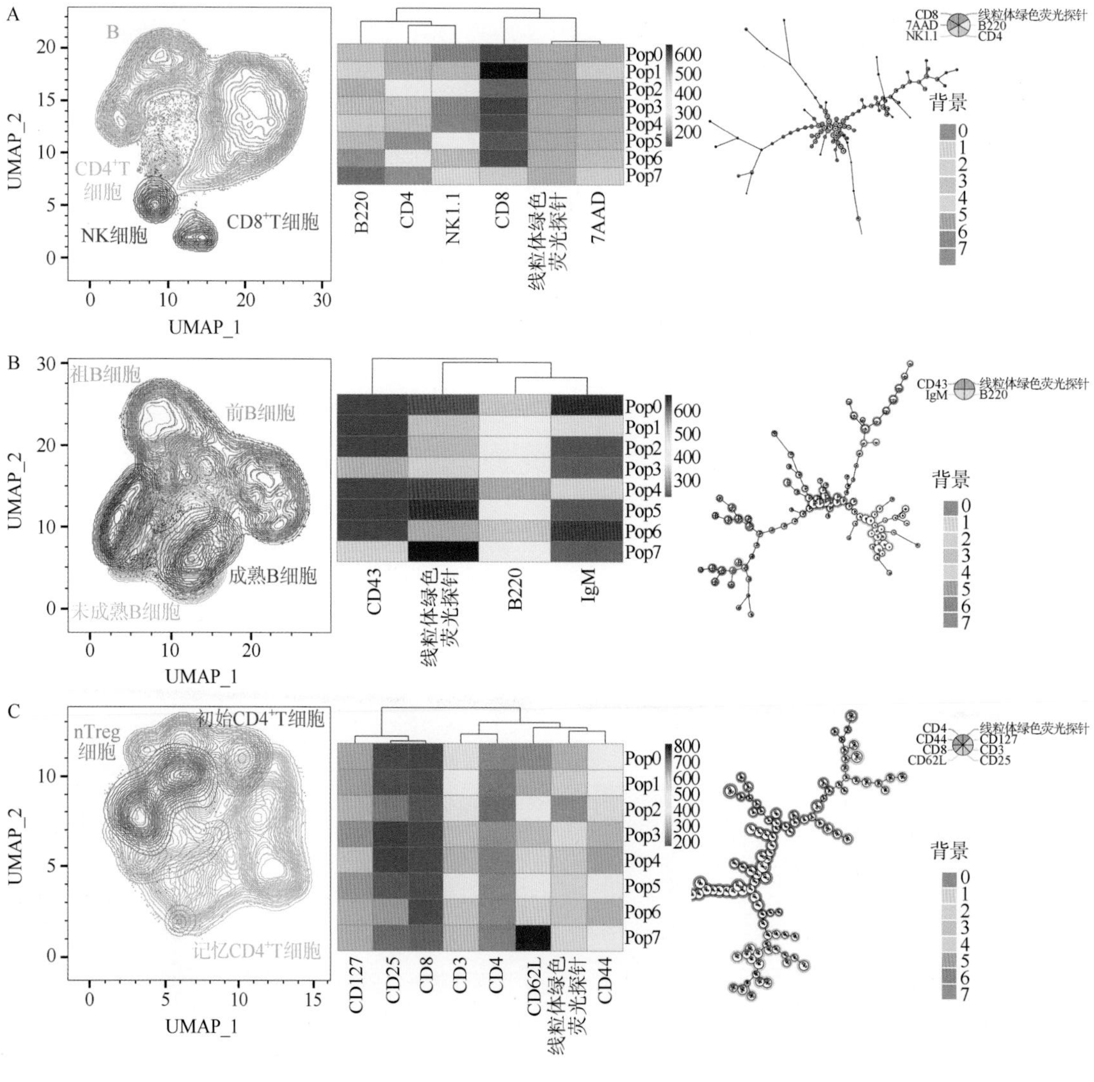

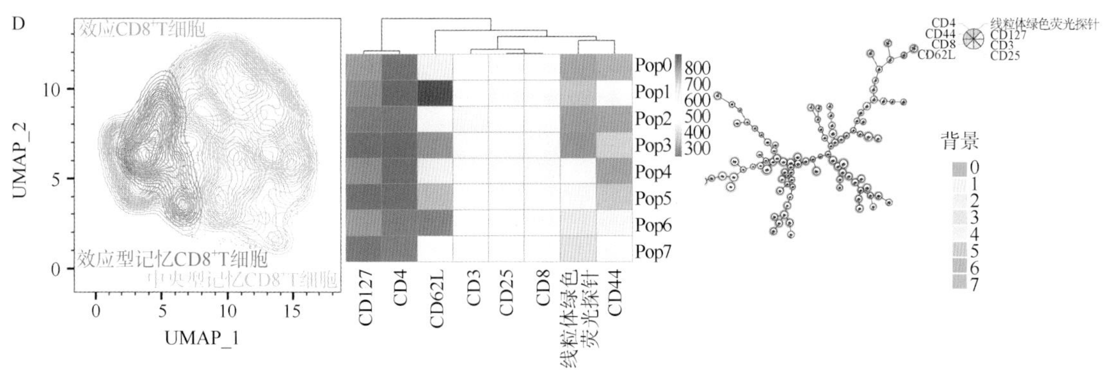

图 1-4 小鼠不同类型淋巴细胞亚群的 UMAP 和 FlowSOM 分析

如图 1-3 所示，HSPC 细胞群体经 FlowSOM 分为 8 组，热图颜色密度表示给定抗原的平均表达，经归一化后形成热图。热图显示了每个检测到的细胞群每个蛋白标志物的中位表达强度，并根据蛋白表达强度差异对集群进行聚类。在将数据样本集呈递给 FlowSOM 之前，在前向散射（FSC）- 侧向散射（SSC）和 4′, 6- 二脒基 -2- 苯基吲哚（DAPI）-SSC 散点图上手动圈选了活细胞流式门。研究只提取了活细胞门内的细胞，让 FlowSOM 做进一步的分析，在分析中使用了 5 个表面标志物，网格的颜色表示荧光标记物质强度。网格中依据蛋白表达分配得到的集群 Pop7、Pop6、Pop2+Pop4 和 Pop0+Pop1+Pop3+Pop5 分别对应经典流式圈门方法中的 HSC、MPP、HPC1 和 HPC2 细胞群。定向 HPC 细胞群体经 FlowSOM 分为 8 组，依据蛋白表达分配得到的集群 Pop1+Pop2+Pop3+Pop4、Pop6 和 Pop0+Pop5 分别对应经典流式圈门方法中的 CMP、GMP 和 MEP 细胞群。FlowSOM 提供的细胞群体聚类分析的可视化表示方法，通过节点颜色、节点间相对位置表征节点所代表细胞的抗原表达分布情况。节点扇形面积越大，该抗原表达越强。tSNE 和 FlowSOM 分析表明，HSPC 可以基于表型特征被分为不同的特征群体，这一分类结果为研究不同类型 HSPC 的线粒体功能奠定了基础。

与基于细胞表面标志物的 HSPC 分类结果相似，包括髓系细胞（粒细胞和单核细胞）、红细胞和淋系细胞（T、B、NK 细胞）在内的小鼠骨髓成熟造血细胞也可以根据细胞表型标志物进行区分，来表征存在功能差异的不同类别的造血细胞。tSNE 分析结果反映了小鼠骨髓细胞群组中髓系细胞的粒细胞和单核细胞、红细胞，以及淋系细胞中 T、B、NK 细胞的抗原表达分布情况，与经典的流式二维逐级圈门所得的细胞群比例相符。

在髓系细胞流式分析模型中，网格中依据蛋白表达分配得到的集群 Pop6 和 Pop4 分别对应经典流式圈门方法中的粒细胞和单核细胞群。在红细胞流式分析模型中，依据蛋白表达分配得到的集群 Pop5 对应经典流式圈门方法中的红细胞群。在淋系细胞流式分析模型中，网格中依据蛋白表达分配得到的集群 Pop4、Pop0、Pop2 和 Pop1 对应经典流式圈门方法中的 $CD4^{+}$T 细胞、$CD8^{+}$T 细胞、B 细胞和 NK 细胞群。FlowSOM 提供了细胞群体聚类分析的可视化表示方法。tSNE 和 FlowSOM 分析表明，基于表型抗原特征可以对不同类型造血细胞进行分类，以分类后的细胞群体为对象可以研究不同分化阶段造血细胞及线粒体的功能特点。淋巴细胞亚群分析也可以得到相似的结果（图 1-4）。

2. 细胞生物学信息的获取

在研究某群细胞或者某种外界因素对细胞群体的影响时，研究者通常会关心该群细胞最基本的生物学特征：细胞的存活状态如细胞的凋亡和增殖情况。流式细胞术可以通过检测这些生物学过程中关键蛋白的表达来反映该群细胞的凋亡和增殖特性。在凋亡早期，磷脂酰丝氨酸发生外翻（从胞内转移到胞外），细胞膜保持完整；但到了凋亡晚期或死亡的细胞中，细胞膜完整性丧失，DNA 染料如 DAPI、碘化丙啶（PI）、7- 氨基放线菌素 D（7AAD）等可以进入细胞核。另外，膜联蛋白 V（annexin V）可以高特异、高亲和、高灵敏度地结合磷脂酰丝氨酸，因此可以联合使用偶联荧光素的膜联蛋白 V 及 DNA 染料 DAPI/PI/7AAD 来检测目标细胞群的凋亡状态。

与凋亡一样，细胞增殖也是细胞的基本特性之一。细胞增殖分析是许多生物学研究的核心，通常用于细胞生长和分化研究、毒性和治疗性评估及在各种情况下对刺激物和抑制剂的反应研究。细胞增殖的检测方法比较多样：可通过细胞直接计数来确定，或运用以 DNA 合成为基础的同位素标记的胸腺嘧啶核苷（^{3}H-TdR）掺入法或以活细胞线粒体中琥珀酸脱氢酶为基础的 MTT 法和 CCK 法。以上这些相对传统的方法可以检测总细胞群体的增殖情况。多参数流式细胞术的应用丰富了对细胞增殖的检测手段，包括 BrdU 法（以 DNA 复制为基础反映细胞 S 期的复制活性）、检测增殖指标 Ki67 蛋白的表达及利用以羟基荧光素二醋酸盐琥珀酰亚胺酯（CFSE）为代表的细胞增殖追踪染料来检测目标细胞群的增殖特性。其中增殖追踪方法所提供的信息最为丰富。

（二）方便快捷的细胞亚群分选能力

除了细胞流式分析外，流式细胞术另一项强大的功能则是流式分选。流式分选是在流式分析的基础上添加了分选特定细胞群体的功能。由于不同的细胞之间存在很大的差异，研究不同细胞类型和亚群的下游功能通常需要分离出高纯度、具有生物活性且足量的目标细胞，而流式分选仪正好可以满足这个需求。

二、流式细胞术的实验设计

在了解流式细胞术所具备的功能之后，研究者可以结合自身的实验需求个性化设计实验，进而验证所提出的猜想。实验的大致思路如图 1-5 所示。

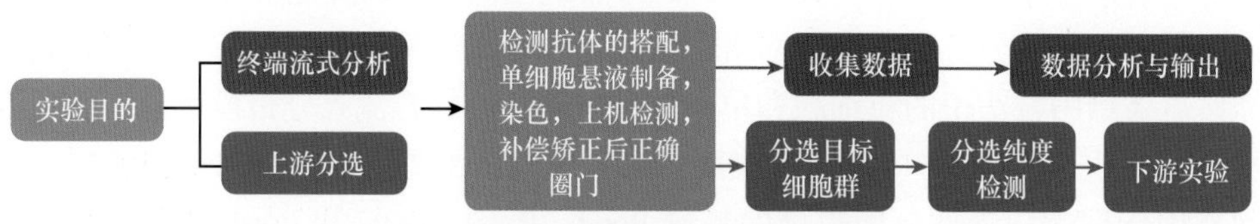

图 1-5 流式细胞术实验设计思路

如图 1-5 所示，在应用流式细胞术进行实验之前，通常会根据实验目的判断接下来的流式实验是终端流式分析还是为下游体外实验准备目标细胞的上游分选。一般来说，直接检测群体的比例或者某蛋白在特定群体中表达情况等的实验就选择流式分析，在这种情况下，样本的操作过程不需要无菌；如果实验目的是分选一群特定的细胞群体用于下游的体外实验，则需要选择流式分选，并且需准备适当型号并装有含血清缓冲液的收集管，全程严格无菌操作。两者在样本准备、单阳管的准备、荧光抗体组合、染色及上机补偿矫正、圈门监测流式数据获取或分选过程是否发生异常等方面是一致的。后续数据收集稍有不同，流式分析只需根据实际情况收集适量的数据，流式分选则除了收集分选前的样本流式数据外，还要根据实验目的收集一定数量的目标细胞群体，以及分选到收集管中目标细胞的纯度数据，在数量和纯度满足实验要求的情况下再进行下游的体外实验。

第三节　流式细胞术实验的实施

流式细胞术实验是相对综合的实验，从样本准备到数据或者目标细胞获取有较多的中间步骤，每个环节都会对最后的结果产生一定影响。因此，在具体的流式细胞术实验实施时，实验人员需要熟练掌握整个实验过程，并注意潜在的影响因素。下文将对实验环节逐个进行简要介绍。

一、流式细胞术样本的准备

流式细胞术的分析对象是单个细胞，因此其对样本的基本要求是单细胞悬液。样本准备是实验成败的重要决定因素。当检测的对象是外周血或悬浮培养的细胞时，单细胞悬液的制备不需要太复杂的额外处理。但当要研究如皮肤、肠道、肿瘤等实体组织时，获取单细胞悬液会存在一定的难度并且需要摸索最佳的制备条件以获取最佳的实验结果。在获取不同实体组织的单细胞悬液时，需结合文献报道，根据不同组织的特性，个性化地设计不同的单细胞悬液制备方案。通常需考虑以下几点：物理分离方式，如是研磨还是剪成小组织块；胶原酶类型和浓度的使用；添加血清保护被消化细胞的活性；添加 DNA 酶以减少死亡细胞释放 DNA 造成的细胞粘连；酶消化的时间、温度及其他条件；中和消化的时机；过滤膜的选择，以及密度梯度离心法富集目标细胞；等等。综合这些考虑及经过实验条件的摸索后，最终获得组织分离充分、细胞活力高的单细胞悬液用于下游实验。

除单细胞悬液制备外，有时候还需要考虑在目标细胞群占比很低的情况下，尤其在需要分选或者这群细胞用于下游体外实验时，可以通过利用目标细胞群的物理或者关键标志蛋白表达的特性进行预富集，提高整个实验的成功率。实验室常用的富集方法包括密度梯度离心和磁珠分选。下文将简要介绍这两种方法。

以目标细胞群表面表达标志物结合磁性分离为特征的商品化试剂盒来预富集样本中占比很低的细胞群体（尤其是＜ 1%，如调节性 T 细胞、造血干细胞等），再将富集后的单细胞悬液标记荧光抗体后进行下游的分选，可大大缩短直接用流式细胞术分选的时间，与此同时，也可减少长时间分选导致的细胞活性下降，提升体外实验的成功率。

二、多色流式荧光抗体选择、搭配和标记

随着流式细胞仪及新型染料的发展，目前可同时检测 10 色及以上的流式细胞仪在国内实验室已经比较常见。如何更好地应用这项多参数单细胞技术来研究生物学机制，设计高质量的抗体组合是多色荧光流式实验成功的前提。

待检测样本中细胞上不同抗原的表达丰度是不同的；同时，不同的荧光染料能产生的荧光信号（荧光指数）也不同。在常见荧光染料中，藻红蛋白（PE）和别藻蓝蛋白（APC）等为强信号荧光染料，多甲藻黄素复合物（PerCP）/ 花菁（Cy）5.5、PE-Cy7 及太平洋蓝等为中等强度的染料，异硫氰酸荧光素（FITC）和 APC-Cy7 等为较低强度的荧光染料。在选择抗体颜色搭配时，通常表达丰度较高的分子如 CD3、CD4 等与较低荧光强度的染料进行搭配，而表达丰度比较低的分子最好与高染色指数的强荧光染料搭配，这样可提升总体分子检测信号的分辨率。

在荧光抗体标记方面，需要了解被标记分子在样本中的表达情况；另外，对新购流式抗体使用剂量的滴定及最佳染色条件的摸索十分重要。抗体使用量过高会带来非特异性结合的风险并且造成浪费，但太低又可能导致假阴性。同时，不同的抗原分子可能需要不同的染色条件，如多次跨膜的 G 蛋白偶联受体类蛋白有时需要在常温或者 37℃才能更好地暴露抗原表位。除此之外，当检测胞质、胞核的蛋白表达时，需要对细胞样本进行固定通透处理，使得蛋白不会因细胞膜的破坏而泄漏到细胞外，同时使荧光抗体能够进入细胞内进行特异性识别和结合，这种情况相对复杂，一般选用含多聚甲醛及 Triton X-100 的商品化试剂盒进行实验。当然，还有一些细胞因子检测的实验，正常情况下，细胞内细胞因子含量极低，常规流式检测通常采用佛波酯（PMA）/ 离子霉素预刺激 1 小时后加入含莫能菌素的高尔基体阻断剂，再过 3 ～ 4 小时，细胞内细胞因子富集在高尔基体后，再进行细胞内染色的后续操作。因此，抗体标记需要综合多种因素，根据特定实验摸索最适合的染色方案。

三、假阳性结果的避免

流式细胞术需要注意假阳性结果。假阳性信号的主要来源：死细胞的非特异性染色及自发荧光、抗体的非特异性结合、荧光通道间的补偿。针对不同来源应采取不同的避免措施，以获得最佳的实验结果。

（一）死活染色

在设计抗体组合方案时，需要预留一个死活染料的通道，通常选用 DNA 结合染料如 DAPI；另外，在一些需要固定细胞进行胞质或胞核等细胞内染色的实验中，需要使用可固定的死活染料，以便在分析时去除死细胞带来的干扰。

（二）设置对照

设置对照对流式细胞术实验非常重要。设置阴性对照可以排除样本细胞自发荧光带来的干扰；使用抗体对应的同型对照（isotype-IgG）分析非特异性结合试剂可降低非特异性结合的风险。

（三）补偿调节

在流式细胞术实验中，经常会遇到荧光通道的信号外漏问题，具体地说，是一个荧光通道的信号被其他信号通道的检测器检测到，因此会给“被影响通道”带来“假阳性信号”。常见出现补偿的两个通道：PerCp-Cy5.5 与 PE-Cy7。在多色流式实验时，补偿相对复杂，可以通过适当调节各通道的电压参数，矫正各通道间的补偿，进而获取准确的数据。

四、数据的获取及细胞分选

在完成样本准备、染色、通道电压及补偿调节后，根据特定的实验需求收集数据，进行目标细胞群的分选。

（一）数据的获取和分析

收集数据时，为了可以使各组间的数据具有较强的可比性，通常会选择设置一个合适的目标细胞群体数量阈值，达到想要的数量后停止收集数据。收集的数据可通过多种分析软件进行分析加工与呈现，常用的分析有 FlowJo 等。

（二）细胞分选

对目标细胞群进行下游实验时，通常需要保证较高的活性和纯度及能满足实验要求的细胞分析技术。流式分选中不可避免地会对细胞产生一定影响。需要注意以下事项以尽量保护细胞活性与分选纯度：①尽量让细胞处在低温状态；②用含适量 DNA 酶、乙二胺四乙酸（EDTA）及血清的磷酸盐缓冲液（PBS）按适当细胞密度重选待分选的样本细胞；③收集管应含有适量的含血清 PBS；④分选细胞时严格调节液流系统、液滴延迟、偏转电压、分选模式等参数；⑤分选得到的细胞需检测纯度；⑥若下游实验需离心处理，应采用缓升缓降的离心模式。

（王 兵 付伟超 于文颖 梁昊岳 周 圆 高瀛岱）

参考文献

Cossarizza A, Chang HD, Radbruch A, et al, 2017. Guidelines for the use of flow cytometry and cell sorting in immunological studies. Eur J Immunol, 47(10):1584-1797.

Coulter WH, 1953. Means for counting particles suspended in a fluid: US2656508A. 1953-10-20.

Fulwyler MJ, 1965. Electronic separation of biological cells by volume. Science, 150(3698):910-911.

Lanier LL, 2014. Just the FACS. J Immunol, 193(5):2043-2044.

Liang H, Dong S, Fu W, et al, 2022. Deciphering the heterogeneity of mitochondrial functions during hematopoietic lineage differentiation. Stem Cell Rev Rep, 18(6):2179-2194.

Liang H, Fu W, Yu W, et al, 2022. Elucidating the mitochondrial function of murine lymphocyte subsets and the heterogeneity of the mitophagy pathway inherited from hematopoietic stem cells. Front Immunol, 13:1061448.

Moldavan A, 1934. Photo-electric technique for the counting of microscopical cells. Science, 80(2069):188-189.

Sweet RG, Cumming RC, 1968. Fluid droplet recorder with a plurality of jets: US3373437. 1968-03-12.

第二章

造血干细胞的流式检测

造血干细胞（hematopoietic stem cell，HSC）是迄今为止发现最早、研究最深入、应用最广泛且极具临床价值的成体干细胞类型之一。早在 20 世纪 60 年代，加拿大科学家 James Till 和 Ernest McCulloch 就在研究辐射对小鼠的影响时发现，接受骨髓移植的小鼠出现了脾结节，且结节的数量与移植的骨髓细胞数量呈线性关系，这提示结节可能来源于某个单细胞克隆，他们将脾结节称为脾脏集落形成单位（colony formation unit of spleen，CFU-S），并提出了关于造血干细胞的设想，掀起了干细胞研究的热潮。随后，关于造血干细胞与祖细胞的研究层出不穷，取得了长足进展，丰富了细胞分离、鉴定及临床应用的方法，为干细胞与再生医学领域提供了坚实的理论支撑和实践指导。

造血干细胞并没有明显的形态学特征，其定义是一个功能学概念，包括自我更新（self-renewal）和多向分化（multi-lineage differentiation）两个方面。自我更新指的是造血干细胞能够保留干性，维持自身状态和功能的稳定；多向分化指的是造血干细胞位于造血阶段的最顶层，能够向下游分化，产生多谱系、多功能的血细胞成分及各种其他细胞的能力。此外，造血干细胞还具有凋亡控制、静息和运动迁移的特性，这五种特性构成了“SMART”模型，维持着造血干细胞在体内的动态平衡。

流式细胞术是一项将光学、计算机技术、流体力学、细胞化学等多种学科知识相结合的自动分析技术，该技术的原理主要基于光的散射和荧光发射，当激光束撞击在定向流体中移动的细胞上时，由于细胞结构与形态的异质性，会发出不同的散射光。荧光探针与细胞特异性结合，荧光探针发出的荧光强度与细胞或亚细胞成分结合的荧光探针的数量成正比，从而可在单细胞水平快速分析细胞大小、内部结构、DNA 和 RNA 含量、细胞表面或胞内蛋白分子的表达等，为细胞异质性分析、稀有细胞亚群表征、细胞表型功能和谱系的发现与理解及其他新兴的单细胞生物学程序化研究提供了有力的手段。在血液学领域，流式细胞仪是用于鉴定、表征和分析造血干细胞及研究其潜在临床用途的理想工具，本章主要介绍流式细胞仪在造血干细胞生物学研究中的应用。

第一节　造血干细胞的分离纯化

一、小鼠造血干细胞的分离纯化

自 Till 和 McCulloch 证明造血系统发育来源于 CFU-S 以来，小鼠已经成为研究正常和异常造血不可或缺的模型。通过基因敲减或诱导过度表达精确定义细胞类型的遗传学方法，已经确定了在个体发育过程中调控造血发育并维持成体终身造血的基本发育过程。20 世纪 80 年代，Spangrude 等根据细胞表面标志物表达，利用荧光激活细胞分选（FACS）技术，首次以 $Thy1^{low}Lin^{-}Sca\text{-}1^{+}$ 细胞表面标志物从小鼠骨髓中富集得到造血干细胞（HSC）。此后，多个实验室也开始以不同的表面标志物组合对 HSC 的纯化方法进行改良和优化。Okada 等于 1992 年提出了经典的 $Lin^{-}c\text{-}Kit^{+}Sca\text{-}1^{+}$（$LKS^{+}$）富集 HSC 的方案，但通过移植实验发现，所富集的 HSC 具有很大的异质性，包括多能祖细胞（multipotent progenitor，MPP）、短周期造血干细胞（short-term hematopoietic stem cell，ST-HSC）和长周期造血干细胞（long-term hematopoietic stem cell，LT-HSC），其中 LT-HSC 能够恢复致死剂量照射鼠的终身各系造血能力，ST-HSC 仅能维持致死剂量照射鼠 3 个月以内的造血功能。由此，研究者们不断增添表面标志物组合来细致类化造血干细胞及祖细胞。Morrison 和 Weissman 于 1994 年在 LKS^{+} 的基础上附加 Thy1.1 阴性选择，该标志物在 B6 小鼠品系骨髓 HSC 上多不表达，即用 LKS^{+} $Thy1.1^{-}$ 组合来纯化小鼠 HSC。接着，Krause 等提出附加 $CD34^{-}$ 表达纯化小鼠 HSC，即 LKS^{+} $CD34^{-}$；2001 年 Christensen 和 Weissman 又在之前的组合上附加了 $Flk2^{-}$ 表达，即 LKS^{+} $Thy1.1^{low}Flk2^{-}$。CD34 和 Flk2 通常与 LKS^{+} 联用，分选 LT-HSC（$CD34^{-}Flk2^{-}$ LKS^{+}）、ST-HSC（$CD34^{+}Flk2^{-}$ LKS^{+}）和 MPP（$CD34^{+}Flk2^{+}$ LKS^{+}）。

另外，新的 HSC 表面标志物也被不断发现，如 Tie2 和内皮联蛋白（endoglin/CD105）。此外，Morrison 等用信号淋巴细胞活化分子（SLAM）家族，即 $CD150^{+}CD244^{-}CD48^{-}$ 可以将 HSC 富集率提高到接近 50%，$CD150^{+}CD48^{-}$ 的细胞基本都是 $CD244^{-}$，但还包含少量巨核细胞，可以用 CD41 这一标志物去除。CD41 表达于巨核系细胞表面，$CD150^{+}CD48^{-}$ $CD41^{-}$ 富集率为 45%，$CD150^{+}CD48^{-}$ LKS^{+} 富集率为 47%。除了表面标志物，还有其他纯化方案，1996 年 Goodell 等在小鼠骨髓中发现侧群细胞（side population，SP），即 Hoechst 33342 弱染的细胞，可用 Hoechst 33342 弱染或拒染来富集活跃的 LT-HSC，继而联用表面标志物抗体染色来提高纯化率（表 2-1）。

表 2-1　小鼠 HSC 相关分化抗原及其含义

表面标志物	含义
LKS	$Lin^{-}c\text{-}Kit^{+}Sca\text{-}1^{+}$ 是目前分选 HSC 应用最多的表面标志物 c-Kit 属于受体酪氨酸激酶家族，c-Kit 的表达水平随着 HSC 的迁移而降低，对造血细胞的增殖和分化起重要作用 Sca-1 属于 Ly6 抗原家族，是糖基磷脂酰肌醇（GPI）锚定蛋白，表达于 C57 小鼠骨髓 HSC 和髓系细胞，而在 BALB/c 小鼠和人 HSC 中不表达 lineage（Lin）系列包括 CD3e、CD4、CD8、B220、Gr-1、Ter119、CD11b，近来加上了 IL-7R，其中，CD3e 主要表达于发育中的胸腺细胞和所有的成熟 T 细胞，是小鼠 T 细胞的标志物。CD4 和 CD8 表达于大多数胸腺细胞、成熟 T 细胞和树突状细胞，对 T 细胞的发育和功能起作用。因此 CD3e、CD4 和 CD8 这 3 个标志物主要用于去除 T 细胞。B220 表达在前 B 细胞至成熟 B 细胞的整个 B 系细胞上，一些活化 T 细胞和 NK 祖细胞也表达该抗原。Gr-1 表达于骨髓中发育的髓系细胞，是粒细胞的表面标志物。Ter119 主要表达于红细胞。CD11b 表达于巨噬细胞、NK 细胞、粒细胞、活化的淋巴细胞，在细胞黏附中起作用。IL-7R 主要表达于骨髓中未成熟 B 细胞、CD4/CD8 双阴细胞和单阳细胞

续表

表面标志物	含义
CD34	CD34 是一种高度糖基化的唾液黏蛋白，表达于毛细血管内皮细胞和少部分骨髓细胞。与人类 HSC 不同的是，CD34 在小鼠骨髓 HSC 上不表达或表达很弱
Flk2	酪氨酸激酶受体 Flk2（也称 Flt3、CD135）是造血早期的重要分子。Flk2 是干细胞自我更新能力的重要阴性标志物
CD150	CD150 特异表达于 LT-HSC，它在 HSC 上的表达量是 MPP 的 4 ～ 17 倍
CD244	CD244 表达于 MPP，而不表达于 HSC
CD48	CD48 表达于 B 系和红系细胞，而不表达于 MPP
Tie2	酪氨酸激酶受体 Tie2 是 $CD34^+$ 细胞上的原始表型，表达于 HSC。Tie2 与其配体血管生成素 1（angiopoietin-1，Ang-1）的相互作用介导 HSC 对基质细胞的紧密黏附，从而保持 HSC 的长期增殖功能
endoglin	endoglin 即 CD105，为Ⅲ型 TGF-β 受体的同系物，高表达于 HSC 表面

二、人类造血干细胞的分离纯化

与小鼠一样，人类 HSC 也是通过多个细胞表面标志物的组合来分离纯化的。CD34 是发现的第一个能够富集人类 HSC 和 MPP 的表面标志物，只在不到 5% 的造血细胞上表达，通过大量的临床 HSC 移植研究证实了 $CD34^+$ 细胞的干性。而后，Baum 等利用 SCID-Hu 模型确定了 Thy1（CD90）为干细胞表面标志物。Murray 等将 Thy1 与 CD34 组合，划分出少部分 $CD34^+Thy1^+$ 细胞，这些细胞具有很强的多系分化能力。Bhatia 等的进一步研究引入了 CD45RA 和 CD38 作为分化程度更高的祖细胞表面标志物，从而通过阴性选择进一步纯化 HSC。虽然许多研究都集中在人类 HSC 的 $Thy1^+$ 表型上，但关于 ST-HSC 或 MPP 的研究还很少。在早期对小鼠的研究中发现，分化是一个连续的过程，其间有许多表型状态，在 LT-HSC 和第一代祖细胞之间存在着具有不同程度自我更新潜能的多能中间体。第一次发现这种多能中间体是将 $CD34^+CD38^{low}$ 脐带血（umbilical cord blood，CB）细胞移植到 NOD/SCID 小鼠体内，2 周后小鼠产生了短暂的骨髓 - 红系植入，CD38 的表达是通过细胞分化逐渐获得的，说明 $CD34^+CD38^{low}$ 细胞群仍具有高度的异质性。这些研究说明，想要区分 HSC 与其缺乏干性的子代细胞需要更多的表面标志物。Notta 等的研究发现，整合素 α6（CD49f）表达在人类 50% 的 $Thy1^+$ 细胞和 25% 的 $Thy1^-$ 细胞上，通过体内移植实验可以证明 $CD49f^+$ 细胞能够更高效地产生长周期多谱系分化，而 $CD49f^{low/-}$ 只能产生瞬时造血的 MPP，结合线粒体跨膜电位指示剂罗丹明 123（rhodamine123，Rho）可进一步对人类 HSC（$Lin^-CD34^+CD38^-CD45RA^-Thy1^+CD49f^+$ Rho^{low}）及 MPP（$Lin^-CD34^+CD38^-CD45RA^-Thy1^-CD49f^-$）进行分离纯化。

值得注意的是，人 HSC 的表面标志物与小鼠的不尽相同。例如，CD34 表达于人 HSC 而不表达于小鼠 HSC；Sca-1 表达于 C57 小鼠骨髓 HSC 和髓系细胞，但不表达于 BALB/c 小鼠和人；人 HSC 表达 Flt3（也称 Flk2、CD135）受体而小鼠并不表达；小鼠 HSC 表达 CD150，而人 HSC 不表达 CD150。

第二节　造血干细胞的多向分化

哺乳动物的血液系统包含 10 多种不同的成熟细胞类型，包括红细胞，巨核细胞 / 血小板，髓系细胞（单核细胞 / 巨噬细胞和粒细胞），肥大细胞，T、B 细胞，自然杀伤（natural killer，NK）细胞和树突状细胞（dendritic cell，DC）。这些不同类型的细胞都来源于一个共同的祖先，即造血干细胞（HSC）。为了了解 HSC 如何分化为这些功能多样的细胞类型，多个研究团队和实验室已广泛应用流式细胞术通过细胞表面标志表型分析来鉴定和分离发育中的造血细胞的离散亚群，连同一系列定义明确且高度灵敏的计数以阐明细胞的相对功能和分化潜能。

经典的 HSC 分化模型认为，LT-HSC 处于造血级联的顶端，能够维持长期的（大于 6 个月）多谱系造血重建和自我更新能力，而 ST-HSC 在造血谱系重建和维持自我更新能力方面都有一定的局限性，再向下游的 MPP 则不具有长期自我更新能力。MPP 下游主要分化为淋系和髓系，淋系共同祖细胞（common lymphoid progenitor，CLP）主要向祖 B 细胞、祖 T 细胞、部分 NK 祖细胞和树突状细胞分化并最终形成各系成熟的终末分化细胞；髓系共同祖细胞（common myeloid progenitor，CMP）先分化为粒 - 单核祖细胞（granulocyte-monocyte progenitor，GMP）和巨核 - 红系祖细胞（megakaryocyte-erythroid progenitor，MEP），继而向下游的单核祖细胞、巨噬前体细胞、巨核祖细胞和红系祖细胞分化，最终发育为各系成熟的功能细胞。这种复杂的树状分化模式需要多种转录因子和细胞因子的调控，并随着机体的功能状态变化处于不断的动态变化中。

随着进一步的研究，一些新的以谱系偏向为主导的 HSC 的分化模型也逐渐被发现和认可。例如，Muller Sieburg 等通过动物移植模型发现 HSC 在移植后表现出对分化谱系有不同的偏向，即部分 HSC 偏向于髓系，而部分 HSC 偏向于淋系，也有一些 HSC 平均向这两个谱系分化，因此可以根据其分化潜能的倾向性分为偏向髓系的 HSC、偏向淋系的 HSC 和平衡型 HSC。随后，Jacobsen 等在 ST-HSC 的下游鉴定出一类淋系偏向的多能祖细胞（lymphoid-primed MPP，LMPP），该类细胞虽然不能向巨核系和红系细胞分化，但是可以向 CLP 和 GMP 分化，这也间接反映了 LT-HSC 也许可以直接向 MEP 分化。除此以外，关于 MEP 的分化来源也颇具争议，大量单细胞移植的数据表明，在机体遇到出血、血小板急剧减少等应激情况下，MEP 无须经过层层级联分化，而是可以通过“旁路途径”直接从 HSC 分化而来，以满足快速获得所需成熟细胞的强烈需求（图 2-1）。

这些研究进一步丰富了关于 HSC 分化途径的认识，HSC 谱系偏向及多种“旁路途径”的存在使 HSC 在面对机体各种复杂状态时可以及时应激产生相应反应，为机体造血与免疫提供强大的后备力量。

近年来，位于造血级联 HSC 下游的 MPP 的相关研究取得了较大进展。MPP 为 HSC 的直接下游细胞，经研究发现 MPP 并不是单一功能的细胞，其分类属于一个群体，且具有相当大的异质性。借鉴已纯化的 HSC/HPC 的表面标志物，如 CD34、CD150、CD48 和 CD135，MPP 可再细分为 MPP1、MPP2、MPP3 和 MPP4 四个群体。转录组学、甲基化及蛋白质组学的生物信息学分析结果表明，HSC 与下游的这四种 MPP 群体在关键转录因子的表达、多种基因的可变剪接、表观遗传修饰及长链非编码 RNA（lncRNA）调控等方面都有着显著的差别，在细胞群体水平进一步具化拓展了 HSC 直接下游祖细胞的分类，也为功能学深入研究提供了坚实的基础。体内功能学研究表明，在分化途径上，MPP1、MPP2 和 MPP3 群体均可由 HSC 直接分化而来，MPP2 和 MPP3 为不同髓系偏向的 MPP，而 MPP4 则为淋系偏向的 MPP。机体在应激状态下，不同谱系的 MPP 一方面通过迅速增殖和分化（虽然在一定程度上折损了其自我更新能力），另一方面 MPP 可发生跨越谱系的分化，即 MPP4 亦可转而向髓系分化，快速补充机体所需的大量成熟的血细胞。这些研究均提示造血的发生和维持是一个依赖于环境因素的动态变化过程，其中处于不同级联的细胞群体各司其职，在应激情况下还可发生紧急求援，一方面印证了 HSC 群体的高度异质性，另一方面也提示造血干 / 祖细胞具有一定的可塑性。

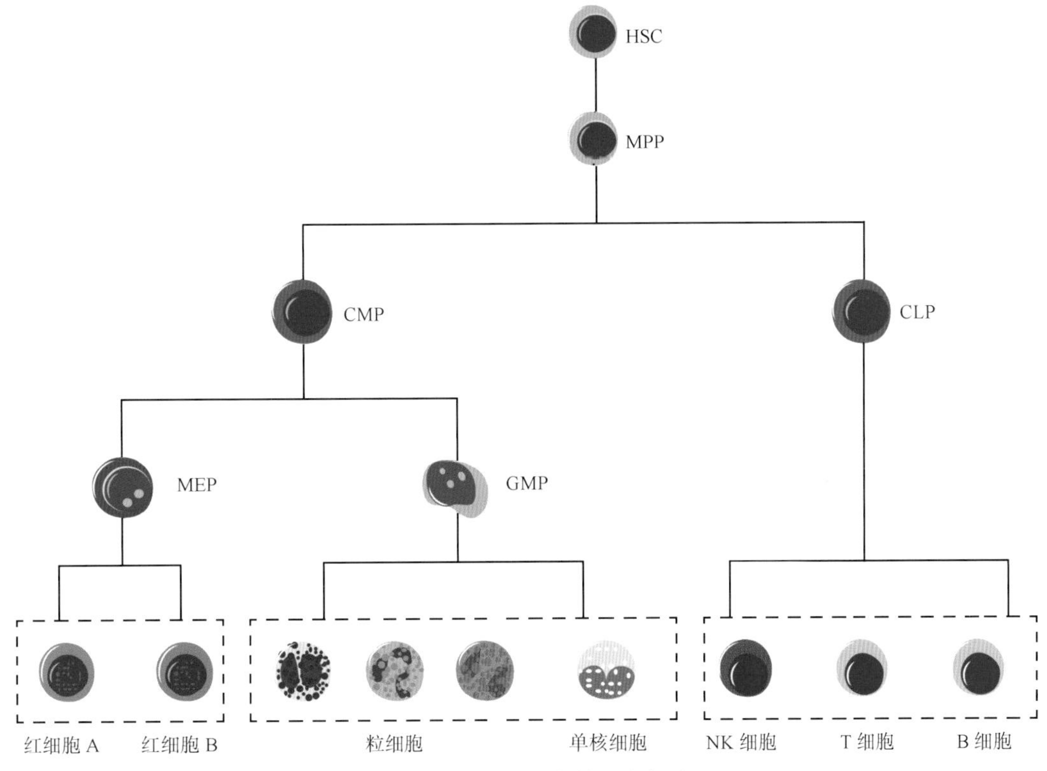

图 2-1 小鼠造血系统谱系发育过程

第三节 造血干细胞的自我更新

区别于普通细胞，造血干细胞（HSC）有两种不同的自我更新方式，一种为对称分裂（分裂后产生两个子代干细胞），另一种为不对称分裂（分裂后产生一个子代干细胞和一个分化细胞），从而维持下游分化的同时维持自身稳态，保证机体的造血潜力。

前文已提及，HSC 属于一个功能学概念，具有向各系分化和自我更新的能力，可以通过移植来重建受损的造血或免疫系统。单细胞移植重建受体造血是鉴定 HSC 功能的金标准，可以在单个 HSC 水平对其特性和功能进行评价。

HSC 单细胞移植是通过分选出供体 HSC，将其与一定数量的骨髓单个核细胞（保护细胞）一起移植给免疫缺陷鼠或经致死剂量照射过的受体鼠。供体 HSC 进入受体鼠内会自发地归巢定植于骨髓等造血器官，而后发生自我更新与多向分化，产生各系祖细胞，以及继续向下分化产生各类造血与免疫细胞，从而重建整个造血与免疫系统。因此，在受体鼠移植后的多个时间点检测受体鼠外周血可以观察到供体 HSC 的造血重建情况。

在一次移植的基础上，可以获取受体鼠的全骨髓细胞对免疫缺陷鼠或经致死剂量照射的受体鼠进行二次移植，若供体骨髓中的 HSC 仍具有较好的自我更新能力，则会通过对称分裂或不对称分裂产生更多的 HSC 来维持全身造血，分化出各系祖细胞与成熟细胞（图 2-2）。若二次移植的全骨髓细胞不含有 HSC 或 HSC 已无自我更新能力，则仅表现为向各系分化的短暂造血，而不能维持受体鼠的存活。

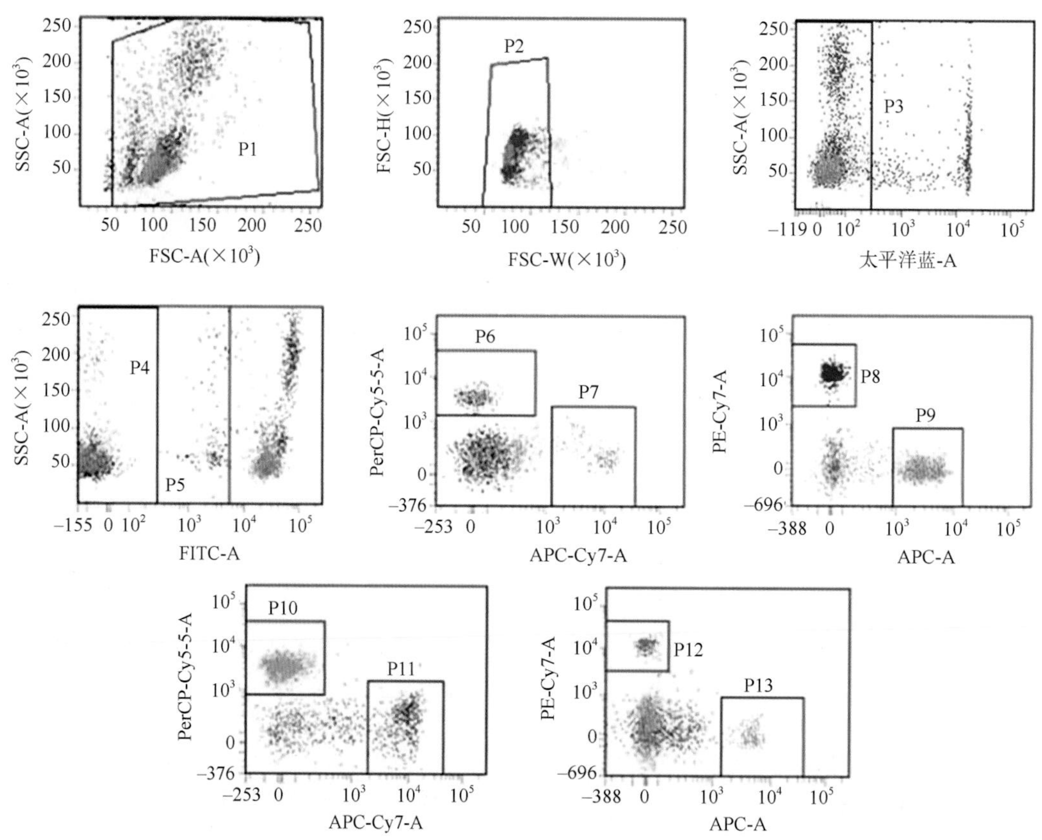

图 2-2 小鼠单细胞造血干细胞移植后全骨髓二次移植后各系细胞的分化结果

P1 为主要细胞群；P2 为非粘连细胞群；P3 为活细胞群；P4 为移植保护细胞群，P5 为移植供体细胞群；P6 为移植保护细胞的 B 细胞，P7 为移植保护细胞的粒细胞；P8 为移植保护细胞的 $CD4^+T$ 细胞，P9 为移植保护细胞的 $CD8^+T$ 细胞；P10 为移植供体细胞的 B 细胞，P11 为移植供体细胞的粒细胞；P12 为移植供体细胞的 $CD4^+T$ 细胞，P13 为移植供体细胞的 $CD8^+T$ 细胞

第四节 造血干细胞的周期调控

一、细胞周期检测原理

细胞周期指的是细胞从一次有丝分裂结束到下一次有丝分裂结束所经历的整个过程。细胞周期是调控细胞正常生长、分裂的重要事件，细胞在进入细胞周期后，各时相中DNA的含量是变化的，根据DNA含量的变化可以将细胞周期分为间期和有丝分裂期（M），细胞间期又常分为静息期（G_0）、DNA合成前期（G_1）、DNA合成期（S）和DNA合成后期（G_2），整个周期的顺序可表示为$G_1 \rightarrow S \rightarrow G_2 \rightarrow M$，以及$G_0$期。在哺乳类动物中，$G_0$期细胞是不参与增殖周期循环的一群细胞，其细胞的DNA含量为恒定的二倍体DNA含量（2C）。G_1期细胞已具有增殖活性，参与细胞周期循环，但DNA尚未进入复制阶段，因此其DNA含量亦为2C。当细胞进入S期后，DNA开始进入复制阶段，含量逐渐增加，从2C增至4C（四倍体），直至细胞DNA倍增结束，进入G_2期，最终进入M期。在M期分裂为2个子细胞之前，G_2和M期的DNA含量均为恒定的4C。

根据DNA复制在细胞周期中的特点，DNA含量检测成为提供细胞周期信息的最常用指标。碘化丙啶（PI）广泛用于细胞周期研究，PI可以嵌入到双链DNA和双链RNA的碱基对中与之结合，但PI无碱基特异性，因此染色前必须用核糖核酸酶A（RNase A）处理细胞，排除双链RNA的干扰。其原理主要是利用PI与细胞内DNA的结合，DNA含量越高，PI的荧光强度越强。4′, 6-二脒基-2-苯基吲哚（DAPI）是一种DNA特异性的荧光染料，相比PI，DAPI与DNA的结合是非嵌入式的，主要结合在A-T碱基区，使用时无须用核糖核酸酶A处理细胞。使用PI或DAPI染色可区分G_0/G_1期（2C DNA）、S期（2C～4C DNA）和G_2/M期（4C DNA）细胞，但不能区分均为二倍体的G_0和G_1期细胞，因此无法严格区分处于静息期的G_0期细胞与已进入细胞周期的细胞。Ki67是一种在细胞核内表达的蛋白，虽然其确切的生物学作用目前尚不清楚，但其表达有个特点，即只有进入细胞周期（G_1、S、G_2、M）才表达，在G_0期不表达或极低水平表达。由于Ki67表达与细胞进入周期有严格的对应关系，Ki67被认为是细胞进入细胞周期的一个理想标志物，目前许多研究使用Ki67单染法来表示细胞进入细胞周期，以区分G_0期与已进入细胞周期的细胞。

因此，与传统的单染法相比，采用Ki67与DAPI或PI双染法来鉴定细胞周期，能有效区分各个细胞周期时相的细胞，即G_0期（DAPI/PI低$Ki67^-$）、G_1期（DAPI/PI低$Ki67^+$）、S期（DAPI/PI中$Ki67^+$）和G_2/M期（DAPI/PI高$Ki67^+$）细胞。

二、细胞周期检测在造血干细胞中的应用

正常造血是一个受到内外因素严格调控的过程，HSC必须通过精确的自我更新和分化使之在细胞周期中保持相对稳定进而维持稳态造血。大多数HSC以静息期（G_0）的状态处于低氧的骨髓微环境中，在应对造血压力时可快速进入周期，产生大量造血祖细胞及成熟细胞以满足造血需求。在小鼠胚胎期，95%～100%的HSC在积极地循环，细胞周期转运

时间维持在 10 ～ 14 小时。因此，HSC 的细胞周期在胚胎发生期间是非常活跃的，以确保干细胞池的扩增。相比之下，成体 HSC 维持在静息状态（G_0）的能力被认为是 HSC 干性的关键。Weissman 等分析了成年小鼠中 LT-HSC 的增殖和细胞周期动力学，其研究报道，在任何一个时间点，大约 5% 的 LT-HSC 在细胞周期的 S/G_2/M 期，99% 的 LT-HSC 平均每 57 天分裂 1 次。因此，静息或低增殖速度对 HSC 的干性维持和自我更新是必需的，而高循环速度是有效产生祖细胞所需的，并且终末分化的细胞与从细胞周期中的退出有关。

通过流式细胞仪检测 LT-HSC 的细胞周期状态是研究小鼠造血的有力工具，基于荧光染料与 DNA 结合，当这些染料与其他标志物（如 Ki67）一起使用时，流式细胞仪可以在单细胞水平区分 G_0、G_1、S 和 G_2/M 细胞周期阶段，此处以 Ki67 与 DAPI 双染法检测 LT-HSC 细胞周期为例，配色方案见表 2-2，LT-HSC（LKSCD48$^-$CD150$^+$CD34$^-$）中，G_0 期约占 69.9%，G_1 期约占 25.6%，S/G_2/M 期约占 4.1%。相比之下，MPP（LKS、LKS CD48$^+$）中增殖细胞占比更大。

表 2-2 Ki67 与 DAPI 双染法配色方案（Szade et al.，2016）

抗体	配色	克隆号	公司
CD11b	PE	M1/70	BD
Gr-1	PE	RB6-8C5	BD
Ter119	PE	TER119	BD
B220	PE	RA3-6B2	BD
CD3	PE	17A2	BD
c-Kit	APC-eFluor780	BM8	eBioscience
Sca-1	PE-Cy7	D7	BD
CD48	PerCP-Cy5.5	HM-48-1	Biolegend
CD150	APC	TC15-12F12.2	Biolegend
CD34	AlexaFluor700	RAM34	eBioscience
Ki67	AlexaFluor488	B56	BD

除了 Ki67 与 DAPI 双染法以外，还有使用派洛宁 Y（PY）染料标记活细胞中的 RNA 和 DNA 及用 Hoechst 33342 染料来区分细胞周期阶段的方法。

第五节 造血干细胞的衰老

关于 HSC 衰老的相关研究早在 1996 年已完成，Weissman 等发现老年小鼠的 HSC 在归巢和移植效率方面远远低于年轻小鼠，这一里程碑式的发现证实了 HSC 衰老过程伴随着功能衰退。此后，人们从多个方面阐明了年轻和衰老 HSC 的差异，并逐渐阐明了 HSC 衰老的机制。

一、衰老 HSC 自我更新能力的改变

HSC 的特点是具有长期自我更新和产生多功能血细胞的能力。虽然多项研究表明随

着年龄的增长，小鼠 HSC 的数量急剧增加（图 2-3），但其自我更新的能力并没有相应增加。为了进一步比较年轻和衰老 HSC 在体内的自我更新活性，Dykstra 等进行了二次移植，发现衰老 HSC 在长期连续移植中显示出比年轻 HSC 的自我更新活性低。

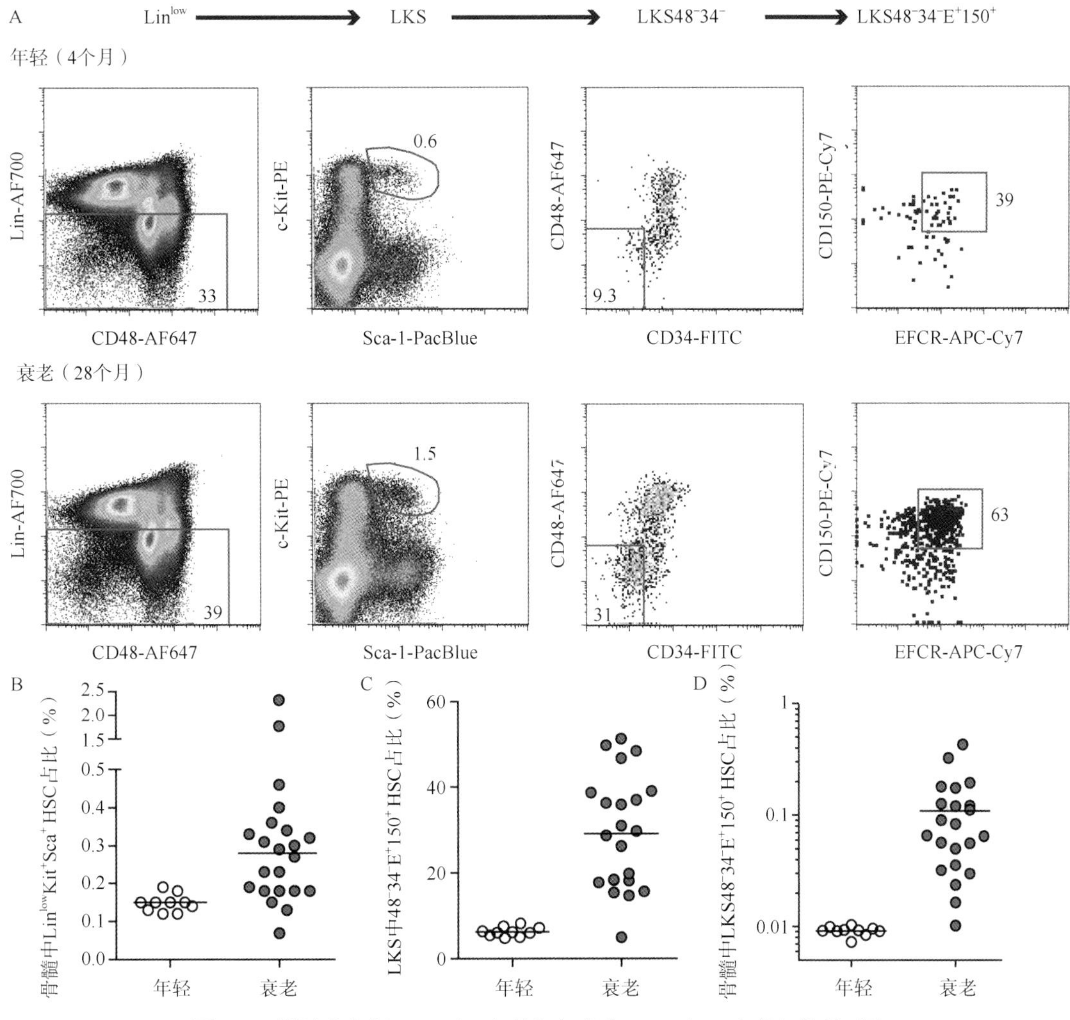

图 2-3 骨髓中年轻 HSC（4 个月）与衰老 HSC（28 个月）数量对比

文献来源：Dykstra B，Olthof S，Schreuder J，et al. 2011. Clonal analysis reveals multiple functional defects of aged murine hematopoietic stem cells. J Exp Med，208（13）：2691-2703.

二、衰老 HSC 的分化偏移

Rossi 等发现，与年轻 HSC 相比，衰老 HSC 被移植到年轻小鼠体内后，表现出偏向髓系分化的潜能，而 B 细胞和 T 细胞分化能力减弱（图 2-4）。

2016 年，Nilsson 等研究进一步发现，随着年龄的增长，CLP 的分化水平降低，巨核祖细胞（megakaryocyte progenitor，MkP）分化水平增加，即衰老 HSC 分化的另一个重要特征是向血小板分化偏移（图 2-5）。

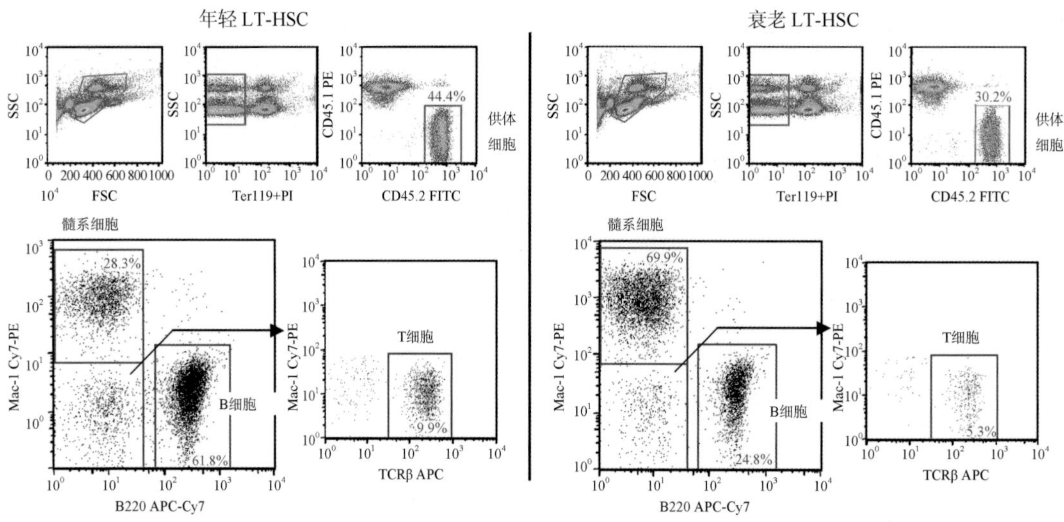

图 2-4 年轻 LT-HSC 和衰老 LT-HSC 移植 20 周后髓系细胞、B 细胞、T 细胞分化情况

供体细胞（CD45.2$^+$），髓系细胞（Mac-1$^+$），B 细胞（B220$^+$），T 细胞（TCRβ$^+$）

文献来源：Rossi DJ，Bryder D，Zahn JM，et al. 2005. Cell intrinsic alterations underlie hematopoietic stem cell aging. Proc Natl Acad Sci U S A，102（26）：9194-9199.

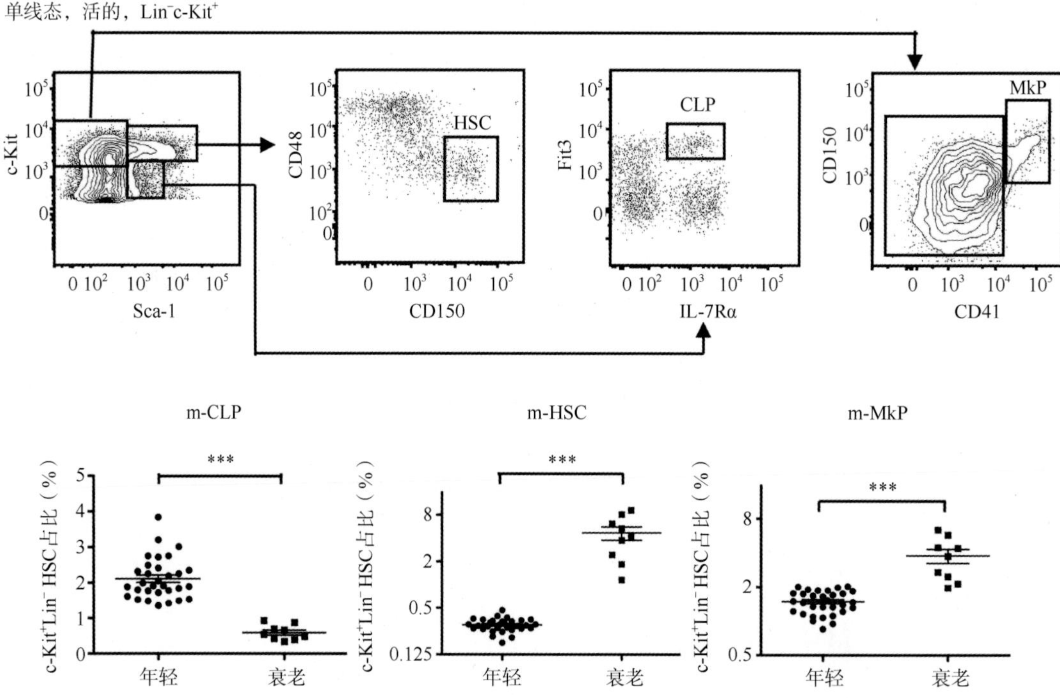

图 2-5 年轻 HSC 和衰老 HSC 在淋系、巨核系和红系的分化偏向

m-HSC（Sca-1$^+$c-Kit^{high}CD150$^+$CD48$^-$），m-CLP（Sca-1$^{+/-}$c-Kit^{low}Flt3$^+$IL-7Rα$^+$），m-MkP（Sca-1$^-$c-Kit^{high}CD150$^+$CD41$^+$）。***$P < 0.001$

文献来源：Rundberg Nilsson A，Soneji S，Adolfsson S，et al. 2016. Human and murine hematopoietic stem cell aging is associated with functional impairments and intrinsic megakaryocytic/erythroid bias. PLoS One，11（7）：e0158369.

图2-6A1、A2为不同分化阶段的小鼠骨髓造血干/祖细胞的超微结构特征，从图中可知，大部分造血细胞的细胞核不规则，异染色质较多。HSC 体积最小，细胞质含量少，线粒体

和其他细胞器均较少；HPC 细胞质含量变化不明显，线粒体自噬多见；CMP 细胞质含量多，线粒体和其他细胞器增多；GMP 体积大，细胞质和内质网丰富，可以观察到线粒体自噬；MEP 体积大，细胞质丰富，线粒体增大；CLP 体积小，细胞核呈圆形，线粒体较多。由此可见，在细胞谱系分化过程中，居于造血分化初始阶段的干 / 祖细胞在线粒体质量和线粒体自噬水平方面存在差异。

图 2-6B 为不同分化阶段的小鼠骨髓髓系成熟细胞的超微结构观察结果，从图中可以看到，与原始造血细胞相比，大部分成熟细胞体积大、染色质凝集明显、细胞质较多。粒细胞胞质多且含大量初级颗粒；单核细胞表面有细小突起，细胞核不规则，胞质丰富，含空泡和大量线粒体，并且颗粒较少；红细胞中的早幼红细胞的细胞质较多，细胞核规则且线粒体较多；晚幼红细胞的细胞核固缩明显，线粒体和其他细胞器较少，并且可见脱核。髓系成熟细胞的超微结构差异表明在髓系造血分化过程中，不同种类成熟血细胞的线粒体特征存在明显的异质性。

图 2-6C 为不同分化阶段的小鼠骨髓淋系成熟细胞的超微结构观察结果，从图中可以观察到，不同类型淋系细胞体积差异不明显，染色质凝集，胞质较少，线粒体较 CLP 减少，胞质颗粒和其他细胞器很少，并且线粒体自噬现象少见。与造血干 / 祖细胞和髓系成熟细胞的超微结构分析结果不同的是，淋系成熟细胞的线粒体功能异质性较低，这可能是淋系细胞在有氧代谢和细胞功能维持方面的需求相近造成的。基于超微结构观察到的现象，为了研究不同分化阶段的造血细胞的线粒体功能，采用基于流式细胞表型标志的造血细胞分化群体特征检测进一步分析。

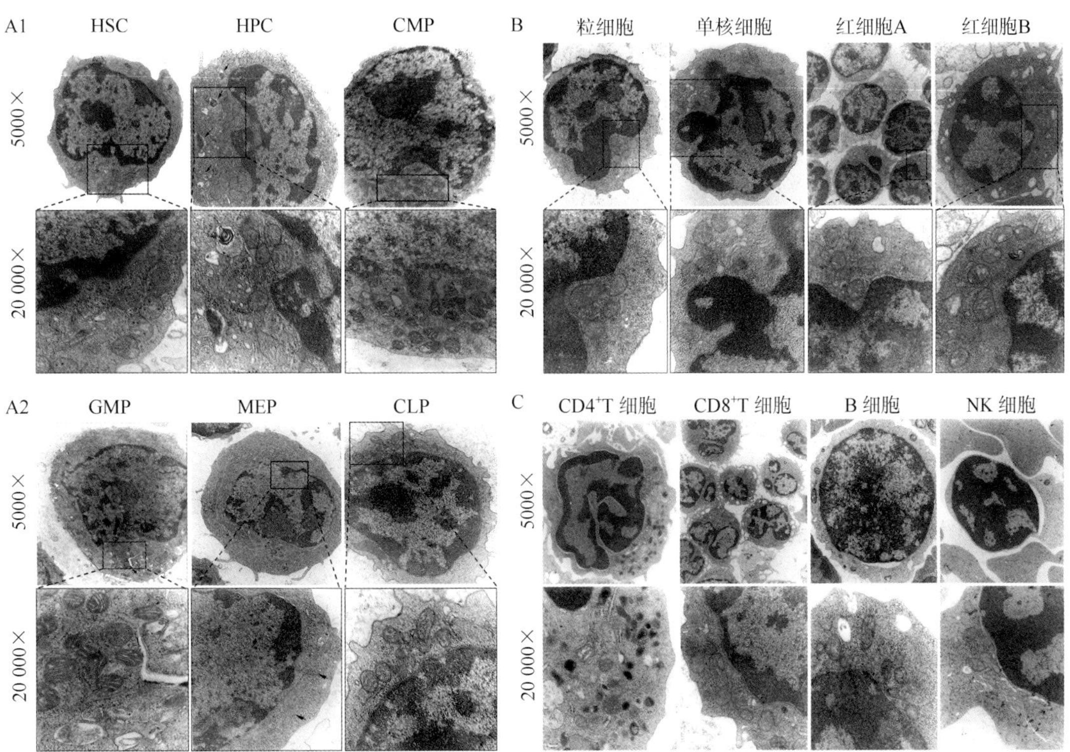

图 2-6 基于电子显微镜的小鼠造血干细胞及分化亚群的细胞形态和功能异质性

三、衰老 HSC 归巢与移植能力

HSC 移植是评估 HSC 功能和分化潜力的一种常见且实用的方法。为了测试 HSC 移植能力，Liang 等将年轻或老年小鼠的骨髓细胞移植到同源小鼠体内，发现老年小鼠的骨髓细胞归巢效率比年轻小鼠低约 3 倍。此外，一些特定的基因已被证明在调节 HSC 增殖中至关重要，如 *Cdc42*、*Ccr9*、*Gnrh2* 和 *Lep*。还有一些 HSC 表面标志物的表达也会发生显著变化，如 CD44 在 HSC 的功能维持和迁移中至关重要，在衰老 HSC 中表达发生下调。更多衰老 HSC 表面标志物变化见表 2-3。

表 2-3　HSC 衰老过程中细胞表面标志物的变化

表面标志物	随着衰老的变化	功能	表面标志物	随着衰老的变化	功能
CD9	上调	黏附、迁移和血小板活化	CD37	下调	黏附、信号转导
CD28	上调	共刺激	CD44	下调	白细胞滚动、归巢和聚集
CD38	上调	细胞活化、增殖和黏附	CD48	下调	黏附、共刺激
CD41	上调	血小板活化和聚集	CD52	下调	共刺激
CD47	上调	黏附、活化、凋亡	CD63	下调	细胞运动调节
CD62	上调	白细胞滚动和归巢	CD79b	下调	BCR 亚基，信号转导
CD69	上调	共刺激	CD86	下调	T 细胞活化和增殖的共刺激
CD74	上调	B 细胞活化	CD97	下调	中性粒细胞迁移、黏附
CD81	上调	激活、共刺激和差异化	CD97b	下调	中性粒细胞迁移、黏附
CD151	上调	黏附、信号转导	CD160	下调	共刺激
CD27	下调	共刺激			
CD34	下调	黏附			

四、衰老 HSC 的自噬与线粒体活性变化

研究表明，大部分衰老 HSC 表现出自噬水平受损。自噬通常与细胞成分降解有关，衰老 HSC 的自噬受损往往会导致线粒体积聚，进而引起代谢应激。已有研究表明，线粒体产生的活性氧（ROS）会在衰老 HSC 中积聚，并损害其功能。根据细胞内 ROS 水平，将 HSC 分为 ROS 高水平和低水平亚群，ROS 低水平 HSC 亚群能够维持骨髓移植重建功能，而高水平 ROS 会影响线粒体 DNA 的复制和转录，表现为线粒体功能障碍，这是导致 HSC 衰老及 HSC 亚群重建能力逐渐减弱的重要原因。

图 2-7、图 2-8 为不同谱系分化阶段的造血细胞的线粒体质量（MM）、侧向散射（SSC）、线粒体膜电位（MMP）和 ROS 检测结果，显示了不同类型造血细胞的 ROS 水平。在髓系造血细胞分化过程中，造血干 / 祖细胞（HSPC，HSC、MPP、HPC1 和 HPC2）的 ROS 含量低于髓系定向祖细胞（定向 HPC，CMP、GMP 和 MEP），也低于成熟血细胞（粒细胞、单核细胞和红细胞）。这一结果反映了 HSC 的 MM 水平较低，不通过氧化磷酸化方

式为细胞提供能量，因此细胞的 ROS 水平保持在低位。HSC 从静息状态向增殖 / 分化状态的转变过程，伴随着哺乳动物雷帕霉素靶蛋白（mTOR）活性的增加，引起细胞代谢率和 ROS 水平的上升。ROS 水平的上升可能是 HSC 在增殖和分化过程中为满足更高能量需求而产生的结果。另外，胞内 ROS 水平与 HSC 的分化密切相关，较高的 ROS 水平会导致 HSC 的 DNA 损伤，分化可能是 HSC 避免这种损伤堆积的机制之一。在淋系造血细胞分化过程中，造血干 / 祖细胞的 ROS 含量仍处于低位，其次为成熟淋巴细胞。

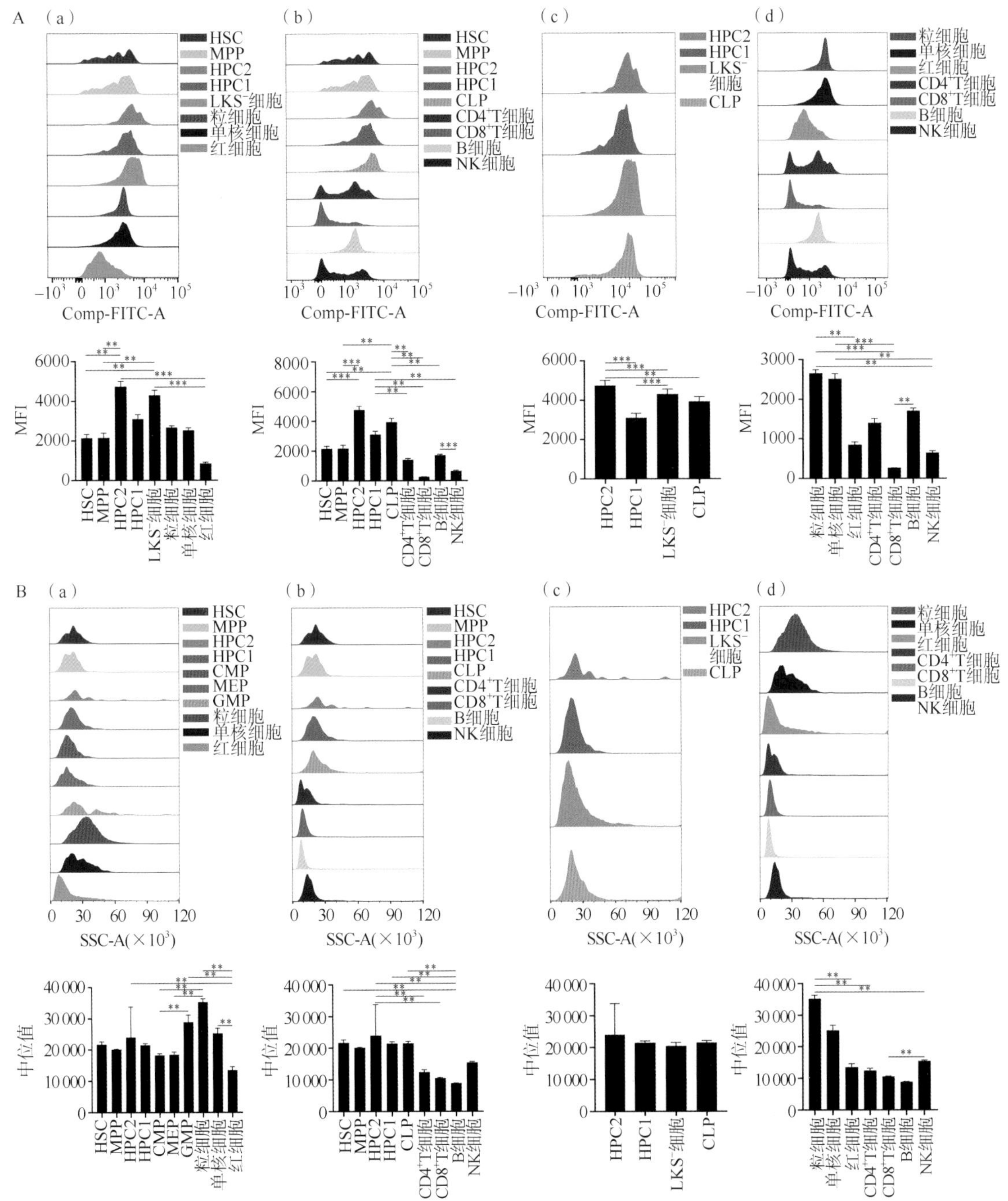

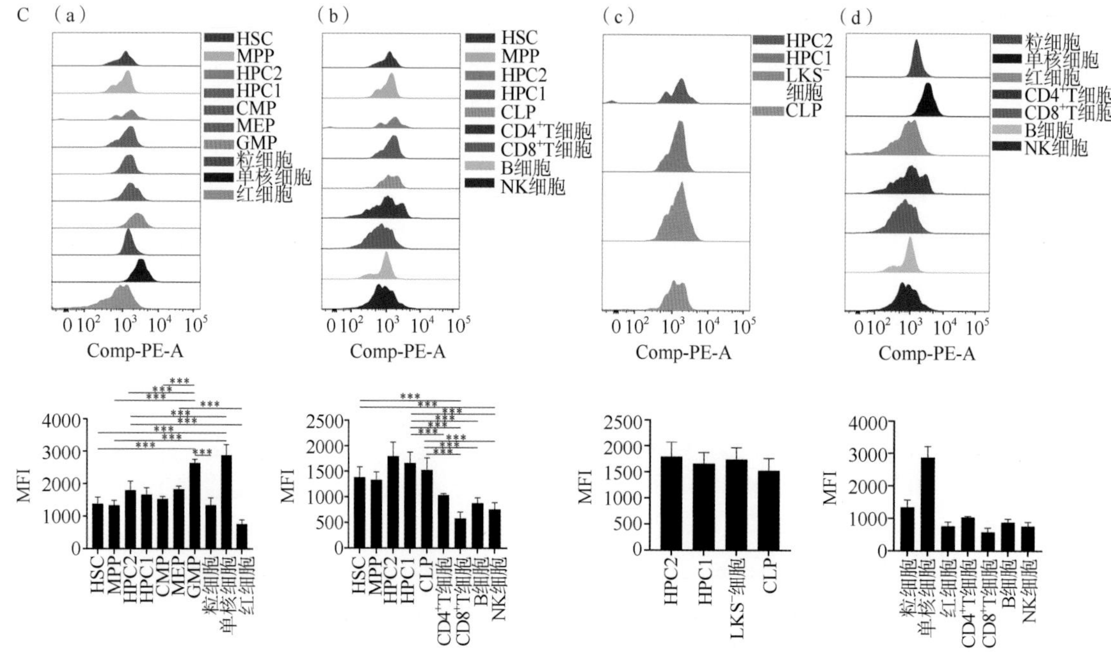

图 2-7 不同谱系分化阶段的造血细胞的线粒体质量（A）、侧向散射（B）和线粒体膜电位（C）

Comp-FITC-A：调节荧光补偿后的异硫氰酸荧光素通道；MFI：平均荧光强度。$^{**}P<0.01$，$^{***}P<0.001$

在原始造血细胞中，HSC 的 ROS 水平显著低于祖细胞（图 2-8），MEP 的 ROS 水平显著高于 CMP、GMP 两种髓系定向祖细胞。与线粒体质量和线粒体膜电位的结果一致的是，具有髓系分化倾向性的 HPC1 的 ROS 水平低于具有淋系分化倾向性的 HPC2，这一结果也验证了髓系分化过程需要更多的线粒体，进而产生更多的 ROS。与 HPC1、定向 HPC 相比，HPC2 的 ROS 水平与 HSC 最相近，从有氧代谢产物的角度佐证了在造血干 / 祖细胞中，HPC2 更多地分享了 HSC 在线粒体数量和功能方面的特征。在成熟血细胞中，粒细胞和 NK 细胞的 ROS 水平较高，$CD8^{+}T$ 细胞的 ROS 水平较低。

为了进一步探索不同分化阶段造血细胞的线粒体代谢水平，采用线粒体自噬检测进一步分析。线粒体自噬选择性地清除受损的线粒体以调节线粒体的数量，是细胞调节胞内 ROS 水平和 DNA 损伤积聚的有效方法。图 2-8 为不同谱系分化阶段造血细胞的线粒体自噬检测结果，显示了不同类型造血细胞的线粒体自噬水平。在髓系造血细胞分化过程中，原始造血干 / 祖细胞（HSC 和 MPP）的线粒体自噬水平高于髓系成熟血细胞（粒细胞、单核细胞和红细胞），高于具有髓系分化倾向性的 HPC1 和 MEP。粒细胞和红细胞的线粒体自噬水平低于髓系各类造血细胞。这一结果表明与成熟血细胞相比，原始造血干 / 祖细胞较高的线粒体自噬水平有助于维持较低的细胞内线粒体质量和 ROS 水平，进而维持静息状态和自我更新能力。在淋系造血细胞分化过程中，原始造血干 / 祖细胞（HSC 和 MPP）的线粒体自噬水平低于具有淋系分化倾向性的 HPC2 和 CLP。

在原始造血细胞中，HSC 的线粒体自噬水平显著高于髓系成熟血细胞，低于部分淋系成熟血细胞，具有髓系分化倾向性的 HPC1 线粒体自噬水平显著高于具有淋系分化倾向性的 HPC2，这一结果与定向 HPC、CLP 的线粒体自噬水平差异具有一致性。这一结果表

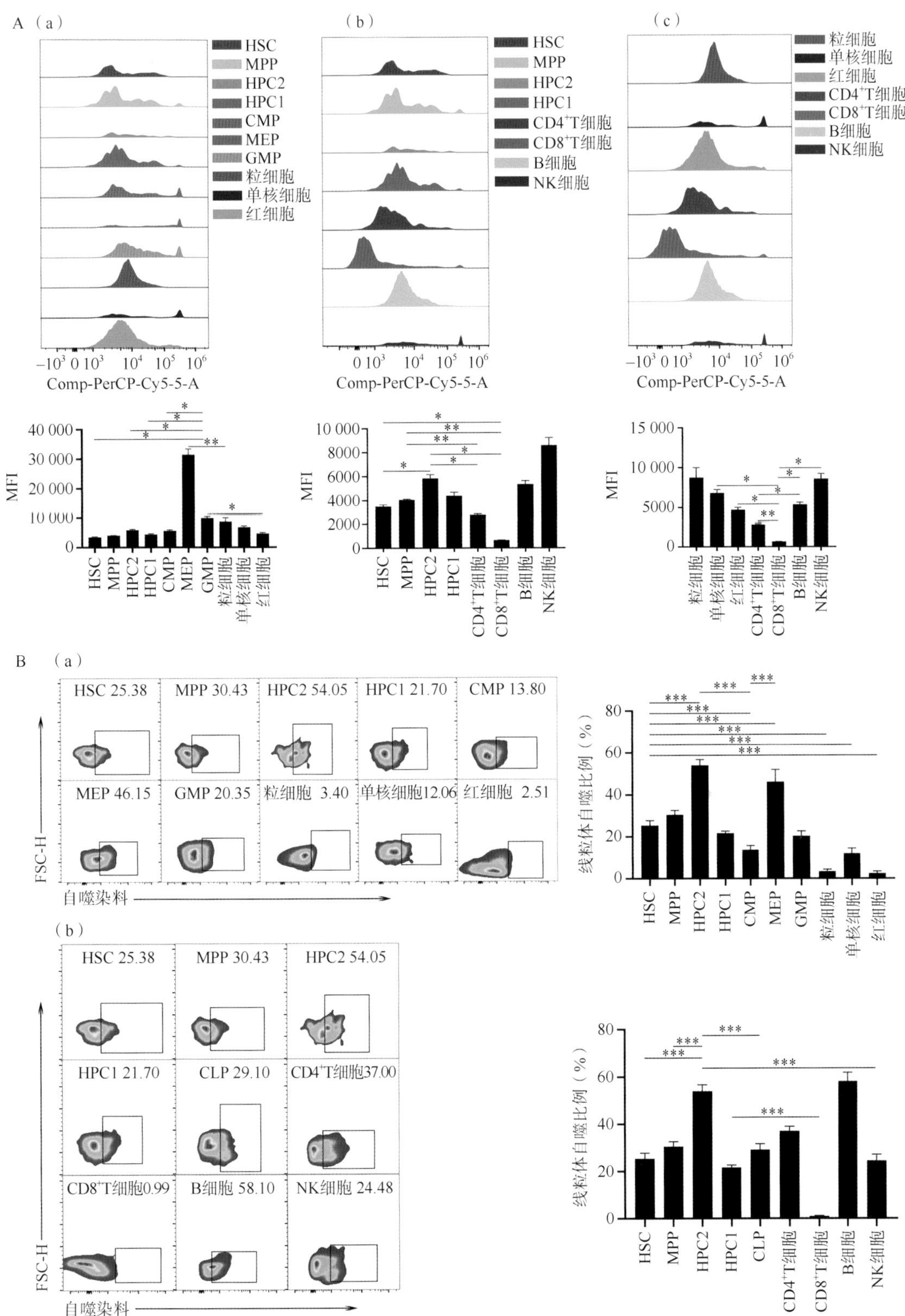

A (a)
HSC
MPP
HPC2
HPC1
CMP
MEP
GMP
粒细胞
单核细胞
红细胞
Comp-PerCP-Cy5-5-A
(b)
CD4+T细胞
CD8+T细胞
B细胞
NK细胞
(c)
MFI
B (a)
HSC 25.38
MPP 30.43
HPC2 54.05
HPC1 21.70
CMP 13.80
MEP 46.15
GMP 20.35
粒细胞 3.40
单核细胞12.06
红细胞 2.51
FSC-H
自噬染料
线粒体自噬比例(%)
(b)
CLP 29.10
CD4+T细胞37.00
CD8+T细胞0.99
B细胞 58.10
NK细胞 24.48

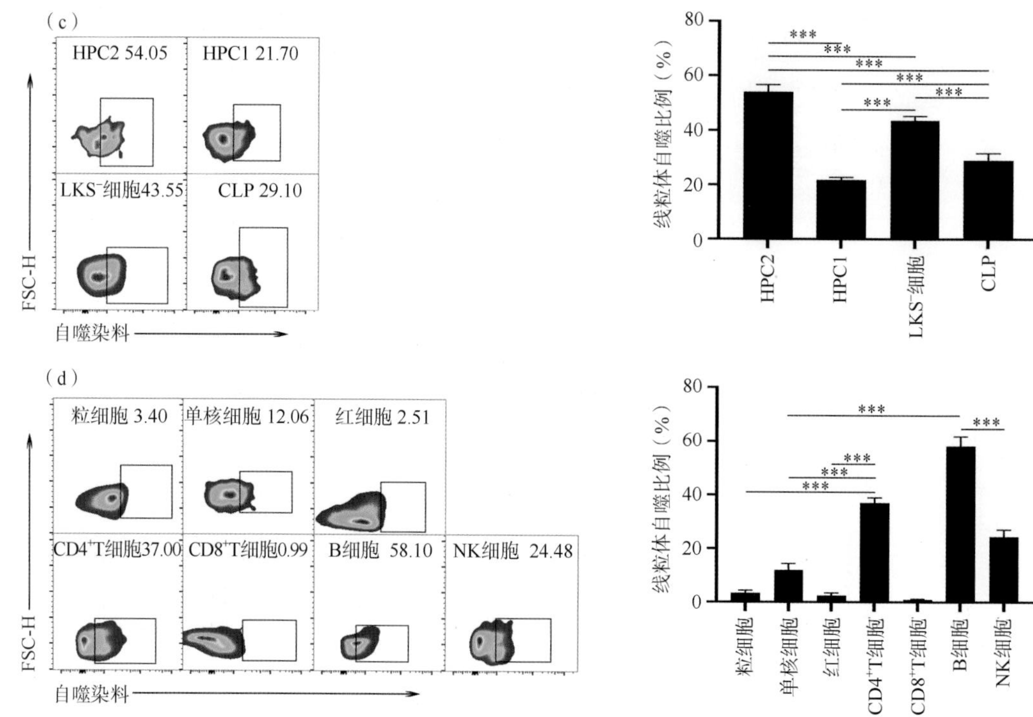

图 2-8 不同分化阶段造血细胞的活性氧和线粒体自噬水平

A. 造血细胞的活性氧水平：(a)髓系造血细胞；(b)淋系造血细胞；(c)成熟造血细胞。B. 造血细胞的线粒体自噬特征：(a)髓系造血细胞；(b)淋系造血细胞；(c)造血祖细胞；(d)成熟造血细胞。MFI：平均荧光强度。$^*P<0.05$，$^{**}P<0.01$，$^{***}P<0.001$

明在造血干/祖细胞中，HPC2 在线粒体质量、线粒体膜电位、活性氧和线粒体自噬等方面更多地分享了 HSC 在线粒体功能方面的特征。在成熟血细胞中，B 细胞的线粒体自噬水平高于各类造血细胞，$CD8^+T$ 细胞的线粒体自噬水平低于各类造血细胞（图 2-8）。

为了研究髓系造血细胞的代谢异质性，表征合成代谢的乙酰辅酶 A 羧化酶（ACAC）和精氨基琥珀酸合成酶 1（ASS1），表征分解代谢的已糖激酶 1（HK1）、葡萄糖 -6- 磷酸脱氢酶（G6PD）、异柠檬酸脱氢酶 2（IDH2）、ATP 酶线粒体 F1 复合体 α 肽（ATP5A）、肉毒碱棕榈酰转移酶 1A（CPT1A）和葡萄糖转运蛋白 1（GLUT1），以及表征磷酸盐转运和抗氧化代谢的垂体特异性转录因子 1（PiT1）和过氧化还原酶 2（PRDX2）等关键蛋白被用于进一步分析。图 2-9A、B 为不同谱系分化阶段的髓系造血细胞的关键蛋白检测结果，显示了造血干/祖细胞、髓系定向祖细胞和成熟髓系血细胞的关键蛋白水平。在髓系造血细胞分化过程中，HPC2 的 ACAC 表达水平显著高于中性粒细胞和单核细胞，表示 HPC2 具有较强的脂肪酸合成水平。MEP 的 HK1 表达水平显著高于红细胞，表示 MEP 的糖酵解水平较高。同时，HSC 的 GLUT1 表达水平显著高于各类祖细胞和成熟髓系血细胞（HPC2、CMP、MEP、中性粒细胞、单核细胞和红细胞），MPP 和 GMP 的 GLUT1 表达水平显著高于红细胞。这一结果反映了造血干/祖细胞，特别是 HSC 具有较强的葡萄糖摄取能力。Met-Flow 的结果与表达谱数据的结果具有一致性，表明造血干/祖细胞比成熟血细胞的代谢水平更高（图 2-9C）。图 2-9D、E 分别为代谢关键蛋白表达热图和代谢关键基因表达谱数据热图，它们综合反映了基因或蛋白表达水平、表达标志基因的细胞亚群的分布及细胞亚群中表达标志基因的细胞数量，是进行标志基因呈现的主要方式。

在淋系造血细胞分化过程中，HPC2 的 ACAC、ASS1、ATP5A 和 PRDX2 表达水平显著高于 B 细胞和 NK 细胞，表明 HPC2 具有较高的合成代谢和分解代谢水平（图 2-10）。B 细胞的 ACAC、ASS1、ATP5A 和 PRDX2 表达水平显著低于 NK 细胞，表明 B 细胞的合成代谢和分解代谢水平较低。HPC2 的 ATP5A 表达水平显著高于各类淋系定向祖细胞和成熟淋系血细胞（CLP、B 细胞、$CD4^+T$ 细胞、$CD8^+T$ 细胞和 NK 细胞），表明 HPC2 的氧化磷酸化水平高于各类淋系血细胞。HPC2 的 G6PD 和 GLUT1 表达水平显著高于 $CD4^+T$ 和

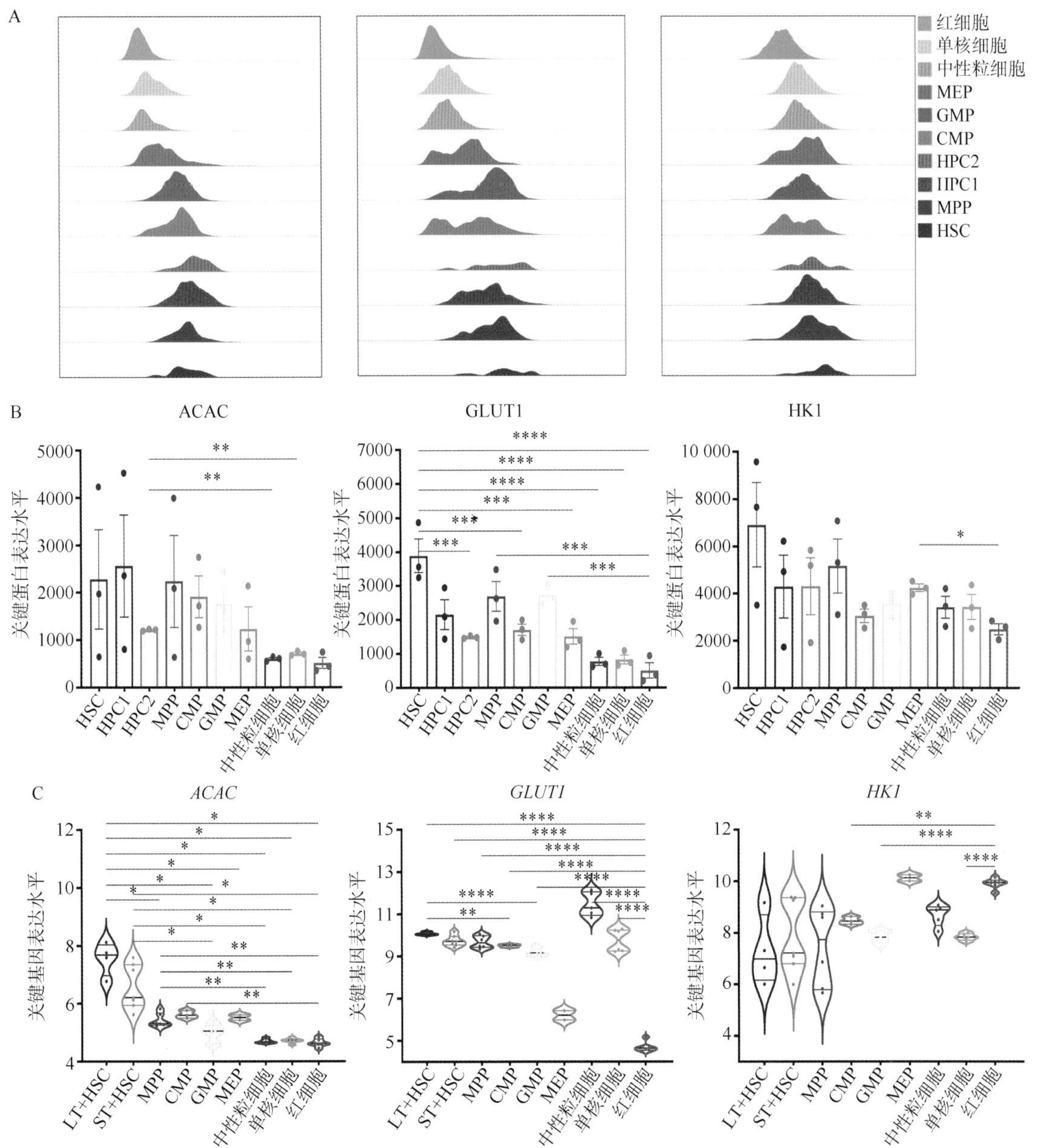

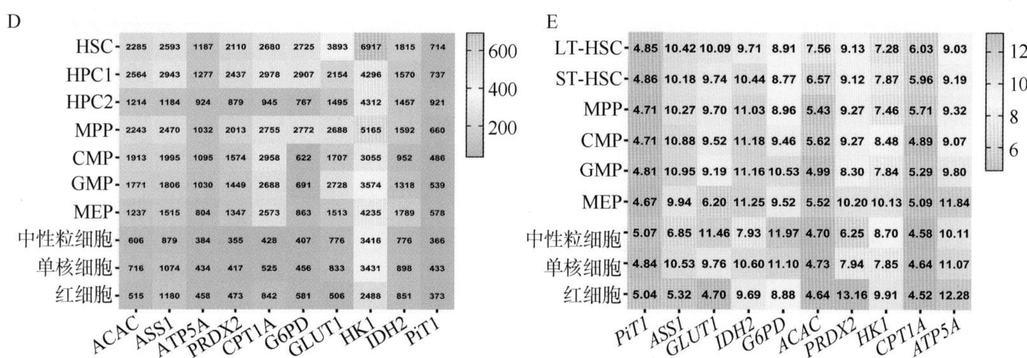

图 2-9 不同谱系分化阶段的髓系造血细胞的关键蛋白及基因检测结果

*P＜0.05，**P＜0.01，***P＜0.001，****P=0.000

CD8⁺T 细胞，表明 HPC2 中磷酸戊糖途径和葡萄糖摄取代谢水平高于 T 细胞。CD4⁺T 细胞的 HK1 和 CPT1A 表达水平显著高于 CLP、B 细胞、CD8⁺T 细胞和 NK 细胞，表明 CD4⁺T 细胞的糖酵解和脂肪酸氧化能力较强，以分解代谢为主要特征。HSC 的 IDH2 显著高于 CD8⁺T 细胞，表明 HSC 中三羧酸循环代谢途径相对旺盛。Met-Flow 的结果与表达谱数据的结果具有一致性（图 2-10），造血干 / 祖细胞的 CPT1A 和 PRDX2 表达水平显著高于 B 细胞和 NK 细胞等成熟淋巴细胞，而 CD4⁺T 细胞的 HK1 表达水平显著高于 CLP 和 B 细胞。

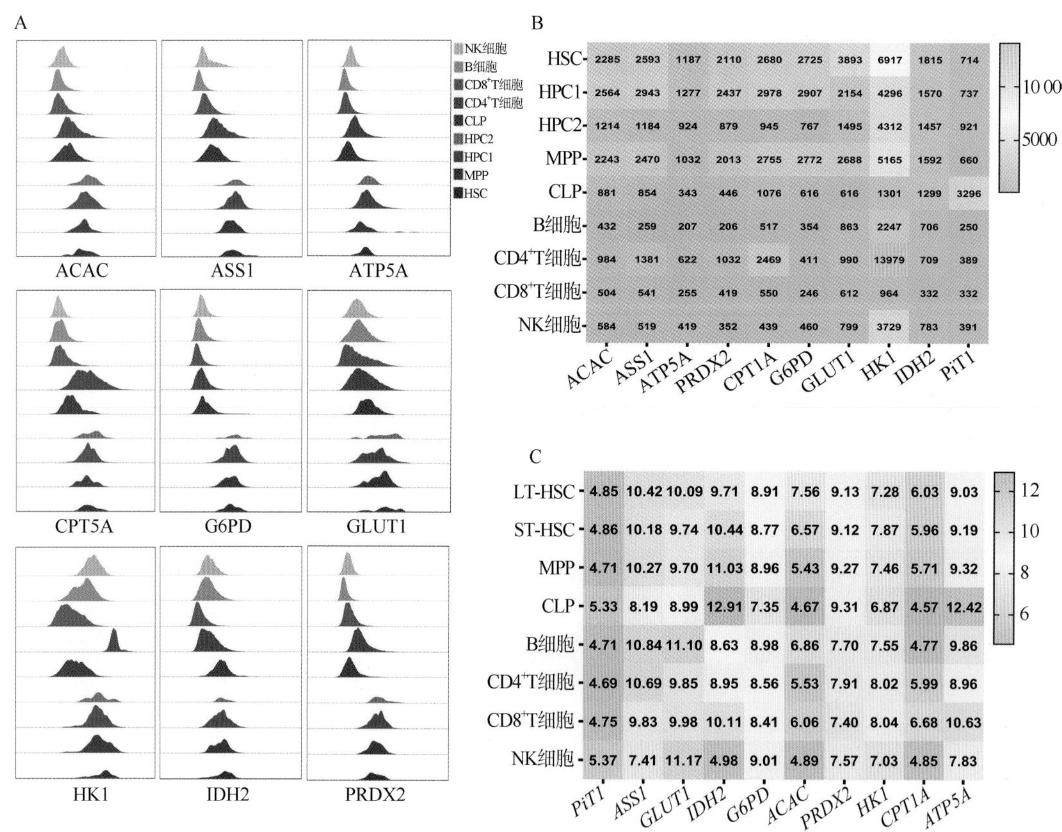

图 2-10 不同谱系分化阶段的淋系造血细胞的关键蛋白及基因检测结果

综上，可以将衰老 HSC 特征概括如下：衰老 HSC 从骨髓动员到外周血的能力减弱；从外周血归巢到骨髓的能力减弱，且定位相对远离骨内膜区域；衰老 HSC 自我更新能力减弱，且数量代偿性增加；谱系分化偏向髓系细胞，淋巴细胞生成存在缺陷；线粒体 ROS 水平升高。

第六节 病理状态下的造血干细胞

一、白血病干细胞概述

早在 19 世纪 50 年代，Rudolf 等基于肿瘤及胚胎在组织学上的相似性提出了肿瘤干细胞的假说，但直到近几十年才获得明确的证据来支持这种假说。Fialkow 等发现了慢性髓系白血病（chronic myeloid leukemia，CML）患者的克隆造血既包括红系造血又包括髓系造血。而后的研究表明，在重症联合免疫缺陷病的非肥胖糖尿病小鼠（NOD/SCID 小鼠）体内移植人类急性髓系白血病（acute myeloid leukemia，AML）细胞进行体外长期培养发现，不管白血病母细胞的异质性如何，都能得到表达 $CD34^+CD38^-$ 的 AML 干细胞群，这与正常 HSC 的免疫表型（$CD34^+CD38^-$）一致，而将正常 HSC 移植到 NOD/SCID 小鼠体内并不会导致白血病，因此将这群细胞定义为白血病干细胞（leukemia stem cell，LSC），其具有自我更新、无限增殖、分化成白血病原始细胞的能力。

与正常 HSC 相似，LSC 也具有自我更新、重建白血病表型及定位于造血微环境等干细胞生物学特性。由于白血病本身有很大的遗传学特征异质性，白血病的免疫表型等方面也有很大的异质性。图 2-11 为 AML 模型小鼠的骨髓病理细胞与正常小鼠造血细胞的线粒体功能检测结果，分别反映了 LSC、non-LSC、LKS^+ 和 non-LKS^+ 的活性氧（图 2-11A、D）、线粒体膜电位（图 2-11B、E）和线粒体自噬水平（图 2-11C、F）。其中 non-LSC 表示 AML 模型小鼠骨髓细胞中除了 LSC 以外的细胞，这些细胞主要为白血病细胞。non-LKS^+ 表示正常小鼠骨髓细胞中除了 LKS^+（代表正常原始造血细胞）以外的细胞，这些细胞主要为成熟造血细胞。结果显示，与 non-LSC 相比，LSC 的活性氧、线粒体膜电位和线粒体自噬水平偏高，并且差异具有统计学意义。与 LKS^+ 相比，LSC 的活性氧、线粒体膜电位和线粒体自噬水平偏高，并且差异具有显著统计学意义。这一结果表明 LSC 具有更高的有氧代谢水平，同时通过高水平的线粒体自噬来清除过多的线粒体，维持干细胞功能。与 non-LKS^+ 相比，non-LSC 的活性氧、线粒体膜电位水平偏高，而线粒体自噬水平偏低，并且差异具有显著统计学意义。这一现象说明 non-LSC 内线粒体容易堆积，同时较弱的线粒体自噬和较高的胞内活性氧水平不利于细胞功能的维持，容易引发细胞凋亡。与 non-LKS^+ 相比，LKS^+ 的活性氧、线粒体自噬水平偏低，而线粒体膜电位偏高，并且差异具有显著统计学意义。这一现象表明 LKS^+ 内活性氧等有害物质积累较少，通过较低的线粒体自噬水平就可以维持细胞的功能。

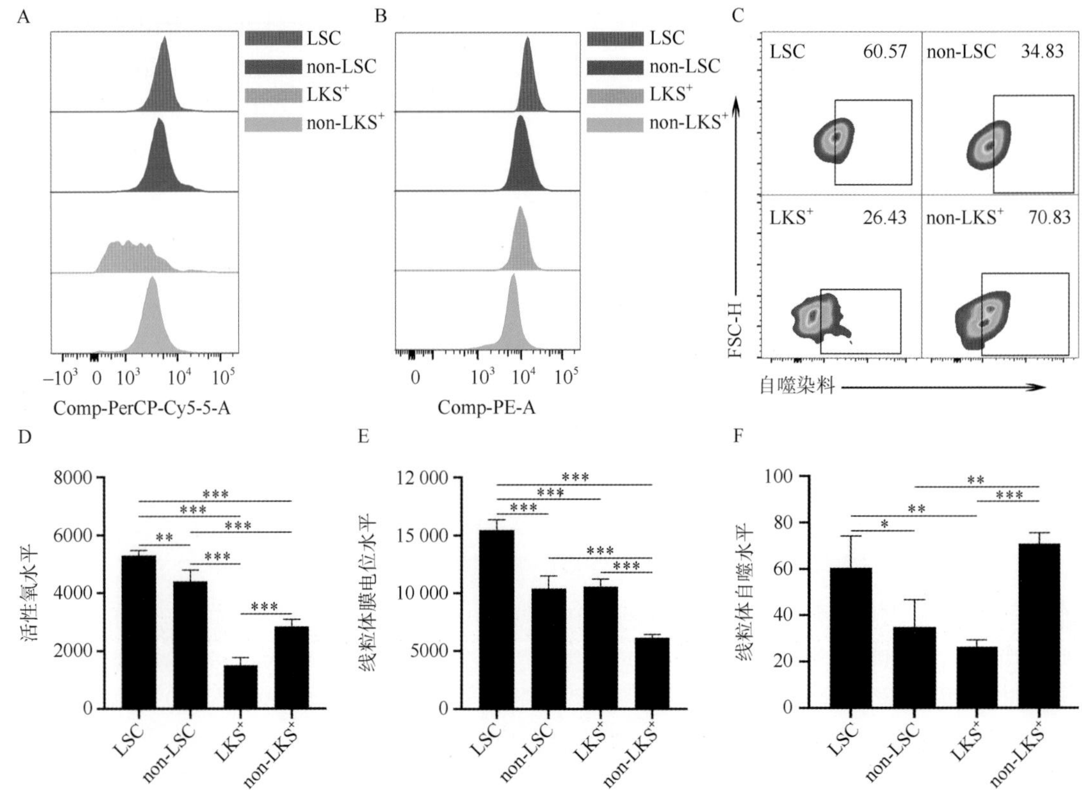

图 2-11 基于流式细胞术的白血病模型小鼠与正常小鼠干细胞的线粒体功能比较

$^{*}P<0.05$，$^{**}P<0.01$，$^{***}P<0.001$

图 2-12 为 AML 模型小鼠的骨髓白血病细胞与正常小鼠造血细胞的代谢功能检测结果，分别反映了 LSC、non-LSC、LKS$^+$ 和 non-LKS$^+$ 的代谢水平。其中 non-LSC 表示 AML 模型小鼠骨髓细胞中除了 LSC 以外的细胞，这些细胞主要为白血病细胞。non-LKS$^+$ 表示正常小鼠骨髓细胞中除了 LKS$^+$ 以外的细胞，这些细胞主要为成熟造血细胞。在白血病细胞中，LSC 的 ACAC、CPT1A、G6PD、IDH2 和 PRDX2 表达水平显著高于 non-LSC，表明 LSC 在脂肪酸合成、脂肪酸氧化、磷酸戊糖途径、三羧酸循环和磷酸盐代谢转运等方面的能力比分化的白血病细胞强。non-LSC 的 CPT1A、G6PD、GLUT1 和 PRDX2 的表达水平显著低于 non-LKS$^+$，表明白血病细胞在脂肪酸氧化、磷酸戊糖途径、葡萄糖摄取和抗氧化过程方面的能力比正常成熟造血细胞弱。LKS$^+$ 的 IDH2 表达水平显著高于 non-LKS$^+$，表明正常造血干 / 祖细胞比成熟造血细胞的三羧酸循环相关代谢能力强。

二、白血病干细胞表面标志物

表面特异性的抗原标志是区别正常 HSC 与 LSC 的一项重要指标。目前发现的正常 HSC 的免疫表型为 CD34$^+$CD38$^-$CD90$^+$。虽然 HSC 和 LSC 都具有 CD34$^+$CD38$^-$ 的表型，但 LSC 还存在其他特定的细胞表型，如缺乏 Thy1（CD90）、c-Kit（CD117）和 HLA-DR。从 1997 年至今，不断有研究发现新的 LSC 表面标志物，包括 CD123、CD33、CD44、

CD96、CLL-1、CD47、CD32、CD25 和 TIM3 等。但不同白血病类型可能具有不同的 LSC 表型，下面对这些表面抗原进行简要介绍。

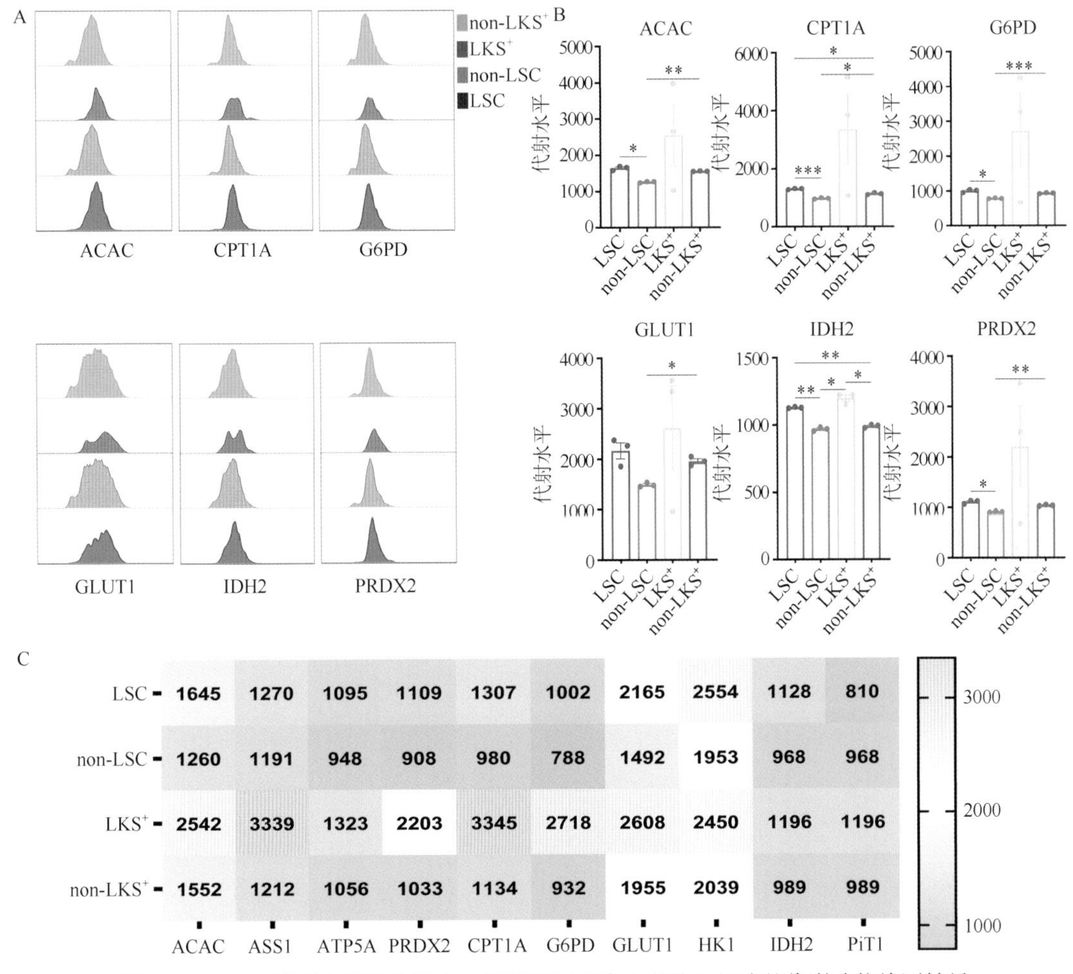

图 2-12 AML 模型小鼠的骨髓白血病细胞与正常小鼠造血细胞的代谢功能检测结果

*$P<0.05$，**$P<0.01$，***$P<0.001$

（一）CD123

CD123 是白细胞介素 -3 受体（IL-3R）的 α 亚基，IL-3 与 CD123 结合后诱导酪氨酸激酶磷酸化，激活 JAK-STAT 信号通路，诱导细胞增殖和分化，抑制细胞凋亡。CD123 在 AML 细胞表面过度表达导致了其较正常 HSC 具有更强的生存优势。Jordan 等的研究表明，大多数来自原发性 AML 样本的 $CD34^+CD38^-$ 细胞强烈表达 CD123，而来自正常骨髓的 $CD34^+CD38^-$ 细胞几乎没有 CD123 表达。

（二）CD33

CD33 是一个分子质量为 67kDa 的跨膜受体，是免疫球蛋白超家族的成员，同时是识别唾液酸的免疫球蛋白超家族凝集素（Siglec），编码基因位于第 19 号染色体。CD33 是一种髓系细胞表面标志物，在粒细胞和单核细胞成熟过程中表达于正常造血祖细胞。然而，尽管仍有一些争议，但是大多数研究表明CD33在多潜能造血干细胞上不表达。通常情况下，CD33在白血病细胞中的表达高于正常骨髓细胞，一些研究表明，部分患者的LSC也表达CD33。

（三）CD44

CD44家族属于透明质酸（HA）结合蛋白，即透明质酸黏素。该家族基因位于第11号染色体短臂，通过RNA选择性剪接可形成五种不同的CD44异构体。其中最常见的形式是CD44H，分子质量为37kDa，是造血微环境中的黏附分子，参与多种细胞内信号途径，能够辅助LSC与细胞外基质相互作用，促进AML-LSC的归巢和维持AML-LSC处于原始状态，因此CD44对于LSC来说是十分重要的表面分子，目前已研制出CD44单抗H90，体内外实验均显示其能够有效降低白血病细胞负荷。

（四）CLL-1

CLL-1即C型外源凝集素样分子1，属于参与免疫调节的C型外源性凝集素样受体家族，仅在造血谱系尤其是在外周血和骨髓的髓系细胞中表达，但在$CD34^+$正常HSC中不表达。Bakker等的研究表明，CLL-1表达于92%的AML原始细胞表面和67%的$CD33^-$ AML细胞表面。还有研究结果显示，在86%的$CD34^+CD38^-$ AML样本中都表达CLL-1，将$CLL\text{-}1^+$细胞植入NOD/SCID小鼠体内后，产生了$CLL\text{-}1^+$的AML细胞群。Darwish等分析了AML患者骨髓样本中LSC标志物的表达，发现CLL-1的表达与预后不良密切相关。这些发现强调了可以通过检测CLL-1的表达来区分LSC和HSC。

（五）CD96

CD96属于免疫球蛋白（Ig）基因超家族成员，首次发现于活化的T细胞表面，同时还表达于NK细胞表面，但不表达于B细胞、粒细胞、单核细胞和红细胞。NK细胞表面的CD96可以结合CD155，介导NK细胞对靶细胞的杀伤作用，如肿瘤细胞。表达于AML-LSC表面的CD96可能与骨髓中其他细胞表面的配体结合，如龛细胞，不会引起杀伤作用，但可对白血病细胞的功能起重要作用。有研究表明CD96高表达于AML-LSC表面，而大部分HSC不表达CD96，因此CD96可以作为LSC的特异性标志物。

（六）CD47

CD47是免疫球蛋白超家族成员之一，在大部分组织中广泛低表达。在巨噬细胞吞噬病原体和细胞衰老过程中，细胞表面蛋白CD47能够与巨噬细胞受体（SIRPα）结合，抑制对正常细胞的吞噬。目前发现CD47高表达于原发性AML干细胞表面，比较容易植入免疫缺陷小鼠体内。

（七）CD25、CD32

CD25是IL-2受体的α链，CD32是FC-γ受体，正常情况下两者均表达于免疫细胞表面，且仅限于造血系统中。其中，CD32 表达于 B、T 细胞和单核细胞；CD25 表达于激活的 T 细胞，通过与 IL-2 结合，可以诱导 T 细胞增殖和分化。Saito 等的研究显示，AML 患者的造血干细胞通常表达 CD25 或 CD32 或两者都表达，而正常的 HSC 在这两种表面抗原缺失后能够保持长期多系造血能力。因此，CD25、CD32 抗体很可能是靶向 LSC 的“有力武器”。

（八）TIM3

TIM3 即 T 细胞免疫球蛋白黏蛋白 3，一般存在于 T 细胞表面，负调控 Th1 细胞免疫功能，也存在于自然免疫细胞，如树突状细胞、单核细胞和巨噬细胞，它能够通过与 Gal-9 交联而与 Toll 样受体（TLR）协同转导信号，介导凋亡细胞的吞噬。大部分正常 HSC 不表达 TIM3，然而来自 AML 多个样本的 LSC 却高表达 TIM3。通过 NOD/SCID 小鼠移植实验发现，以同等数量的细胞进行移植时，相比 $TIM3^-$ 细胞群，$TIM3^+$ 细胞群更容易产生白血病细胞群。因此，可以通过 TIM3 的表达来区分 LSC 和正常 HSC 细胞群。

（王超群　付伟超　于文颖　梁昊岳）

参考文献

梁昊岳，张森，任彦松，等，2020. 流式细胞仪在造血干细胞生物学研究中的应用 . 医疗卫生装备，41(7):73-77.

孙淑惠，2016. Ki67 与核酸荧光共染在细胞周期研究中的应用 . 微生物与感染，11(4): 217-221.

Arai F, Hirao A, Ohmura M, et al, 2004. Tie2/angiopoietin-1 signaling regulates hematopoietic stem cell quiescence in the bone marrow niche. Cell, 118(2):149-161.

Bakker AB, van den Oudenrijn S, Bakker AQ, et al, 2004. C-type lectin-like molecule-1: a novel myeloid cell surface marker associated with acute myeloid leukemia. Cancer Res, 64(22):8443-8450.

Baum CM, Weissman IL, Tsukamoto AS, et al, 1992. Isolation of a candidate human hematopoietic stem-cell population. Proc Natl Acad Sci USA, 89(7):2804-2808.

Beerman I, Bhattacharya D, Zandi S, et al, 2010. Functionally distinct hematopoietic stem cells modulate hematopoietic lineage potential during aging by a mechanism of clonal expansion. Proc Natl Acad Sci USA, 107(12):5465-5470.

Bhatia M, Wang JC, Kapp U, et al, 1997. Purification of primitive human hematopoietic cells capable of repopulating immune-deficient mice. Proc Natl Acad Sci USA, 94(10):5320-5325.

Bullwinkel J, Baron-Lühr B, Lüdemann A, et al, 2006. Ki-67 protein is associated with ribosomal RNA transcription in quiescent and proliferating cells. J Cell Physiol, 206(3):624-635.

Cabezas-Wallscheid N, Klimmeck D, Hansson J, et al, 2014. Identification of regulatory networks in HSCs and their immediate progeny via integrated proteome, transcriptome, and DNA methylome analysis. Cell Stem Cell, 15(4):507-522.

Cao H, Heazlewood SY, Williams B, et al, 2016. The role of CD44 in fetal and adult hematopoietic stem cell regulation. Haematologica, 101(1):26-37.

Challen GA, Boles N, Lin KK, et al, 2009. Mouse hematopoietic stem cell identification and analysis. Cytometry A, 75(1):14-24.

Chen CZ, Li M, de Graaf D, et al, 2002. Identification of endoglin as a functional marker that defines long-term repopulating hematopoietic stem cells. Proc Natl Acad Sci USA, 99(24):15468-15473.

Cheng T, 2008. Toward ‘SMART’ stem cells. Gene Ther, 15(2):67-73.

Cheshier SH, Morrison SJ, Liao X, et al, 1999. *In vivo* proliferation and cell cycle kinetics of long-term self-renewing hematopoietic stem cells. Proc Natl Acad Sci USA, 96(6):3120-3125.

Christensen JL, Weissman IL, 2001. Flk-2 is a marker in hematopoietic stem cell differentiation: a simple method to isolate long-term stem cells. Proc Natl Acad Sci USA, 98(25):14541-14546.

Civin CI, Strauss LC, Brovall C, et al, 1984. Antigenic analysis of hematopoiesis. Ⅲ . A hematopoietic progenitor cell surface antigen defined by a monoclonal antibody raised against KG-1a cells. J Immunol, 133(1):157-165.

Darwish NH, Sudha T, Godugu K, et al, 2016. Acute myeloid leukemia stem cell markers in prognosis and targeted therapy: potential impact of BMI-1, TIM-3 and CLL-1. Oncotarget, 7(36):57811-57820.

Doulatov S, Notta F, Laurenti E, et al, 2012. Hematopoiesis: a human perspective. Cell Stem Cell, 10(2):120-136.

Dykstra B, de Haan G, 2008. Hematopoietic stem cell aging and self-renewal. Cell Tissue Res, 331(1):91-101.

Dykstra B, Olthof S, Schreuder J, et al, 2011. Clonal analysis reveals multiple functional defects of aged murine hematopoietic stem cells. J Exp Med, 208(13):2691-2703.

Fialkow PJ, Gartler SM, Yoshida A, 1967. Clonal origin of chronic myelocytic leukemia in man. Proc Natl Acad Sci USA, 58(4):1468-1471.

Galvin A, Weglarz M, Folz-Donahue K, et al, 2019. Cell cycle analysis of hematopoietic stem and progenitor cells by multicolor flow cytometry. Curr Protoc Cytom, 87(1):e50.

Goodell MA, Brose K, Paradis G, et al, 1996. Isolation and functional properties of murine hematopoietic stem cells that are replicating *in vivo*. J Exp Med, 183(4):1797-1806.

Gur-Cohen S, Kollet O, Graf C, et al, 2016. Regulation of long-term repopulating hematopoietic stem cells by EPCR/PAR1 signaling. Ann N Y Acad Sci, 1370(1):65-81.

Ho TT, Warr MR, Adelman ER, et al, 2017. Autophagy maintains the metabolism and function of young and old stem cells. Nature, 543(7644):205-210.

Hosen N, Park CY, Tatsumi N, et al, 2007. CD96 is a leukemic stem cell-specific marker in human acute myeloid leukemia. Proc Natl Acad Sci USA, 104(26):11008-11013.

Jaiswal S, Jamieson CH, Pang WW, et al, 2009. CD47 is upregulated on circulating hematopoietic stem cells and leukemia cells to avoid phagocytosis. Cell, 138(2):271-285.

Jin L, Hope KJ, Zhai Q, et al, 2006. Targeting of CD44 eradicates human acute myeloid leukemic stem cells. Nat Med, 12(10):1167-1174.

Jordan CT, Upchurch D, Szilvassy SJ, et al, 2000. The interleukin-3 receptor alpha chain is a unique marker for human acute myelogenous leukemia stem cells. Leukemia, 14(10):1777-1784.

Kiel MJ, Yilmaz OH, Iwashita T, et al, 2005. SLAM family receptors distinguish hematopoietic stem and progenitor cells and reveal endothelial niches for stem cells. Cell, 121(7):1109-1121.

Kikushige Y, Shima T, Takayanagi S, et al, 2010. TIM-3 is a promising target to selectively kill acute myeloid leukemia stem cells. Cell Stem Cell, 7(6):708-717.

Kode J, Khattry N, Bakshi A, et al, 2017. Study of stem cell homing & self-renewal marker gene profile of *ex vivo* expanded human CD34+ cells manipulated with a mixture of cytokines & stromal cell-derived factor 1. Indian J Med Res, 146(1):56-70.

Krause DS, Ito T, Fackler MJ, et al, 1994. Characterization of murine CD34, a marker for hematopoietic progenitor and stem cells. Blood, 84(3):691-701.

Kreso A, Dick JE, 2014. Evolution of the cancer stem cell model. Cell Stem Cell, 14(3):275-291.

Li X, Zeng X, Xu Y, et al, 2020. Mechanisms and rejuvenation strategies for aged hematopoietic stem cells. J Hematol Oncol, 13(1):31.

Liang H, Dong S, Fu W, et al, 2022. Deciphering the heterogeneity of mitochondrial functions during hematopoietic lineage differentiation. Stem Cell Rev Rep, 18(6):2179-2194.

Liang H, Fu W, Yu W, et al, 2022. Elucidating the mitochondrial function of murine lymphocyte subsets and the heterogeneity of the mitophagy pathway inherited from hematopoietic stem cells. Front Immunol, 13:1061448.

Liang Y, Van Zant G, Szilvassy SJ, 2005. Effects of aging on the homing and engraftment of murine hematopoietic stem and progenitor cells. Blood, 106(4):1479-1487.

Luc S, Buza-Vidas N, Jacobsen SE, 2007. Biological and molecular evidence for existence of lymphoid-primed multipotent progenitors. Ann N Y Acad Sci, 1106:89-94.

Manohar SM, Shah P, Nair A, 2021. Flow cytometry: principles, applications and recent advances. Bioanalysis, 13(3):181-198.

Mazurier F, Doedens M, Gan OI, et al, 2003. Rapid myeloerythroid repopulation after intrafemoral transplantation of NOD-SCID mice reveals a new class of human stem cells. Nat Med, 9(7):959-963.

Mohrin M, Shin J, Liu Y, et al, 2015. Stem cell aging. A mitochondrial UPR-mediated metabolic checkpoint regulates hematopoietic stem cell aging. Science, 347(6228):1374-1377.

Monney L, Sabatos CA, Gaglia JL, et al, 2002. Th1-specific cell surface protein Tim-3 regulates macrophage activation and severity of an autoimmune disease. Nature, 415(6871):536-541.

Morrison SJ, Wandycz AM, Akashi K, et al, 1996. The aging of hematopoietic stem cells. Nat Med, 2(9):1011-1016.

Morrison SJ, Weissman IL, 1994. The long-term repopulating subset of hematopoietic stem cells is deterministic and isolatable by phenotype. Immunity, 1(8):661-673.

Muller-Sieburg CE, Sieburg HB, 2006. Clonal diversity of the stem cell compartment. Curr Opin Hematol, 13(4):243-248.

Murray L, Chen B, Galy A, et al, 1995. Enrichment of human hematopoietic stem cell activity in the CD34+Thy-1+ Lin–subpopulation from mobilized peripheral blood. Blood, 85(2):368-378.

Notta F, Doulatov S, Laurenti E, et al, 2011. Isolation of single human hematopoietic stem cells capable of long-term multilineage engraftment. Science, 333(6039):218-221.

Okada S, Nakauchi H, Nagayoshi K, et al, 1992. *In vivo* and *in vitro* stem cell function of c-kit- and Sca-1-positive murine hematopoietic cells. Blood, 80(12):3044-3050.

Orkin SH, Zon LI, 2008. Hematopoiesis: an evolving paradigm for stem cell biology. Cell, 132(4):631-644.

Pelosi E, Castelli G, Testa U, 2015. Targeting LSCs through membrane antigens selectively or preferentially expressed on these cells. Blood Cells Mol Dis, 55(4):336-346.

Rossi DJ, Bryder D, Zahn JM, et al, 2005. Cell intrinsic alterations underlie hematopoietic stem cell aging. Proc Natl Acad Sci USA, 102(26):9194-9199.

Rundberg Nilsson A, Soneji S, Adolfsson S, et al, 2016. Human and murine hematopoietic stem cell aging is associated with functional impairments and intrinsic megakaryocytic/erythroid Bias. PLoS One, 11(7):e0158369.

Saito Y, Kitamura H, Hijikata A, et al, 2010. Identification of therapeutic targets for quiescent, chemotherapy-resistant human leukemia stem cells. Sci Transl Med, 2(17):17ra9.

Seita J, Weissman IL, 2010. Hematopoietic stem cell: self-renewal versus differentiation. Wiley Interdiscip Rev Syst Biol Med, 2(6):640-653.

Shao L, Li H, Pazhanisamy SK, et al, 2011. Reactive oxygen species and hematopoietic stem cell senescence. Int J Hematol, 94(1):24-32.

Shapiro HM, 1981. Flow cytometric estimation of DNA and RNA content in intact cells stained with Hoechst 33342 and pyronin Y. Cytometry, 2(3):143-150.

Spangrude GJ, Heimfeld S, Weissman IL, 1988. Purification and characterization of mouse hematopoietic stem cells. Science, 241(4861):58-62.

Sukumar M, Liu J, Mehta GU, et al, 2016. Mitochondrial membrane potential identifies cells with enhanced stemness for cellular therapy. Cell Metab, 23(1):63-76.

Szade K, Bukowska-Strakova K, Zukowska M, et al, 2016. Analysis of cell cycle status of murine hematopoietic stem cells. Methods Mol Biol, 1516:91-99.

van Rhenen A, van Dongen GA, Kelder A, et al, 2007. The novel AML stem cell associated antigen CLL-1 aids in discrimination between normal and leukemic stem cells. Blood, 110(7):2659-2666.

Walter RB, Appelbaum FR, Estey EH, et al, 2012. Acute myeloid leukemia stem cells and CD33-targeted immunotherapy. Blood, 119(26):6198-6208.

Wang PL, O' Farrell S, Clayberger C, et al, 1992. Identification and molecular cloning of tactile. A novel human T cell activation antigen that is a member of the Ig gene superfamily. J Immunol, 148(8):2600-2608.

Yamamoto R, Morita Y, Ooehara J, et al, 2013. Clonal analysis unveils self-renewing lineage-restricted progenitors generated directly from hematopoietic stem cells. Cell, 154(5):1112-1126.

Yamazaki S, Nakauchi H, 2014. Bone marrow Schwann cells induce hematopoietic stem cell hibernation. Int J Hematol, 99(6):695-698.

第三章

造血祖细胞的流式检测

一、造血分化谱系

（一）造血祖细胞定义

在一定的微环境和某些因素的调节下，造血干细胞增殖分化为各类血细胞的祖细胞，称为造血祖细胞（hematopoietic progenitor cell，HPC）。造血祖细胞是一种相当原始的具有增殖能力的细胞，但已失去多向分化能力，只能向一个或几个血细胞谱系定向增殖分化，故也称定向干细胞。

造血干细胞（hematopoietic stem cell，HSC）是一类由胚胎干细胞发育而来的，主要存在于骨髓、脐带血、动员的外周血和其他造血组织中的原始血细胞。这些细胞主要在骨髓发育，成熟后被释放到外周血中。骨髓中细胞组分复杂，既包括不同系列的血细胞（如粒系、淋系、红系及巨核系等），也包括不同分化阶段的血细胞（如原始细胞、幼稚细胞及成熟细胞等）。最初组织病理学家将干细胞概念应用于正常和白血病造血，提出了红细胞和白细胞的共同祖细胞及髓系和淋巴样白血病细胞的共同前体概念。开始，干细胞的概念用于构建树状模型，其中多能干细胞可通过有序的一系列分支步骤产生后代。最初验证其功能是通过全骨髓移植挽救致死性辐射小鼠，然后通过对移植小鼠脾脏中的造血集落进行计数来首先估算干细胞数量。这不仅提供了干细胞数量的估算方法，而且还基于跟踪各个脾脏集落形成单位内的细胞遗传学异常，提供了体内多能祖细胞功能的第一个确凿证据。随后，流式细胞分选术促进了可移植的 HSC 的纯化，具有里程碑意义。

历史上，HSC 的定义基于两个基本属性：自我更新和多向分化。这些功能是通过移植实验进行测试的。相比之下，祖细胞的定义是缺乏延长的自我更新和有限的谱系分化能力（最常见的是双谱系或单谱系），因此它们通常在移植后的前 2 ～ 3 周消失。2000 年左右，研究人员确立了 HSC 下游祖细胞的表征，构建了造血分化树的模型。

在该模型中，第一个分支点将淋巴样细胞与所有其他谱系（髓系、红系和巨核细胞）分离开，然后在树的两侧进一步发出数个分支，从多向双细胞发展到单向祖细胞。随后研究引入了其他表面标志，对造血分化谱系进行了修改，包括干 / 祖细胞的淋巴和髓系偏向、早期巨核细胞分支及多能祖细胞各亚群的细分。而且，由于 HSC 库本身在功能和分子上是异质的，因此情况更加复杂。目前小鼠的造血分化谱系研究更为成熟，然而仍有很多祖细胞亚群及分化路径需要探究。由于不同研究针对不同方向，故尽管这些研究都有可能捕获了干 / 祖细胞分化谱系的真实信息，但总体来说，很难将它们挤入一个单一的刚性分支树中。干 / 祖细胞可以从一个种群逐步过渡到另一个种群，并且它们仍然高度灵活，可以满足不断变化的造血需求。

（二）干 / 祖细胞的区别

干细胞和祖细胞的边界以自我更新和多能性为核心。HPC 是从 HSC 分化而来的细胞类型。顾名思义，这些细胞在体内产生一种或多种类型的成熟血细胞。

HSC 下游的第一个谱系分叉通过髓系共同祖细胞（CMP）和淋系共同祖细胞（CLP）种群分离髓系和淋系分支。在 2005 年至 2015 年期间，造血分化谱系概念逐步更新：HSC 库在自我更新（垂直轴）和分化特性（水平轴）方面被认为更具异构性，髓样和淋巴样亚群仍然通过多能祖细胞（MPP）群体相关联，但下游的分化路径更加多变，证明 GMP 区室的造血分化异质性相当高。从 2016 年开始，单细胞转录组技术加快了人们对 HPC 分化路径的分析，证明了分化的连续性。

（三）造血祖细胞在基础研究及临床的应用

目前，对造血祖细胞的研究主要基于流式细胞术。正如前文所述，造血分化谱系具有异质性，使得各类祖细胞的鉴定成为难题。而流式细胞术可以依据各类细胞表面的分子标志物，利用荧光偶联抗体，对祖细胞加以鉴定和分离。

1. 造血祖细胞相关基础研究

分选小鼠的造血干 / 祖细胞主要选用股骨和胫骨的骨髓细胞。此外，从胎肝中也可以纯化造血干细胞，但是制备胎肝的单细胞悬液比较复杂，而且胎肝中造血干细胞的细胞数和细胞比例都非常低，纯化造血干细胞一般还是首选骨髓细胞。小鼠造血干细胞的表型为 Lin$^-$ CD117（c-Kit）$^+$Sca-1$^+$（LKS）。lineage（Lin）标志物是造血干细胞各种血细胞和免疫细胞特异性标志物的总称，小鼠的 Lin 标志物包括 T 细胞的标志物 CD3、CD4、CD8，B 细胞的标志物 B220（CD45R），单核巨噬细胞的标志物 CD11b，粒细胞的标志物 Gr-1 和红细胞的标志物 Ter119 等。Lin 标志物虽然包含很多种，但是在鉴定造血干细胞时可以将 Lin 标志物作为一种，流式标志物和分析时只需要分配一个流式通道。例如，将所有的 Lin 标志物，包括 CD3、B220、CD11b、Gr-1、Ter119 等单克隆抗体都偶联 FITC 荧光素，流式分析时将 FITC 阴性或者低表达的细胞设门显示于 Sca-1$^-$、CD117 散点图中，其中双阳性的细胞就是造血干细胞，设门后就可以流式分选小鼠的造血干细胞。所以，分选小鼠的造血干 / 祖细胞只需要三个荧光通道，当选择 FITC 通道、PE 通道和 APC 通道时，FITC 通道用于检测 Lin 标志物，Sca-1 和 CD117 的单克隆抗体最好偶联荧光信号较强的 PE 和 APC 荧光素，尽量使造血干细胞能够与非造血干细胞分离，达到分选独立细胞群体的目标。

标记 Lin（lineage cocktail）时，不需要分别购买各种标记的荧光素偶联的单克隆抗体，各流式抗体公司一般都有用于流式细胞术的抗体组合（各种标记 Lin 的混合抗体），有各种荧光素偶联的，也有生物素偶联的。荧光素偶联的 Lin 可以直接标记，生物素偶联的 Lin 需要间接标记，第一步标记生物素偶联的 Lin 后，还需要第二步标记荧光素偶联的链霉亲和素。选用荧光素偶联的还是生物素偶联的抗体需要根据实验要求决定，如果荧光通道分配明确，则尽量选用荧光素偶联的 Lin，而且直接标记步骤简单，结果明确：如果流式分析时需要与其他各种荧光素偶联抗体搭配使用，为了提高通道分配时的灵活性可以选用生物素偶联的 Lin，进行间接标记。

一般 LKS 比例不高于 1%，故流式分选小鼠骨髓的造血干细胞属于分选低比例细胞，由于强势细胞群的辐射影响，流式直接一次分选时，分选的造血干细胞纯度可能不会很高。如果实验需要高纯度的造血干细胞，可以通过以下两种方法提高分选的纯度。一是采用流式分选结合磁性分选，可以先标记磁珠结合的 Lin，阴选去除 Lin^+ 的细胞，提高造血干细胞的比例，然后再用流式分选的方法纯化。此举不但能够提高分选后细胞的纯度，而且在分选大量细胞时可大幅度缩短纯化所需要的时间，最大限度地保持造血干细胞的活性，故流式分选结合磁性分选的方法是较为理想的分选小鼠骨髓造血干细胞的方法。二是采用二次分选法提高分选的纯度，但是如果分选后的细胞需要进行克隆扩增或者分化诱导等实验，需要充分考虑分选后得到的造血干细胞的活性是否能够达到要求，毕竟二次分选总体对细胞的损伤很大。

如前文所述，小鼠造血干细胞可以进一步分为长期造血干细胞（LT-HSC）和短期造血干细胞（ST-HSC）。前者自我更新的能力较强，能够长期存在于小鼠体内，对于保持小鼠造血干细胞库的稳定起着重要作用；后者自我更新的能力相对较弱，但是分化能力相对较强。其下游的 MPP 的分化能力与造血干细胞相似，既能分化为髓系细胞也能分化为淋系细胞，但是该细胞已经失去了自我更新的能力，不是干细胞。MPP 可以进一步分化为 CLP 和 CMP。CLP 可以进一步分化为 T 细胞、B 细胞和 NK 细胞前体，CMP 可以进一步分化为粒 - 单核祖细胞（GMP）和巨核 - 红系祖细胞（MEP）。

研究表明，在造血干 / 祖细胞的代谢中，HPC1 的 ATP5A 和 GLUT1 表达水平显著高于 CLP，LKS^- 细胞的 GLUT1 和 HK1 表达水平显著高于 CLP。在造血分化的过程中，HPC1 具有淋系分化的倾向。HPC1 的氧化磷酸化和葡萄糖摄取能力高于 CLP，LKS^- 细胞的葡萄糖摄取和糖酵解能力高于 CLP。这一结果表明原始的造血细胞比分化的造血细胞的分解代谢功能强，而髓系定向祖细胞比淋系定向祖细胞的分解代谢功能强（图 3-1）。

由于造血系统干细胞和前体细胞的标志物分子比较多，流式分析和流式分选具有一定的困难。常规鉴定这种细胞需要利用高维流式细胞术，即利用 4 个以上的荧光通道同时分析，如鉴定 LT-HSC，需要同时标记 7 种荧光素偶联抗体，进行 7 色分析。然而，7 色分析不仅对硬件要求较高，而且需配备多个激光器和 7 个以上荧光通道的流式细胞仪，而且 7 色分析的补偿调节和流式数据分析都非常复杂。以上问题的解决方法之一是共用荧光通道，性质相似的标记可以使用同一种荧光素偶联的抗体，共用一个荧光通道。例如，鉴定或者分选 LT-HSC 时，若 Lin、IL-7Rα 和 Flk2 都是阴性，可以都使用 FITC 荧光素偶联的抗体，共同使用 FITC 荧光通道；若 Sca-1 和 CD117 都是阳性，可以都使用 PE 荧光素偶联的抗体，共同使用 PE 荧光通道；若 Thy1 为低表达，可以使用 PerCP 偶联的抗体，单独使用 PerCP 荧光通道；若 CD34 为阴性或者低表达，可以使用 APC 偶联的抗体，单独使用 APC 荧光通道。这样原来的 7 色分析可缩减为常规使用的 4 色分析。

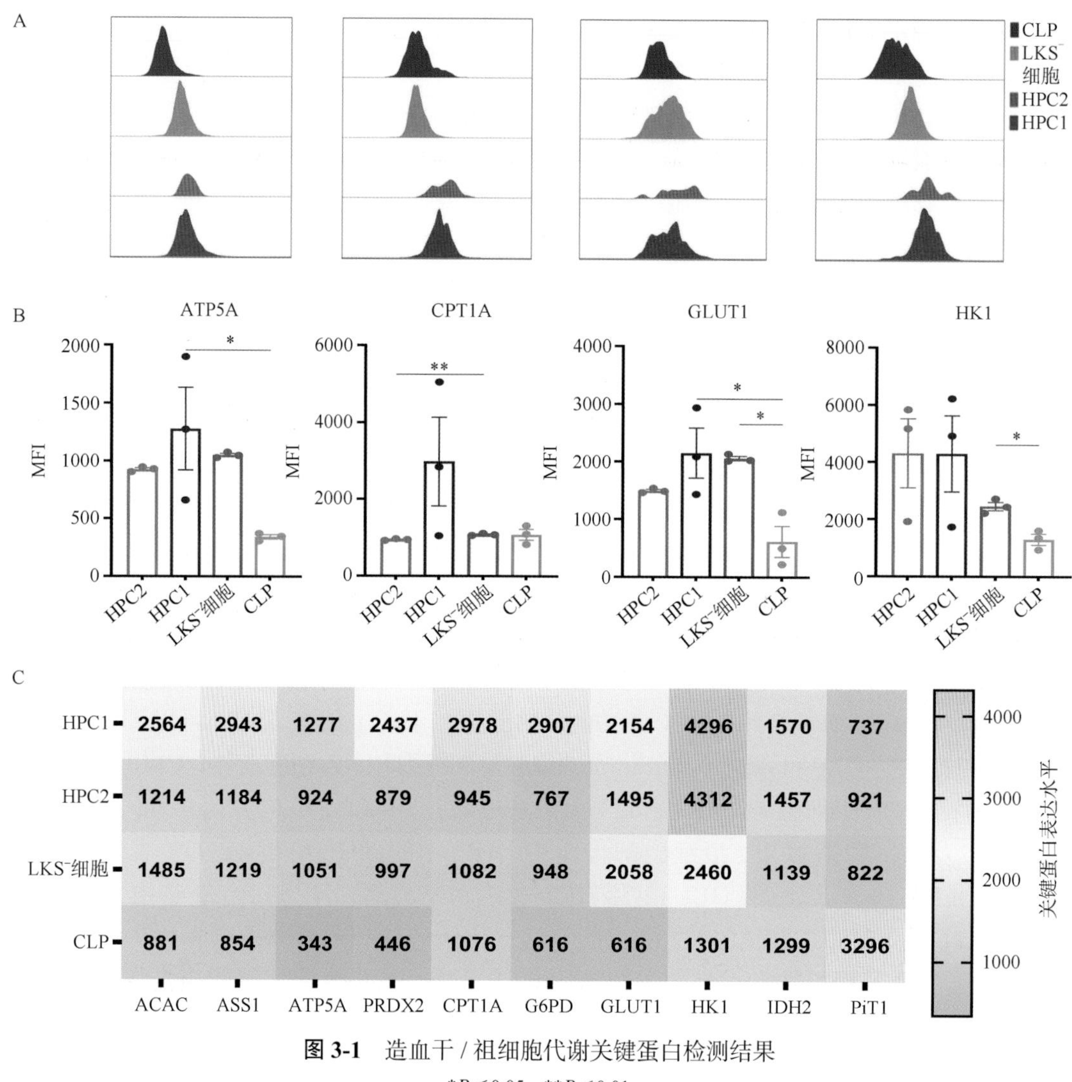

图 3-1 造血干 / 祖细胞代谢关键蛋白检测结果

$*P<0.05$，$**P<0.01$

通过共用荧光通道的方法减少同时使用的荧光通道数量，对于流式分选这群细胞的分选纯度具有重要的意义。荧光通道反映的数据相较于细胞的真实数据，不可避免地存在误差，因此流式分选的纯度不可能达到 100%。流式分选时同时使用的荧光通道数越多，这种误差累积也就越多，会降低分选纯度。例如，由于这种误差的存在，使用 1 个荧光通道的分选纯度为 95%，同时使用 2 个荧光通道的分选纯度就会降为 90.25%（95%×95%），那么同时使用 7 个荧光通道的分选纯度将不到 70%。因此，流式分选同时使用的荧光通道越多，分选纯度就越低，通过共用荧光通道的方法可以适当提高分选纯度。

2. 造血祖细胞的临床应用

目前人类造血干 / 祖细胞的临床研究目的主要为鉴定、分离和表征细胞。其重点是人和小鼠干细胞与祖细胞的鉴定和分离

骨髓（BM）是人类造血的主要部位，在正常情况下，外周血（PB）中只能发现少

量的造血干/祖细胞（HSPC）。用细胞因子［特别是粒细胞集落刺激因子（G-CSF）］、一些用于癌症治疗的骨髓抑制药物及破坏造血细胞与BM基质细胞之间相互作用的化合物进行处理，可以迅速将大量干细胞和祖细胞动员到循环中。造血干细胞是具有自我更新能力并且能够分化为所有血细胞和免疫细胞的细胞。理论上，回输一个造血干细胞就能够重建机体的造血系统。临床上，骨髓移植和在骨髓移植基础上发展起来的外周血造血干细胞移植已经成功用于治疗白血病，其原理是先用射线照射或药物处理的方法破坏白血病患者的造血系统和免疫系统及白血病细胞，然后回输同种异体的造血干细胞，重建患者的造血系统和免疫系统，此免疫系统除了能够发挥正常的免疫功能外，还能够杀伤残留的肿瘤细胞，治疗白血病。临床上白血病的成功治疗归功于对造血干细胞的深入研究与认识，尤其是成功鉴定造血干细胞的表型后，富集纯化造血干/祖细胞用于各种基础研究和临床诊疗。

流式分选是目前富集纯化造血干/祖细胞最重要的方法。研究认为人造血干细胞的表型标志为$Lin^-CD34^+CD38^-$，人Lin标志物主要包括CD3、CD19、CD20、CD16、CD56、CD14、CD1lb和CD15等。人造血干细胞的分离纯化可以选择骨髓、胎肝和脐带血的单细胞悬液。CD34被认为是人造血干细胞和前体细胞的标志物，$CD34^+$细胞占骨髓、胎肝和脐带血单细胞悬液的0.5%～5%。但是，造血干细胞只占$CD34^+$细胞的很小一部分，其中占90%～99%的$CD34^+CD38^+$细胞内没有干细胞，而是富含大量具有一定分化潜能的前体细胞。$Lin^-CD34^+CD38^-$细胞是相对富集的造血干细胞，但这群细胞并不都是造血干细胞。目前各类研究试图使用更多特异性表面标志物来进一步细化造血谱系。

根据表型标志，流式分选人或者小鼠的造血干细胞（人造血干细胞的表型标志为$Lin^-CD34^+CD38^-$，小鼠的造血干细胞的表型标志为$Lin^-Sca\text{-}1^+CD117^+$）是一种常规的方法。此外，用Hoechst 33342标记小鼠的骨髓或者人的骨髓、胎肝和脐带血的单细胞悬液，流式分选其中的侧群干细胞也可以富集、纯化造血干细胞。

二、造血干/祖细胞功能测定

（一）基于流式术的体内功能测定

造血干/祖细胞可以在移植后重建造血系统功能，该性质构成了体内造血干/祖细胞功能测定的基础。在小鼠中进行的移植测定已被证明对于研究鼠类和人类干细胞生物学具有重要价值，有助于增进对免疫表型、归巢能力、植入特性、细胞因子反应性和繁殖细胞辐射敏感性的了解。

小鼠造血干/祖细胞的造血潜能常通过以下方法测定：将干/祖细胞注射到已被放射线或其他方法抑制了造血作用的小鼠中，并在经过一段时间的供体细胞移植后，用供体来源的细胞标志物测定受体骨髓、血液、脾脏和胸腺造血系统的再生情况，观察周期至少4个月。目前已开发出各种测定形式，这些形式针对不同供体和宿主小鼠品系。部分采用供体细胞移植前消融或抑制宿主造血的方法，不同方法最终鉴定供体后代的测定方法也有所不同。例如，用致死剂量辐照的受体小鼠与同系供体来源的保护细胞及同系（宿主型）“竞争者”细胞一起注射，以提供短期放射防护，确保存活并提供选择性压力以鉴定具有高竞争性繁殖潜力的细胞。在其他测定中，使用 *c-Kit* 基因突变而具有缺陷的内源性造血功能的宿主小鼠（如 W/Wv 或 W41/W41 小鼠）。在亚致死性辐照后，可以将这些动物与野生型小鼠的供体“测试”细胞一起移植，而无须共移植放射防护细胞来促进存活。最常利用供体和受体小鼠品系之间的遗传差异来鉴定移植的造血干细胞后代。基于泛白细胞抗原 CD45 的两种同工型（CD45.1 和 CD45.2）在供体和宿主来源细胞上的差异表达，易于通过流式细胞术确定供体植入的程度。其他方法包括使用转基因表达易于检测的报道分子，如绿色荧光蛋白标记的供体小鼠等。

同样，人体造血干 / 祖细胞的繁殖频率可以通过有限稀释实验设计来检测，在这些实验中，将成批的供体造血细胞移植到各组受体小鼠体内，每组中重构小鼠的比例固定。数月后，使用泊松统计数据来计算移植细胞群中“再填充单位”的频率；或进行连续移植实验，至第二代、第三代甚至第四代受体中，检验小鼠造血干细胞在体内的自我更新能力，也可以将单个造血干细胞移植到小鼠体内，可根据这些单个造血干细胞在细胞表面各种抗原和其他标志物的表达对它们进行纯化。目前单细胞移植研究已经可以对移植动态和分化潜能进行详细分析。最近，研究者开发了采用条形码标记细胞的方法，其中个体细胞通过逆转录病毒基因转移，被独特的遗传标志物标记。此类条形码细胞的移植还可以对单个细胞进行克隆分析，但规模要比单细胞移植实验大得多。

不仅如此，以实验方式检测人造血干细胞的体内繁殖潜力的金标准方法是，将其通过静脉或骨注射至经亚致死剂量辐照的、具有基因免疫缺陷的小鼠体内。通过使用流式细胞仪检测移植后几周到几个月的血液、BM 或其他小鼠器官中的人类血细胞阈值数量（通常大于核细胞的 0.1%）来定义人类干细胞移植是否成功。与上述小鼠移植测定法一样，异种移植测定法可以在有限稀释条件下进行，以确定在人类造血组织和纯化的细胞群体中重新繁殖干细胞的频率。最初，大多数异种移植测定是在 SCID 和 NOD/SCID 小鼠品系进行的。在这些较早的研究中，需要相对大量的细胞来克服残余宿主巨噬细胞和 NK 细胞的免疫排斥反应。此外，由于小鼠的寿命短，只能在相对较短的时间段（6 ～ 12 周）检测到人类造血功能。由于这些限制，不可能研究人类细胞植入的动力学或区分介导短期和长期重构的造血干细胞亚群。异种移植测定法的一些困难已经通过开发其中删除了更多免疫调节细胞类型的小鼠品系得以解决。新的免疫缺陷品系小鼠也比原始品系小鼠存活的时间更长。具体来说，β_2 微球蛋白缺陷和 IL-2Rγ 缺陷的 NOD/SCID 小鼠支持高水平的移植，可在移植后 20 周内检测到。IL-2Rγ 缺陷小鼠由于 *c-Kit* 基因功能缺失突变引起的内源性造血干细胞的功能受损对于人类造血干细胞植入更为宽容，并且不需要通过辐照进行移植前调节。目前使用这些新型小鼠品系可以研究人类造血干细胞特性的详细信息，并鉴定具有不同细胞表面标志物谱、谱系潜能和植入动力学的造血干细胞亚群。

以上实验方法是以流式细胞术作为基础，最初纯化造血干 / 祖细胞需要流式分选术，依据细胞标志物进行分选，移植后分析也需要流式技术的支撑。一般外周血或骨髓的单细胞悬液都可以作为分析一次或二次移植的数据来源。

（二）造血干/祖细胞的体外测定

培养测定法可用于检查造血干细胞和祖细胞响应造血生长因子而增殖和分化的能力，并研究它们与造血微环境基质细胞的相互作用。这些测定法用于测量各种组织和纯化的细胞制品中祖细胞的数量和出现频率，鉴定促进或抑制造血作用的细胞因子和其他化合物，并确定诸如细胞加工、冷冻保存、离体扩增和基因修饰对细胞活力与功能特性的影响。培养测定法可以检测处于分化不同阶段的造血细胞，从造血干细胞到祖细胞。目前主要有集落形成单位（CFU）测定法和长期培养起始细胞（LTC-IC）测定法。

三、造血祖细胞的分类及表型

尽管在某些场合造血祖细胞和造血干细胞这两个术语可以互换使用，但值得注意的是，与可以发展为任何血细胞系的造血干细胞不同，造血祖细胞的分化是有限的，只能分化为固定谱系的血细胞。造血祖细胞具有很大的异质性，以多能祖细胞为例，它能够在体内产生其他类型的细胞，功能更偏向干性。

在此，基于造血干细胞产生的造血祖细胞的效力进行分类，包括多能造血祖细胞：产生大部分血细胞亚群的细胞；寡能造血祖细胞：包括限于两个谱系的淋系和髓系祖细胞；单能造血祖细胞：仅限于产生一组血细胞，如单能巨核祖细胞。

（一）淋系祖细胞的免疫表型特点

骨髓是人类体液免疫的中枢、B 细胞分化发育成熟的场所。目前认为 B 细胞的分化主要分为祖 B 细胞、前 B 细胞、成熟 B 细胞、激活 B 细胞和浆细胞五个阶段。前三个阶段是非抗原依赖性的，分化过程在骨髓内进行；后两个阶段是抗原依赖性的，是指成熟的 B 细胞在抗原的刺激下，活化成具有抗体分泌能力的浆细胞的过程，该阶段在周围淋巴器官进行。祖 B 细胞除表达 CD34、CD90、CD123 外，还表达 CD19、HLA-DR、CD10、CD22。

有研究报道进入胸腺的祖细胞表达 CD44、CD117 和 IL-7R，1 天后表达 CD25，称为祖 T 细胞。它依赖于胸腺基质产生的细胞因子，如 IL-1α 和 TNF-α，祖 T 细胞快速增殖。60% 的前 T 细胞为 CD3、CD4、CD8 三阴细胞。只有 3/4 的细胞能进入晚前 T 细胞阶段。此时细胞增殖减慢，T 细胞受体（TCR）发生重排。Pre-Ⅰα 分子与 TCR 结合，使 T 细胞摆脱凋亡的命运，而继续进行 TCR 重排，细胞进入晚前 T（或前 T2）细胞阶段，出现 CD4、CD8 双阳细胞，在胸腺深皮质区进行阳性选择，即 CD4/CD8 双阳性细胞与皮质的网状上皮细胞膜上主要组织相容性复合体（MHC）结合。当 CD4 与 MHC Ⅱ类分子结合时，CD8 被闲置并逐渐消退，则由双阳细胞变为 CD4 单阳细胞。而 CD8 与 MHC Ⅰ类分子结合时，CD4 被闲置、消退，则由双阳细胞变为 CD8 单阳细胞。CD4 或 CD8 单阳细胞继续发育成熟为有免疫功能的 T 细胞，而未被选择的双阳细胞凋亡、被淘汰，以免对机体造成危害。逃脱了阳性选择的双阳细胞进入胸腺髓质时将经历阴性选择。胸腺皮质与髓质交界处的网状上皮细胞表达丰富的 MHC 分子，并与机体固有的自身抗原形成复合物。双阳细胞的 TCR 及 CD 复合物共同识别自身抗原与 MHC 复合物，而发生自身耐受和无反应性，使该细胞停止发育而被淘汰，从而启动凋亡。通过阴性选择消除能与自身抗原起反应的胸腺T细胞。经过阳性与阴性选择的T细胞进一步分化为成熟的T细胞，表达泛T细胞标志物：CD2、CD7及CD4、CD3或CD8、CD3a。

（二）多能髓系祖细胞（CFU-GEMM）

多能髓系祖细胞表现为$CD34^+$、$CD117^+$、$CD123^+$、$HLA\text{-}DR^+$、$CD33^+$、$CD38^-$。进一步分化为CFU-GM、BFU-E、CFU-meg，并向粒系、单核、红系和巨核系分化成熟。成熟粒细胞表现为$CD33^{low}$、$HLA\text{-}DR^-$、$CD64^{low}$、$CD10^+$，而成熟单核细胞表现为$CD33^+$、$HLA\text{-}DR^+$、$CD14^+$、$CD10^-$，但原始粒细胞及单核细胞表型较难鉴别。在红系的成熟过程中，出现CD36、CD71、血型糖蛋白A（glycophorin A，GPA）的表达；至网织红细胞时，CD36、CD71消失，脱核的成熟红细胞为GPA^+、$CD35^+$、$CD44^+$、$CD55^+$、$CD59^+$。原始巨核细胞表达CD61和CD41，但CD41、CD61也表达于血小板，而后者很容易黏附到髓系祖细胞上。为了区分原始髓细胞及原始巨核细胞，可结合CD42b与CD61或CD41，因为CD42b在原始巨核细胞中为阴性，在血小板中为阳性。如果幼稚细胞表现为$CD41^+$或$CD61^+$，而$CD42^+$则很有可能是血小板黏附所致的假阳性。

（三）定向祖细胞免疫表型分析

骨髓中的定向祖细胞主要包括淋系定向祖细胞和髓系定向祖细胞，前者具有向除T系外其他淋巴各亚系分化的潜能，后者仅具有向髓系定向分化的潜能。

1. 淋系共同祖细胞（CLP）

部分学者认为，淋系共同祖细胞可以发育成熟为B细胞和NK细胞，但不可能发育成熟为T细胞。T系祖细胞可能来源于造血干细胞和多能造血祖细胞，随后到胸腺内发育成T细胞前体，再返回到骨髓，最终由骨髓释放到外周血，形成成熟T细胞。但也有研究表明，淋系共同祖细胞也具有分化为T细胞的潜能。

淋系共同祖细胞通常为$CD34^+CD45RA^+CD7^+$，此种表型的淋系共同祖细胞发育为T细胞和NK细胞，而$CD34^+CD45RA^+CD10^+$的淋系共同祖细胞发育为B细胞和NK细胞。最新研究表明，$CD34^+CD38^-CD7^+$也可以作为淋系共同祖细胞的标志物，它不但可以分化为B细胞和NK细胞，而且具有分化为T细胞的潜能，但缺乏分化为髓系细胞的能力。关于淋系共同祖细胞是否能分化为T细胞，目前尚存在争议，但CD7和CD10连同CD34和CD45RA用于鉴定淋系共同祖细胞已达成共识。

2. 髓系祖细胞

髓系祖细胞可分为髓系共同祖细胞（CMP）、粒-单核祖细胞（GMP）和巨核-红系祖细胞（MEP），其中，粒-单核祖细胞和巨核-红系祖细胞由髓系共同祖细胞分化而来，而粒-单核祖细胞可以发育为中性粒细胞和单核细胞，巨核-红系祖细胞可以发育为巨核细胞和红细胞。日本学者于2002年采用多色流式细胞分选术鉴定出三群髓系祖细胞的抗原标志，直到现在这些抗原标志仍受到国际学者的认可。髓系共同祖细胞表现为$Lin^-CD34^+CD38^+IL\text{-}3R\alpha^{low}CD45RA^-$，粒-单核祖细胞表现为$Lin^-CD34^+CD38^+IL\text{-}3R\alpha^{low}CD45RA^+$，巨核-红系祖细胞表现为$Lin^-CD34^+CD38^+IL\text{-}3R\alpha^-CD45RA^-$。此外，这三群细胞还表达生长因子受体（CD117）、CD13、CD33 和 HLA-DR，而不表达 Thy1（CD90）、FcR Ⅲ（CD16）、FcR Ⅱ（CD32）、FcR Ⅰ（CD64）、CD41a 和 CD9 等。

综上所述，在正常骨髓中，定向淋系祖细胞可以进一步分化为淋系特异性祖细胞和前体细胞，定向髓系祖细胞可以进一步分化为粒系、单核系、红系和巨核系等特异性祖细胞和前体细胞，这些前体细胞再进一步发育为相应的成熟细胞。

（1）B 系（B 细胞系）：祖 B 细胞主要表达 CD34、末端脱氧核苷酸转移酶（TdT）和 CD22，即 $CD34^{+}TdT^{+}CD22^{+}$。随着祖 B 细胞分化为前 B 细胞，CD34 和 TdT 的表达开始减弱直至消失；CD10、CD19、CD45、胞质抗原（Cy）CD79、CD20、胞质抗原免疫球蛋白（CyIg）和膜表面免疫球蛋白 M（SmIgM）逐渐开始表达，CD10、CD19、CyCD79 和 CD45 出现较早，其次是 CD20 和 CyIg，SmIgM 出现较晚；CD10 的表达由强逐渐减弱，CD45 和 CD20 的表达由弱逐渐增强；CD10 和 CyIg 在成熟 B 细胞中表达消失；而浆细胞仅表达 CyIg、CD45 和 CD19。因此，TdT 结合 CD10 可用于区分 CD10 阳性的未成熟 B 细胞、CD10 阳性的较成熟 B 细胞（$CD10^{+}TdT^{-}$），而急性前 B 细胞白血病的典型特征为 $CD10^{low}TdT^{+}$。

（2）粒系（粒细胞系）和单核系（单核细胞系）：CD33 和 CD13 是粒系和单核系分化的特异性抗原标志，且在粒系和单核系分化过程中呈动态表达。在粒系发育过程中，CD33 和 CD13 在原粒细胞和早幼粒细胞中呈高水平表达，在中幼粒细胞中弱表达，而在分叶核粒细胞中又呈高表达。在单核系发育过程中，CD33 和 CD13 在幼单细胞和单核细胞中的表达强于原单细胞和巨噬细胞。

CD34、CD117 和 HLA-DR 是原粒细胞和原单细胞的标志物。在粒系发育过程中，CD117 较 CD34 和 HLA-DR 消失稍晚些，在早幼粒细胞中仍有表达；与粒系不同，HLA-DR 在单核系成熟过程中始终呈高表达。

在粒系发育过程中，CD15、CD11b 和 CD16 分别在早幼粒细胞阶段、中幼粒细胞阶段和晚幼粒细胞阶段开始表达，并在随后发育的粒细胞各阶段持续表达，且 CD11b 和 CD16 的表达由弱逐渐增强。在单核系发育过程中，CD14 和 CD68 是单核细胞和巨噬细胞的特异性标志物，二者表达的标志物进入单核 / 巨噬细胞，有助于区分原始细胞、幼稚和成熟细胞，它们在不同种类的成熟细胞中表达也不同。骨髓中所有的祖细胞，包括原粒细胞、原单细胞、前 B 细胞、幼红细胞都呈 CD15 弱表达，且在巨噬细胞中不表达。

CD45 有助于区分原始细胞、幼稚细胞和成熟细胞，在不同种类的成熟细胞中表达也不同。骨髓中所有的祖细胞，包括原粒细胞、原单细胞、前 B 细胞、幼红细胞，都呈 CD45 弱表达。粒系幼稚和成熟细胞中度表达 CD45，淋系和单核系的幼稚和成熟细胞高表达 CD45。

（3）红系（红细胞系）：红系祖细胞表现为 $CD117^{+}CD71^{+}CD45^{low}$，在红细胞成熟过程中，CD117 和 CD45 的表达逐渐减少至消失，转铁蛋白受体 CD71 的表达轻度增强，同时血型糖蛋白 A（CD235a）开始表达。到了成熟红细胞阶段，红细胞在丢失了细胞核的同时也失去了 CD71，仅保留了 CD235a。此外，CD36 也表达于红系。

（4）巨核系（巨核细胞系）：早期巨核系祖细胞表现为 $CD34^{+}HLA\text{-}DR^{-}CD41a^{+}$，随着巨核系祖细胞的分化，CD34 的表达逐渐消失，CD61 和 CD42a 开始表达，CD41a 和

CD61 的表达伴随着巨核系分化成熟的整个过程。

总结：流式细胞术是一种定量分析技术。要鉴别出一个细胞群体，主要依据细胞特殊标志物的数量，而不仅仅是依据标志物存在与否。因此，使用流式细胞仪进行细胞定量分析在细胞生物学中非常重要。多参数相关分析可以同时对细胞固有的性质（如光散射）及细胞的测定特征（如表面受体、DNA）进行分析，必要时还可同时测定胞质内抗原、核内抗原等。这样就可能从一个复杂的细胞混合体中识别出某一特定的细胞亚群。只有对大量的细胞进行测定才能发现稀有的细胞亚群，并将其分选出来，故必须进行快速细胞测定。使用流式细胞分选术，可以根据所测定的各种细胞性质的不同表现，从细胞群体中将某个细胞亚群分选出来，从而进一步对其进行功能研究、形态学研究、培养或其他分析。

（徐　畅　付伟超　于文颖　梁昊岳）

参考文献

崔巍，杜鹃，2008. 人造血细胞不同分化与发育阶段的免疫表型研究现状 . 中华检验医学杂志，31(5):489-492.

Adolfsson J, Månsson R, Buza-Vidas N, et al, 2005. Identification of Flt3+ lympho-myeloid stem cells lacking erythro-megakaryocytic potential: a revised road map for adult blood lineage commitment. Cell, 121(2): 295-306.

Akashi K, Traver D, Kondo M, et al, 1999. Lymphoid development from hematopoietic stem cells. Int J Hematol, 69(4): 217-226.

Bai L, Peng H, Hao X, et al, 2019. CD8+ T cells promote maturation of liver-resident NK cells through the CD70-CD27 axis. Hepatology, 70(5): 1804-1815.

Bhatia M, Wang JC, Kapp U, et al, 1997. Purification of primitive human hematopoietic cells capable of repopulating immune-deficient mice. Proc Natl Acad Sci USA, 94(10): 5320-5325.

Busch K, Klapproth K, Barile M, et al, 2015. Fundamental properties of unperturbed haematopoiesis from stem cells *in vivo*. Nature, 518(7540): 542-546.

Cabezas-Wallscheid N, Klimmeck D, Hansson J, et al, 2014. Identification of regulatory networks in HSCs and their immediate progeny via integrated proteome, transcriptome, and DNA methylome analysis. Cell Stem Cell, 15(4): 507-522.

Chaisson MJ, Huddleston J, Dennis MY, et al, 2015. Resolving the complexity of the human genome using single-molecule sequencing. Nature, 517(7536): 608-611.

Challen GA, Little MH, 2006. A side order of stem cells: the SP phenotype. Stem Cells, 24(1): 3-12.

Chen L, Kostadima M, Martens JHA, et al, 2014. Transcriptional diversity during lineage commitment of human blood progenitors. Science, 345(6204): 1251033.

Dykstra B, Kent D, Bowie M, et al, 2007. Long-term propagation of distinct hematopoietic differentiation programs *in vivo*. Cell Stem Cell, 1(2): 218-229.

Fong CY, Peh GS, Gauthaman K, et al, 2009. Separation of SSEA-4 and TRA-1-60 labelled undifferentiated human embryonic stem cells from a heterogeneous cell population using magnetic-activated cell sorting (MACS) and fluorescence-activated cell sorting (FACS). Stem Cell Rev Rep, 5(1): 72-80.

Forestier F, Daffos F, Catherine N, et al, 1991. Developmental hematopoiesis in normal human fetal blood. Blood, 77(11): 2360-2363.

Galy A, Travis M, Cen D, et al, 1995. Human T, B, natural killer, and dendritic cells arise from a common bone marrow progenitor cell subset. Immunity, 3(4): 459-473.

Geens M, Van de Velde H, De Block G, et al, 2007. The efficiency of magnetic-activated cell sorting and fluorescence-activated cell sorting in the decontamination of testicular cell suspensions in cancer patients. Hum Reprod, 22(3): 733-742.

Gekas C, Graf T, 2013. CD41 expression marks myeloid-biased adult hematopoietic stem cells and increases with age. Blood, 121(22): 4463-4472.

Gibbs KD Jr, Gilbert PM, Sachs K, et al, 2011. Single-cell phospho-specific flow cytometric analysis demonstrates biochemical and functional heterogeneity in human hematopoietic stem and progenitor compartments. Blood, 117(16): 4226-4233.

Good Z, Sarno J, Jager A, et al, 2018. Single-cell developmental classification of B cell precursor acute lymphoblastic leukemia at diagnosis reveals predictors of relapse. Nat Med, 24(4): 474-483.

Goodell MA, Brose K, Paradis G, et al, 1996. Isolation and functional properties of murine hematopoietic stem cells that are replicating *in vivo*. J Exp Med, 183(4): 1797-1806.

Goodell MA, Rosenzweig M, Kim H, et al, 1997. Dye efflux studies suggest that hematopoietic stem cells expressing low or undetectable levels of CD34 antigen exist in multiple species. Nat Med, 3(12): 1337-1345.

Gratama JW, Orfao A, Barnett D, et al, 1998. Flow cytometric enumeration of CD34+ hematopoietic stem and progenitor cells. European Working Group on Clinical Cell Analysis. Cytometry, 34(3): 128-142.

Hamey FK, Nestorowa S, Kinston SJ, et al, 2017. Reconstructing blood stem cell regulatory network models from single-cell molecular profiles. Proc Natl Acad Sci USA, 114(23): 5822-5829.

Hawkins ED, Duarte D, Akinduro O, et al, 2016. T-cell acute leukaemia exhibits dynamic interactions with bone marrow microenvironments. Nature, 538(7626): 518-522.

Huang H, Auerbach R, 1993. Identification and characterization of hematopoietic stem cells from the yolk sac of the early mouse embryo. Proc Natl Acad Sci USA, 90(21): 10110-10114.

Ibrahim SF, van den Engh G, 2003. High-speed cell sorting: fundamentals and recent advances. Curr Opin Biotechnol, 14(1): 5-12.

Kawamoto H, Ohmura K, Fujimoto S, et al, 1999. Emergence of T cell progenitors without B cell or myeloid differentiation potential at the earliest stage of hematopoiesis in the murine fetal liver. J Immunol, 162(5): 2725-2731.

Keller G, Lacaud G, Robertson S, 1999. Development of the hematopoietic system in the mouse. Exp Hematol, 27(5): 777-787.

Kiel MJ, Yilmaz ÖH, Iwashita T, et al, 2005. SLAM family receptors distinguish hematopoietic stem and progenitor cells and reveal endothelial niches for stem cells. Cell, 121(7): 1109-1121.

Kondo M, Wagers AJ, Manz MG, et al, 2003. Biology of hematopoietic stem cells and progenitors: implications for clinical application. Annu Rev Immunol, 21: 759-806.

Liang H, Dong S, Fu W, et al, 2022. Deciphering the heterogeneity of mitochondrial functions during hematopoietic lineage differentiation. Stem Cell Rev Rep, 18(6):2179-2194.

Liang H, Fu W, Yu W, et al, 2022. Elucidating the mitochondrial function of murine lymphocyte subsets and the heterogeneity of the mitophagy pathway inherited from hematopoietic stem cells. Front Immunol, 13:1061448.

Lu R, Neff NF, Quake SR, et al, 2011. Tracking single hematopoietic stem cells *in vivo* using high-throughput sequencing in conjunction with viral genetic barcoding. Nat Biotechnol, 29(10): 928-933.

Moore MA, Metcalf D, 1970. Ontogeny of the haemopoietic system: yolk sac origin of *in vivo* and *in vitro* colony forming cells in the developing mouse embryo. Br J Haematol, 18(3):279-296.

Osawa M, Hanada K, Hamada H, et al, 1996. Long-term lymphohematopoietic reconstitution by a single CD34-low/negative hematopoietic stem cell. Science, 273(5272): 242-245.

Purton LE, Scadden DT, 2007. Limiting factors in murine hematopoietic stem cell assays. Cell Stem Cell, 1(3):

263-270.

Seita J, Weissman IL, 2010. Hematopoietic stem cell: self-renewal versus differentiation. Wiley Interdiscip Rev Syst Biol Med, 2(6): 640-653.

Spangrude GJ, Heimfeld S, Weissman IL, 1988. Purification and characterization of mouse hematopoietic stem cells. Science, 241(4861):58-62.

Velten L, Haas SF, Raffel S, et al, 2017. Human haematopoietic stem cell lineage commitment is a continuous process. Nat Cell Biol, 19(4): 271-281.

Yu H, Yoo J, Hwang JS, et al, 2019. Enumeration of CD34-positive stem cells using the ADAMII image-based fluorescence cell counter. Ann Lab Med, 39(4): 388-395.

第四章

红细胞的流式检测

第一节　红细胞的分化成熟

一、红细胞的来源与发育

红细胞在生命的所有阶段都是必需的——胚胎、胎儿、新生儿、青少年和成人。在成人中，红细胞是造血祖细胞层级终末分化产生的细胞，这些造血祖细胞逐渐局限于红系血统。在这个逐步分化的过程中，红系祖细胞经历了大量的扩增，以满足每天约 2×10^{11} 个新红细胞的需求。对红细胞发育的研究表明，脊椎动物存在两种类型的红细胞——胚胎红细胞和成人红细胞。它们由不同解剖部位的不同造血干 / 祖细胞发育而来，展现出不同的遗传程序。

（一）胚胎期红系发育

红细胞是哺乳动物胚胎发育过程中最早产生的造血细胞。胚胎期的红系造血对于哺乳动物的妊娠过程及个体出生后的生命活动具有重要意义。胚胎期红系造血发育经历了三个连续的波段，并产生三种特定的胚胎期红系谱系细胞类型，分别是卵黄囊来源的原始红细胞（primitive erythrocyte，EryP）、卵黄囊来源的定向红细胞（definitive erythrocyte，EryD），以及胎肝中造血干细胞来源的 EryD。

1. 卵黄囊中原始红细胞的产生

在哺乳动物胚胎原肠胚形成期间，单一上皮细胞层转化为胚胎的外胚层、中胚层和内胚层三个胚层，初步建立了动物个体发育的最基本结构。以小鼠为例，原肠胚形成始于胚胎期第 6.5 天（embryonic day 6.5，E6.5），此时的表面外胚层细胞开始进行上皮 - 间质转化，并通过胚胎原条迁徙、运动至胚胎的胚外区，形成早期卵黄囊的中胚层。新形成的中胚层细胞向后迁移，进入卵黄囊，并与内胚层细胞紧密接触。在小鼠 E7 胚胎中，开始从内脏中胚层（与内胚层相关的中胚层）形成主动脉旁内脏胸膜（para-aortic splanchnopleura，PAS）。在 E8，PAS 内已包含成对的背主动脉（dorsal aorta，DA），随后 DA 融合，PAS 进一步发展成主动脉 - 性腺 - 中肾（aorta-gonad-mesonephros，AGM）。具有多潜能红系活性的前体细胞出现在 PAS 的 E7.5，这也是最早能够检测到的第一批造血细胞。卵黄囊内来源于中胚层的前体细胞产生 EryP，因此这个区域也被称为“血岛”。

通过对人类胚胎卵黄囊（17 ～ 50 天）研究发现，卵黄囊血岛最早形成于 E17。在胚胎发育第 3 周，卵黄囊血岛中已经有体积较大的原始有核红细胞生成。胚胎发育第 4 周，卵黄囊中胚层已经很明显，血管的网络已经形成，大量的体积特别大（直径 12 ～ 13μm）的原始有核红细胞已经存在于该网络。在胚胎发育的第 4 周末，这些红细胞是仅有的可循环的血液细胞。在胚胎发育的第 5 周，胎肝开始形成，并在胎肝中鉴定出与卵黄囊特征一致的原始有核红细胞。在胚胎发育的第 7 周末，原始有核红细胞是卵黄囊壁和胚体血液循环中的主要细胞。

EryP 在胚胎卵黄囊中的出现标志着哺乳动物造血的开始。人们习惯于把由胚胎卵黄囊产生 EryP 的造血过程称为原始造血，该过程涉及祖细胞的层级结构。

2. 胎肝与骨髓中定向红细胞的产生

在胎肝进行造血干细胞（HSC）终极造血之前，胚胎期的血液循环主要被大量体积大且有核的 EryP 所占据。但是，这些 EryP 在数量上很快就被胎肝中快速产生的 EryD 所超越。在 HSC 定位于胎肝之前，EryD 于 E8.25 在卵黄囊发生的红系 - 髓系祖细胞（erythroid-myeloid progenitor cell，EMP）已经开始迁移并移至胎肝（E10.5），且同步进行红系与髓系造血，这也是第一波定向造血，也称短暂的定向造血。始于胚胎期卵黄囊的第一波定向造血，是连接卵黄囊原始造血与 HSC 定位于胎肝的纽带，它与原始造血终将被定位于胎肝的 HSC 所引发的第二波定向造血所取代。胎肝中的 EryD 需经各个层级的祖细胞分化生成。在 E12.5 ～ 16.5，HSC 定位于胎肝并开始持续扩增，定向红系祖细胞数量上呈指数性增长，产生大量的特异性表达成人型珠蛋白的定向红系前体细胞。

如前所述，胚胎期红系造血发育经历了三个连续的波段：第一波红系造血出现在胚胎卵黄囊，主要产生 EryP。在小鼠 E7.25 ～ 8.75 及人类妊娠期 3 ～ 4 周内均可检测到 EryP 祖细胞的存在。当 EryP 进入血液循环后，祖细胞功能即开始消失，细胞开始分化。直到妊娠中期，这些巨型的成熟中的 EryP 仍然保留着细胞核，与进入血管前即已完成终末分化、在血管外完成脱核的终极红细胞明显不同，但最终 EryP 仍会完成脱核过程。第二波红系造血始于小鼠（E8.25）及人类（妊娠 4 周左右）胚胎的卵黄囊中，产生的 EryD 主要包括红系与髓系谱系细胞。在人类胚胎中，可在第 4 周的卵黄囊及 5 ～ 6 周的胎肝中检测到 EryD 祖细胞。在人与小鼠胚胎发育过程中，卵黄囊中的原始与定向红系造血存在部分时间上的重叠。此阶段的 EryD 产生于卵黄囊的多潜能祖细胞而不是 HSC，这些祖细胞植入胎肝后再进一步分化为红系与髓系等血液谱系细胞。

第三波红系造血更加复杂，这波造血来源于发育中的胚胎、胎盘和卵黄囊的主要动脉中的造血干细胞。随后在胎儿肝脏定植，在那里它们分化为各种造血细胞系。妊娠接近尾声时，造血转移到骨髓。

胚胎红细胞（原始红细胞）由卵黄囊在 E7.5 时产生，在约 E11/12 之前一直存在于循环中。在 E9 时，卵黄囊和胎盘产生特定的祖细胞，迁移到胎儿肝脏，在那里它们分化为特定的红细胞（表达胎儿 / 成人珠蛋白）并进入血液循环。在 E10.5，AGM 产生了第一批迁移到胎肝并分化为红系血细胞（及其他血细胞）的造血干细胞，这些确定的红细胞进入血液循环。胎肝 HSC 在出生时迁移并定居在骨髓中，在那里它们终身为循环提供最终的红细胞生产。脾脏也是红系细胞分化的部位。

（二）成年期红系分化

与迁移中胚层细胞的原始红系细胞的快速融合和分化不同，成年期红系起源于一个更复杂的细胞谱系分化层次，HSC 是该层次的创始细胞。在正常成人体内，红细胞几乎完全来源于骨髓中的 HSC。HSC 具有很强的增殖潜能，能进行自我复制和多向分化。在成年期红系分化过程中骨髓的 HSC 在造血刺激因素的作用下迅速增殖分化形成各系造血祖细胞（HPC），巨核 - 红系祖细胞（MEP）是最为重要的 HPC 之一，具有向巨核系和红系双向分化的特性，在红细胞生成素（erythropoietin，EPO）的作用下，MEP 能分化形成红系祖细胞，继而进入终末红系分化阶段，最终形成成熟红细胞。

二、红系分化阶段

不论是胚胎期还是成年期，骨髓造血中红系分化的基本过程均可大致分为红系分化早期阶段、红系分化终末阶段和网织红细胞成熟阶段。红系分化起始于 HSC，分化为红系祖细胞，该阶段包括早期红系爆式集落形成单位（burst forming unit-erythroid，BFU-E）和晚期红系集落形成单位（colony forming unit- erythroid，CFU-E），继而进入红系分化终末阶段，经历原始红细胞（proerythroblast，Pro-E）、早幼红细胞（basophilic erythroblast，Baso-E）、中幼红细胞（polychromatic erythroblast，Poly-E）、晚幼红细胞（orthochromatic erythroblast，Ortho-E）4 个时期，然后脱核形成网织红细胞，进入外周血后进一步分化形成成熟红细胞。

（一）红系分化早期阶段

HSC 分化依次经历 BFU-E、CFU-E，为红系分化早期阶段，因此 BFU-E 是较 CFU-E 更不成熟的红系祖细胞，在高浓度 EPO 及其他造血因子作用下，BFU-E 在体外培养 14 ～ 16 天会生成 30 000 ～ 40 000 个红系细胞组成的集落，故而得名。BFU-E 祖细胞染色质细致，核仁大，胞质嗜碱性且量极少，可有伪足。BFU-E 细胞数量为（5 ～ 10）$\times 10^5$ 个，与 CFU-E 不同的是在外周血中亦存在极少量的 BFU-E 细胞，占 0.02% ～ 0.05%。BFU-E 进一步分化进入 CFU-E 阶段，CFU-E 具有增殖、分化成红细胞集落的能力，为成熟的祖细胞，在各种细胞因子的作用下能进一步分化为原始红细胞。骨髓中红细胞生成的早期阶段与卵黄囊血岛造血过程基本一致，均是由 HSC 经历 BFU-E 和 CFU-E 分化至原始红细胞阶段，但是与卵黄囊血岛造血生成的原始红细胞直接进入机体循环系统不同，在骨髓中原始红细胞将进一步进入红系分化终末阶段。

（二）红系分化终末阶段

在终末红系分化过程中，原始红细胞通过连续数次有丝分裂依次形成早幼红细胞、中幼红细胞和晚幼红细胞。晚幼红细胞不再分裂，细胞内血红蛋白的含量已达到正常水平，脱核后形成网织红细胞，在体内巨噬细胞可以吞噬晚幼红细胞脱出的胞核，并为红细胞的分化提供铁质等营养物。

（三）网织红细胞成熟阶段

网织红细胞由晚幼红细胞脱核而来，直径 8 ～ 9μm，胞质内仍含嗜碱性物质，网织红细胞需要再经过成熟阶段才分化形成成熟红细胞。网织红细胞在骨髓中停留 2 天左右，在此期间网织红细胞内的几乎所有细胞器均被清除，细胞膜和细胞骨架发生重构，细胞膜表面积减少，体积变小，形成两面中央凹的圆饼状成熟红细胞。正常成熟红细胞平均直径 7.2μm，形态呈双面微凹的圆盘状，中央较薄，边缘较厚，染色呈淡红略带紫色，中央部分淡染，无核。成熟红细胞随即穿过机体髓血屏障进入外周血，发挥携氧功能。

三、红系分化成熟过程中的相关抗原及表达规律

正常红细胞发育和分化不同阶段的抗原表达是受一系列基因严密调控的，在一定的分化阶段哪些抗原表达上调、哪些抗原表达下调及抗原表达量的多少存在明显的规律性。

（一）红系相关抗原

1. CD36 跨膜蛋白

CD36 跨膜蛋白又称血小板糖蛋白Ⅳ、血小板反应蛋白受体、脂肪酸转位酶，强表达在有核红细胞的各个阶段，对血小板聚集、细胞黏附、血管生成抑制、凋亡细胞识别和清除起着重要作用，介导氧化低密度脂蛋白的清除。

正常表达：巨核细胞和血小板、红系原始细胞、胎儿红细胞、单核细胞、巨噬细胞、微血管内皮细胞、视网膜色素上皮细胞、脂肪细胞。

异常表达：M7 的原始巨核细胞和某些 M4、M5、M6 型急性髓系白血病（acute myeloid leukemia，AML）细胞。

2. CD71

CD71 为转铁蛋白受体，介导铁的摄入。其作用在于鉴别不成熟的红细胞，可用于红白血病和骨髓增生异常综合征（myelodysplastic syndrome，MDS）的诊断。

正常表达：①早期和晚期红系细胞、原始红细胞和早幼红细胞；②活化 B 细胞和 T 细胞及众多增殖细胞表面；③可表达于早期中性粒细胞，但随着成熟逐渐消失；④肥大细胞。

异常表达：① M6 型 AML 的幼稚红系细胞；②常表达在急性 T 细胞白血病，亦可表达在进展性淋巴瘤；③肿瘤性肥大细胞；④里斯细胞。

3. CD235a

CD235a 又名血型糖蛋白 A（GPA），表达于人红细胞、红系前体细胞。其表达随着细胞成熟度的增加而不断增强，常与 CD71 联用以识别有核红细胞。

4. Ter119

小鼠 Ter119 是一种 52kDa 的血型糖蛋白 A 相关蛋白，又称 Ly-76。Ter119 是红细胞特异性抗原，表达于从原始红细胞到成熟红细胞的各个阶段，但是 BFU-E 或 CFU-E 除外。Ter119 抗体对于区分红系细胞非常有帮助。

5. CD35

CD35 细胞表面糖蛋白，以 4 种异构体形式（A、B、C、D）存在，又称 C3b/C4b 补体受体（CR1），结合 C3b、iC3b、C4b 和 iC4b，介导胞吞作用，在脾脏清除补体包裹的红细胞中起重要作用。

正常表达：表达于红细胞、中性粒细胞、嗜酸性粒细胞、嗜碱性粒细胞、单核细胞、B 细胞和 T 细胞，还可表达于滤泡树突状细胞。

异常表达：常表达在 AML（多见于 M4 和 M5 型）、系统性肥大细胞增多症和急性肥大细胞白血病细胞；可部分表达于非霍奇金淋巴瘤（慢性淋巴细胞白血病除外）细胞。

6. CD44

CD44 又名 Hermes、Pgp1、H-CAM、HUTCH，是一种跨膜蛋白，属于黏附分子家族。其在造血干细胞上表达，可能介导细胞与透明质酸的结合。作为黏附分子，CD44 参与白细胞与内皮细胞的黏附、在内皮细胞上的滚动、归巢到外周淋巴器官、迁移至炎症部位、白细胞聚集等。

正常表达：表达于所有的血细胞（血小板除外）和非造血组织。CD44 不表达在正常肝细胞，但表达在胆管上皮。B 细胞和 T 细胞活化或转变为记忆细胞时，CD44 可发生不同程度的增加。

异常表达：表达于多发性骨髓瘤细胞、大多数淋巴瘤（尤其是一些低度恶性淋巴瘤，血清 CD44 表达的升高与预后相关）、慢性淋巴细胞白血病、肿瘤性肥大细胞。CD44 有不同的剪切形式：CD44v4、CD44v5、CD44v6、CD44v7、CD44v7/8、CD44v10、CD44v3 等，表达于不同的肿瘤，表达增强可能提示该肿瘤进展。

7. CD55

CD55 为 GPI 锚定蛋白，又称衰变加速因子，可与 C3b、C4b、C3bBb、C4b2a 结合而防止补体活化，是 CD97 的配体。CD55 主要用来鉴别阵发性睡眠性血红蛋白尿症（paroxysmal nocturnal hemoglobinuria，PNH）细胞克隆（CD55 表达缺失），但 CD55 缺陷的细胞还可在一部分淋巴增殖性疾病中检测到。

8. CD59

CD59 又称攻膜复合物抑制因子，为 GPI 锚连细胞表面糖蛋白，与补体路径的最终组分 C9 密切相关，可抑制 C5b-8 参与形成攻膜复合物。

正常表达：表达于红细胞、粒细胞、淋巴细胞、单核细胞、血小板、肥大细胞。

异常表达：在 PNH 患者中可发生表达降低，在部分淋巴细胞增殖性疾病中，亦可发现 CD59 缺陷的红细胞。CD59 可表达于肿瘤性肥大细胞。

9. CD173

CD173 具有碳水化合物结构，又名 2 类血型 H。

正常表达：表达于红系细胞、小部分干细胞、血小板。

10. CD239

CD239 又名基质细胞黏附分子（B-CAM），表达于角质细胞和红细胞，携带 Lu 血型抗原。

11. CD105

CD105 为内皮糖蛋白，是转化生长因子 β1 和 β3 的高亲和力受体。CD105 的表达是髓系和红系分化所必需的。

正常表达：表达于内皮细胞、活化单核细胞、巨噬细胞、早期前 B 细胞、骨髓间充质细胞、红系前体（部分早幼红细胞）和一些造血干细胞。

（二）红系分化不同阶段的抗原表达特点

在正常红细胞分化成熟过程中，多能髓系祖细胞进一步分化为 CFU-GM、BFU-E、CFU-meg，并向粒系、单核系、红系和巨核系成熟分化。最早的限制性红系祖细胞起源于 MEP，其特征是在特定条件下半固体培养 5 ～ 8 天（小鼠）和 10 ～ 14 天（人）后能够形成 BFU-E（大型红色集落）。BFU-E 对 EPO、干细胞因子（SCF）、胰岛素样生长因子 1（IGF-1）、皮质类固醇、白细胞介素 -3（IL-3）和白细胞介素 -6（IL-6）产生应答，分裂缓慢，产生快速增殖的 CFU-E。小鼠 BFU-E 活性存在于 Lin^-、$c\text{-}Kit^+$、$CD16/32^-$、$CD34^-$、$CD71^{low}$ 细胞群中。在人类中，从外周血来源的 $CD34^+$ 祖细胞和基于表型的骨髓中富集到具有 BFU-E 活性的细胞群：$CD45^+$ GPA^- $IL\text{-}3R^-$ $CD34^+$ $CD36^-$、$CD71^{low}$。目前还没有已知的标志物可以将 BFU-E 从双能 MEP 前体细胞中分离出来。

CFU-E 致力于红系终末分化，依赖红细胞生成素生存，对 SCF 有反应，但对皮质类固醇不敏感。在小鼠，CFU-E 活性存在于 $IL\text{-}3R^-$ $c\text{-}Kit^+$ $CD71^{high}$ 细胞群中。在人类，从外周血中分离的 $CD34^+$ 祖细胞和表现为 $CD45^+$ GPA^- $IL\text{-}3R^-$ $CD34^-$ $CD36^+$ $CD71^{high}$ 的骨髓中发现了 CFU-E 活性的细胞群。

从 CFU-E 向原始红细胞的转变伴随着 c-Kit 的丢失和 Ter119 表达的增强。一旦 CFU-E 致力于分化，它就会迅速增殖，并强烈依赖于红细胞生成素，红细胞生成素启动红系特异性基因的表达，并防止凋亡。

原始红细胞的表型与原始粒细胞的表型类似，也是 $CD34^+$ $CD117^+$ $CD45^{dim}$ $CD38^+$，位于 CD45/SSC 散点图的中间位置。但从早幼红开始，上述原始标志物逐渐开始减弱，到中幼阶段完全消失。在红系的成熟中，CD71 和 CD235a（GPA）逐渐表达并增强，CD36 亦开始表达而 CD45 逐渐丢失。至网织红细胞时 CD36、CD71 消失，脱核的成熟红细胞为 GPA^+、$CD35^+$、$CD44^+$、$CD55^+$、$CD59^+$。需注意的是，CD71（转铁蛋白受体）在大多数活化增殖的细胞中均存在（所以又被称为活化标志物），并非红细胞系列特异性的，不过在红细胞上表达最高，这可能与红细胞合成血红蛋白需要大量铁有关。到网织红细胞和终末成熟红细胞阶段，CD71 就消失了。

由于这样的分化规律，分化曲线可形象地展示原始红细胞→早幼红细胞→中幼红细胞→晚幼红细胞→网织红细胞→成熟红细胞的 CD36、CD34、GPA、CD71、CD117 等散点图上的分化轨迹。

（三）应用流式分析鉴定红系不同分化阶段

红系分化受到多因素的调控，因此精准发现不同阶段差异性基因的表达，可为后续调控研究提供信息。以前由于方法策略上的局限，如区分 BFU 和 CFU 仅仅是根据集落形态，分离红系祖细胞和终末各阶段细胞根据 Ter119、CD71 等分化标志物，一直以来信息的获得和研究的开展都是基于红系分化过程中不均一的细胞群，纯度不高，这严重妨碍了信息的准确获得，因此很有必要建立分析和分选红系分化各阶段细胞的新方法。

近几年已有研究者成功创立了人红系分化早期和终末各阶段细胞分离纯化的新方法。在人红系分化早期祖细胞阶段，既往只能根据集落形态的差异区分 BFU 和 CFU，而 Li 等通过分子标志物组合筛选结合形态鉴定，确定了人 BFU-E 的细胞表面标志物为 $CD45^{+}$ GPA^{-} $IL\text{-}3R^{-}$ $CD34^{+}$ $CD36^{-}$、$CD71^{low}$，而人 CFU-E 的细胞表面标志物为 $CD45^{+}$ GPA^{-} $IL\text{-}3R^{-}$ $CD34^{-}$ $CD36^{+}$ $CD71^{high}$，根据此方法分离鉴定的 BFU 和 CFU 细胞纯度达 85% 以上。

GPA 是红系细胞的一个表面标志物，可区分红系祖细胞和红系终末期细胞，但是单独使用 GPA 并不能区分红系终末各个阶段细胞。近来，Hu 等发现在人红系终末分化过程中，GPA 和带 3 蛋白的表达进行性增加，而 α4 整合素的表达逐渐下降。根据这一研究结果，研究者联合应用 GPA、带蛋白 3 和 α4 整合素作为表面标志物，建立了一种利用流式细胞术在每个不同的发育阶段从红系培养系统和原代人骨髓细胞中分离出高纯度红系细胞的新方法，使在活体内人类终末红系分化的量化成为可能。此外，他们还根据 $CD235a^{+}$ 骨髓中带 3 蛋白表达的丢失和 α4 整合素的表达增强，确定了人类红细胞成熟的 5 个阶段，以及相同的 1 ∶ 2 ∶ 4 ∶ 8 ∶ 16 比例。这一定量方案可以用来显示骨髓增生异常综合征（MDS）患者的骨髓细胞改变了经历红系终末分化的成熟红细胞比率，不仅为人类红系终末分化过程中红细胞膜的发生提供了新的见解，而且为分离和定量体内红系终末分化过程中的各个发育阶段提供了一种手段。这些发现有助于全面描述人类红细胞每个特定发育阶段的细胞和分子特征，并为识别与病理性红细胞生成相关疾病的阶段特异性缺陷提供了有力的手段。

同样，在小鼠红系分化的研究中，研究者也建立了红系早期和终末期分离纯化的方法。小鼠 E14.5 和 E15 胎肝红系祖细胞的高纯度分离主要是通过小鼠 Ter119、B20、Mac-1、CD3、Gr-1、Sca-1、CD16、CD32、CD41 和 CD34 的生物素偶联抗体对小鼠胎肝细胞进行阴性筛选，然后用 APC-CD17（c-Kit）抗体对上述阴性细胞群进行染色，在 c-Kit 细胞群中再以 CD71 的表达量来分离 BFU-E（c-Kit/CD71）和 CFU-E（c-Kit CD71）。通过该方法分离得到的 BFU-E 与 CFU-E 纯度可达 90%。

针对小鼠红系终末期的分离纯化，Zhang 等在小鼠胎肝或骨髓中根据 CD71 和 Ter119 的不同表达情况将红系细胞分为 5 个细胞群：R1 ～ R5。其中，R1 门为 $CD71^{med}$ $Ter119^{low}$ 的细胞群，包含红系祖细胞（BFU-E 和 CFU-E）和原始红细胞；R2 门为 $CD71^{high}$ $Ter119^{low}$ 的细胞群，包含少量祖细胞（CFU-E）、原始红细胞和早期早幼红细胞；R3 门为 $CD71^{high}$ $Ter119^{high}$ 的群体，包含早期和晚期早幼红细胞；R4 门为 $CD71^{med}$ $Ter119^{high}$ 的细胞群，包含嗜色和晚幼红细胞，R5 门为 $CD71^{low}$ $Ter119^{high}$ 的细胞群，包含晚期的晚幼红细胞和网织红细胞。R3 ～ R5 门细胞群均为 $Ter119^{+}$，含有终末分化的红细胞。原始红细胞向网织红细胞的成熟可以通过 R3 ～ R5 门中 CD71 表达的缺失来追踪。

随后 Chen 等基于体外诱导培养的小鼠红系细胞开展研究，发现在 $Ter119^{+}$ 细胞群中，CD44 表达的丧失和细胞体积的减小可以用来追踪从红细胞到网织红细胞的 5 个红系成熟阶段。随着红细胞分化 CD44 表达明显呈阶段性下降，据此建立了利用 Ter119、CD44、FSC（细胞大小由 FSC 测量）三种标志物结合流式细胞术从小鼠骨髓中分选获得高纯度的红系终末分化不同阶段细胞的方法，其纯度达到 90% 以上。

在此基础上，Liu 等通过定量分析验证了原始红细胞经历三次有丝分裂，会依次产生呈一定比例的早幼红细胞、中幼红细胞、晚幼红细胞和网织红细胞（比例为 1 ∶ 2 ∶ 4 ∶ 8 ∶ 16）。通过利用流式细胞术追踪和定量，可以在放血诱导的急性贫血和慢性溶血性贫血动物模型中显示成熟红细胞比率的改变。这些新的研究方法为在小鼠模型中开展红系分化和红系紊乱性疾病研究提供了重要手段。

四、红细胞脱核及网织红细胞的流式分析

（一）红细胞脱核的流式分析

脱核是哺乳动物红细胞生成过程中的最后阶段，此时红细胞染色质高度浓缩，转录被抑制。去核是哺乳动物所独有的，也就是细胞核通过从红细胞中萌发出来而被挤出的过程。在退出最后的细胞周期后，正染红细胞的核被极化到细胞的一侧。最终，细胞核从红细胞中萌发出来，形成网织红细胞和一个被质膜包围的薄薄的细胞质边缘——“蛋白核细胞”。脱核具有重要的生理和进化意义，因为它可以提高血液中的血红蛋白水平，并使红细胞具有灵活的双凹形状。脱核也是体外生产红细胞的关键限速步骤之一。哺乳动物的红细胞在进入循环之前会挤出细胞核，这可能会赋予红细胞灵活性，并提高穿过只有红细胞一半大小的毛细血管的能力。

脱核伴随着分选过程，它引导膜蛋白进入网织红细胞。研究表明，许多关键的红细胞膜表面蛋白，包括带 3 蛋白、糖化血红蛋白和 Rh 相关糖蛋白等，在红细胞脱核后主要被分离到新生网织红细胞中，而其他几种膜蛋白选择性丢失，如 β1 整合素、维生素 C 转运蛋白 2（SVCT2）和红细胞巨噬蛋白。更好地理解脱核技术不仅有助于深入了解红细胞生成过程，而且对开发高效的体外红细胞生产系统具有重要意义。

鉴于脱核技术在成熟红细胞生成中的重要作用，如何检测红细胞脱核过程就显得尤为重要。An 等结合吉田等用不同 DNA 染色染料 SYTO16 和 SYTOX blue 检测脱核的方法，利用流式分析评价了人和小鼠红细胞脱核作用。通过将 SYTO16 与 FSC 结合，人有核红细胞、网织红细胞和挤出核红细胞分别被定义为 FSC^{high} $SYTO16^{+}$、FSC^{high} $SYTO16^{-}$ 和 $FSC^{low}SYTO16^{+}$。用小鼠红细胞特异性表面标志物 Ter119 与 Hoechst 33342 核酸染料联合检测小鼠红细胞去核情况。小鼠有核红细胞、网织红细胞和挤出核红细胞分别被定义为 $Hoechst^{med}$ $Ter119^{high}$、$Hoechst^{low}Ter119^{high}$ 和 $Hoechst^{high}Ter119^{med}$。其分析方法如下：

1. 小鼠红细胞脱核的测定

（1）制备小鼠胎肝细胞。

（2）制备小鼠红系祖细胞。

（3）体外培养红细胞。

（4）抗体染色：用 Hoechst 33342 和 PE 共同标记的抗 Ter119 抗体在室温下染色。

（5）流式细胞术分析：使用流式细胞仪进行分析，设三个不同群体的门——挤出核红细胞、有核红细胞和网织红细胞，分别被定义为 $Hoechst^{high}Ter119^{med}$、$Hoechst^{med}Ter119^{high}$

和 Hoechst^{low}Ter119^{high}。

（6）分离挤出核红细胞、有核红细胞和网织红细胞：从分选的群体中提取 5×10^4 个细胞制备胞质，R6 ～ R8 门细胞进行联苯胺 - 吉姆萨染色，检查细胞形态。

2. 人红细胞脱核的测定

（1）从脐带血或外周血获取人 CD34$^+$ 细胞并纯化。

（2）体外培养 CD34$^+$ 细胞。

（3）SYTO16 抗体染色。

（4）流式细胞分析：设门排除 FSC-SSC 图中的细胞碎片和细胞核（黑点）。绘制 P1 群 SYTO16 细胞与 FSC 的关系图，SYTO16$^+$ 细胞为有核红细胞，SYTO16$^-$ 细胞为网织红细胞。计算脱核率：SYTO16$^-$ 细胞（网织红细胞）除以不含细胞碎片和细胞核的细胞总数。

（5）流式细胞仪分离有核红细胞、网织红细胞、挤出核红细胞：设门策略，设门排除细胞碎片并显示活细胞的 FSC-SSC 图；设三个不同群体的门——有核红细胞、网织红细胞和挤出核红细胞，分别被定义为 FSC^{high} SYTO16$^+$、FSC^{high} SYTO16$^-$、FSC^{low} SYTO16$^+$。

（二）网织红细胞的流式分析

1. 网织红细胞的成熟过程

网织红细胞（reticulocyte，Ret）是介于晚幼红细胞和成熟红细胞之间尚未完全成熟的红细胞。有核红细胞在成熟过程中，脱去细胞核后仍有少量 RNA 残留在细胞质内，再经过约 1 天残留 RNA 完全消失，成为成熟红细胞。这种细胞质内有残留 RNA 的红细胞即网织红细胞。早期网织红细胞含有线粒体、少量核糖体、中心粒和高尔基体残留物。早期网织红细胞能够继续合成血红蛋白，20% ～ 30% 的红细胞总血红蛋白是在这个阶段合成的。然而，随着细胞器的逐渐丧失，网织红细胞变成成熟的红细胞，血红蛋白的合成逐渐减少。网织红细胞膜的变化包括转铁蛋白受体的丢失，这在分化过程中也会发生。在骨髓中大约 2 天后，网织红细胞通常被释放到外周血液中，并经历最终成熟。"网织红细胞"一词源于这些细胞在用新的亚甲蓝和其他三环、异色、阳离子染料染色后看到的深蓝色沉淀物，这些染料结合和交联 RNA 并聚集其他细胞器。

网织红细胞的"年龄"可以根据其相对 RNA 含量来确定。例如，Heil-Meyer 和 Westhäuser 使用超临界染色的血液样本，将网织红细胞分为四组（Ⅰ～Ⅳ组）。在这个分类中，核周网状致密的有核红细胞被归为 0 组。在细胞核被挤出后，非常年轻的网织红细胞（Ⅰ组）有密集、粘连的 RNA 和其他细胞器。随着 RNA 的进一步成熟，RNA 减少，在原始团块的区域出现了网状网络（Ⅱ组）。RNA 随后分散，数量减少（Ⅲ组）。在最成熟的网织红细胞（Ⅳ组）中只剩下零星的 RNA 残留物，当网织红细胞最终变成成熟红细胞时，这些 RNA 就消失了。这个分类系统已被用于从血涂片的显微镜检查中获得网织红细胞成熟度的信息。这提供了有关骨髓功能的信息，而不是外周血液中网织红细胞的相对或绝对数量所提供的信息。

0 组：有核红细胞；Ⅰ组：最不成熟的网织红细胞，网状密集；Ⅱ组：网织红细胞伴有广泛但疏松的网状结构；Ⅲ组：网织红细胞散在网状结构；Ⅳ组：最成熟的网织红细胞，网织颗粒散在分布。

网织红细胞计数反映了骨髓的红细胞生成活性、从骨髓向外周血输送网织红细胞的速度及网织红细胞成熟率，因此经常进行外周血网织红细胞计数，以获得有关骨髓功能完整性的信息。测定外周血中网织红细胞的比例和数量，对于评价骨髓红系造血及红细胞从骨髓到外周血的转送速度有重要意义，是临床对骨髓造血功能进行评估的常用方法。

测定网织红细胞的方法是用某种染料与细胞内 RNA 结合，再通过显微镜检查（简称镜检）或采用流式细胞术（FCM）等方法检测被染色的网织红细胞。目前，国内大多数医院仍采用煌焦油蓝或新亚甲蓝染色，然后用显微镜进行网织红细胞计数。但镜检法计数精确性差，受人为因素的干扰较大。而且，临床上所用的网织红细胞指标只有网织红细胞计数及其派生的网织红细胞绝对值和生成指数。随着 FCM 技术的发展、稳定荧光染料的出现、网织红细胞自动化分析仪的诞生，网织红细胞不仅能够被快速准确地计数，而且为评价红细胞生成活性提供了新的指标，即网织红细胞成熟指数（reticulocyte maturity index，RMI）。FCM 在短时间内（3 ～ 5 分钟）能够计数大量的红细胞（50 000 个以上），克服了镜检法检测细胞数量少（约 1000 个）、细胞涂片分布不均及操作人员之间计数差异所造成的检查结果不精确，使数据更具客观性和可靠性。而且，研究表明，RMI 较网织红细胞计数可更灵活、更准确地评价贫血治疗前后骨髓移植和肾移植前后红细胞的生成情况。

随着技术推广，采用 FCM 分析网织红细胞日趋普及。常用的 FCM 可分为两类：一类用噻唑橙（TO）染色，在多用途的流式细胞仪上进行分析；第二类采用具有网织红胞分析功能的全自动血细胞分析仪。

2. 荧光染料及染色方法

如前所述，FCM 分析网织红细胞要采用一种合适的荧光染料与细胞内 RNA 结合，不同荧光染料的选择对结果的精确性和方法的适用性非常重要。理想的染料应具备以下特点：①对 RNA 有高度的敏感性和特异性。②染色稳定、快速，方法简单。③荧光波长适于实验室的 FCM 检测，量子产量高。量子产量是指激发后荧光能量（光强度）增加的数量，它使背景染色（自发荧光）与真正的染色相区别。虽然能与 RNA 结合的染料很多，但并不是所有染料都能满足上述条件。用于网织红细胞分析的荧光染料通常有派洛宁 Y、花菁类 DiOC、碘化丙啶、溴乙锭、硫黄素 T、吖啶橙、TO、碱性槐黄 O 等，各种荧光染料的光学特性见表 4-1，其中碱性槐黄 O 和 TO 是 FDA 认可的用于网织红细胞分析的试剂。此外，采用免疫荧光标记的抗转铁蛋白受体也可检测外周血中的网织红细胞，但通过转铁蛋白受体识别计算网织红细胞的缺点是只能识别 20% ～ 50% 的最不成熟的网织红细胞，从而低估了真实的网织红细胞的群体大小。此外，由于试剂成本的原因，基于免疫荧光的检测相对费用更高。

表 4-1 用于流式细胞仪分析网织红细胞的荧光染料光学特性

染料	激发波长（nm）	发射波长（nm）	量子产量	RMI 值是否稳定
吖啶橙	492	550	＜ 10 ×	否
碱性槐黄 O	435	550	未知	是①
二甲基氧杂羰花青	482	510	3 ×	否
溴乙锭	514	602	20 ×	是②

续表

染料	激发波长（nm）	发射波长（nm）	量子产量	RMI 值是否稳定
碘化丙啶	535	615	20×	是
派洛宁 Y	545	580	未知	是[②]
喹啉硫代花菁碘化物	509	529	3000×	是
硫黄素 T	440	487	100×	否
TO	509	553	3000×	是

①用于自动网织红细胞分析系统时。

②需要固定细胞，使细胞通透性增加。

派洛宁 Y 是最早用于 FCM 分析网织红细胞的一种染料，与 RNA 结合良好，样本固定后可长时间储存。但该染料不能通过活的细胞膜，需对细胞做预渗透处理，使得样本制备时间较长，而且派洛宁 Y 的量子产量低，使网织红细胞与成熟红细胞无法完全分开。同样，溴乙锭和碘化丙啶也不能渗透到“活”细胞的细胞膜上，需要在染色过程中进行固定或经历渗透步骤，量子产量也很低。DiOC 染色时间比派洛宁 Y 短，与 RNA 结合后的量子产率低，且对膜电位变化具有荧光敏感性，对抗凝血样本无法染色。硫黄素 T 的量子产量高，能将网织红细胞与背景红细胞清楚地分辨开，克服了上述染料的部分缺点，但染色时间较长，稳定性差。吖啶橙染色与镜检法相关性较好，染色时间也短，无须细胞固定。尽管吖啶橙量子产量并不很高，但足以将网织红细胞与成熟红细胞分开。只是它与细胞内核酸结合后，核酸会发生变性，产生的荧光信号稳定性减弱，而且没有固定细胞，易发生溶血，不利于 RMI 的确定。因此，用吖啶橙染色时，测定速度要快。碱性槐黄 O 和 TO 都是重要的染色剂，它们与 RNA 结合时的量子产量足以使网织红细胞群体与成熟红细胞很好地分离。碱性槐黄 O 与核酸结合时的荧光是复杂的，并随染料浓度、pH、温度和核酸的结构（单链与双链、磷酸基和核苷）变化而变化。使用碱性槐黄 O 和 TO 染色过程简单，只需要少量的全血。但是二者一个主要区别是 TO 在结合时不会使 RNA 变性，并提供更稳定的荧光信号，从而有利于 RMI 的确定。与上述染料相比，TO 是目前用于 FCM 分析网织红细胞最理想的一种染料。

然而，所有用于流式细胞仪网织红细胞计数的荧光染料都有一个共同的缺点，即需要先对样本进行染色，因此在下一次应用流式细胞仪之前，需要一段时间采用洗涤剂和（或）漂白剂彻底处理。

3. 流式细胞仪测定网织红细胞的方法

用 TO 染色进行 FCM 网织红细胞分析的样本制备很简单，只需在抗凝后的少量全血样本（2 ～ 5μl）中加入 1 ～ 2ml TO 试剂，在室温下孵育 30 ～ 120 分钟即可上机测定。文献报道的方法各有不同，主要表现在以下几个方面：①细胞和染料的浓度不同。②数据分析时收集的细胞数不同。③是否需要未染色或自发荧光的阴性对照。设置阴性对照的目的是区分成熟红细胞与网织红细胞的位置。

Koepke 等于 1997 年发布了用流式细胞仪计数网织红细胞的技术标准，即使用 TO 试剂（采用 Retic-Count^{TM}，Becton Dickinson 免疫细胞计数系统）进行网织红细胞计数的步骤。这一过程需要通过静脉穿刺采集外周血液，并用 EDTA 抗凝。将 TO 试剂（1ml）加入 12mm×75mm 试管中，然后取 5ml 混合好的外周血液样本。样本在黑暗中孵育 30 分钟，轻轻旋转，然后在荧光定量流式细胞仪上进行分析。数据采集和分析可以手动或自动执行。手动分析包括对散射图上的红细胞（RBC）群体设门以排除碎片、血小板和白细胞，采集 RBC 门中的 10 000 个或更多细胞，使用未染色的样本设置阴性对照，以及确定阳性事件（网织红细胞）的百分比。如果 RBC 计数已知，则可以计算绝对网织红细胞的数量。

需要注意的是，虽然正常、低和高网织红细胞计数的线性、精密度和准确度都很好，但结果受到诸如 RBC 自发荧光、有核红细胞、Howell-Jolly 小体、高白细胞计数、高血小板计数和巨大血小板等的干扰，除非进行软件门控校正，否则会使网织红细胞计数结果偏高。外周血液经 EDTA-K^+ 抗凝后，在采集后 30 小时内网织红细胞计数结果是稳定的。在 25℃下孵化时间在 2 ～ 7 小时对结果没有影响。流式细胞仪网织红细胞分析的参考范围非常关键，因为使用 TO 试剂的流式细胞仪分析产生的相对网织红细胞数值比手工技术高出约 1.5 倍。

此外，Davis 等的方法除能够直接提供网织红细胞的计数和平均荧光强度，还能进一步计算 RMI。使用自发荧光的阴性对照，阴性对照设为 0.1%，通过 FSC-SSC 散点图及 FSC 荧光散点图，收集光散射内的红细胞群，最大限度地减少了血小板和白细胞的干扰。下面以 Davis 等的方法为例进行介绍。

（1）实验材料：流式细胞分析仪、TO 试剂、EDTA-K_2 抗凝剂、PBS（pH7.4）。

（2）样本制备：取 5μl 全血 2 份置于试管中，分别加入 1ml TO 试剂和 1ml pH7.4 的 PBS，于室温避光孵育 30 ～ 60 分钟，轻轻间歇混匀，后者作为自发荧光或未染色的阴性对照。

（3）获取数据：FCM 使用的氩离子激光器，激发波长 488nm，荧光信号经 525nm 带通滤片被收集，通过光散射的“门”（FSC-SSC 及 FSC 荧光散点图）收集 50 000 个红细胞，速度为 1000 ～ 2000/s，阴性对照样本 99.9% 的荧光信号落在 1024 荧光道数的 0.1 ～ 1，荧光直方图中线性门下限决定了 TO 染色网织红细胞的阳性阈值，最高的荧光强度区域被排除在网织红细胞计数之外。电压和增益保持不变。

（4）数据分析：在 TO 染色红细胞的直方图上，网织红细胞荧光强度被分成低荧光强度（LFR）、中荧光强度（MFR）、高荧光强度（HFR）三个区域，每个区域内网织红细胞的百分率由计算机软件处理直接获得，LFR、MFR、HFR 的范围是根据血液学检测正常的健康成人网织红细胞平均荧光强度 95% 置信区间定义的，最后以网织红细胞 HFR 的百分比（HFR%，即 HFR 网织红细胞数 / 总网织红细胞数）表示 RMI。

4. 参考范围

北京协和医院检验科建立的健康人 RMI 参考值为 0.23 ～ 0.47，即网织红细胞群体的 23% ～ 47% 存在于定义的高荧光强度区域。网织红细胞计数的参考值为 1.9%±0.9%。

5. 网织红细胞成熟参数

网织红细胞从骨髓释放到外周血后，随着其不断成熟，细胞内的 RNA 含量逐渐减少，直至完全消失。换句话说，细胞内RNA含量越多，网织红细胞越不成熟，反之亦然。因此，网织红细胞在外周血液中成熟的过程是以细胞RNA的逐渐丢失为标志的。20世纪，网织红细胞成熟定量的各种临床应用方法被采用或提出。人们试图根据网织红细胞所含网织物的数量对网织红细胞的成熟度进行分类。Heil-Meyer是第一次尝试这样做的，他把细胞分成四组，其特征是网织物的数量和致密性逐渐减少。在正常情况下，外周血中90%以上的网织红细胞处于成熟阶段3和4。

高度的主观性使网织红细胞成熟度的评估变得困难并且重复性差。由于较不成熟的网织红细胞或“移位”网织红细胞含有较高的RNA含量，这一群体相对于较成熟的网织红细胞群体的增加会导致整个网织红细胞群体的平均荧光强度更高，并且在高荧光网织红细胞中所占的比例更大。应用FCM进行网织红细胞分析则避免了以往采用的人工显微镜方法存在的诸多问题。使用RNA结合荧光染料的网织红细胞FCM能够量化网织红细胞RNA含量的荧光强度或群体分布。从红系成熟的角度看，对荧光强度分布的量化产生了RMI。RMI与网织红细胞内RNA的含量成正比，用于表示网织红细胞的成熟度，为高荧光网织红细胞的百分比。不成熟的网织红细胞越多，总网织红细胞群体的平均荧光强度就越高，高荧光强度内的网织红细胞也越多。FCM相比镜检法更准确、更灵敏、更具重复性和客观可靠性，该方法提供了人工计数无法获得的信息。

1993年Davis等提出了应用流式细胞仪测量RMI标准化的建议，即用TO染色的HFR%表示。采用这种新方法需要建立参考值，即分析一组临床健康个体，将其网织红细胞平均荧光强度95%置信区间作为中荧光强度区域，再由阈值的荧光通道位点确定高荧光强度区域。RMI表达的HFR%方法为实验室间标准化和临床理解临床检验血液学中这一诊断参数提供了一种更好的手段。

此外，最初被称为“网织红细胞成熟指数”（RMI）的“未成熟网织红细胞分数”（IRF），目前已经成为国际上公认的表示网织红细胞最小成熟度的分数，也是评估网织红细胞成熟度的一种手段。IRF是具有中、高荧光网织红细胞组分的总和。在大多数接受缓解诱导化疗的患者中，IRF升高是血液学恢复的第一个迹象，在接受骨髓移植的患者中，IRF升高是植入的第一个迹象。当与网织红细胞绝对计数相关时，IRF最有效，IRF是一个临床有用的参数，具有更高的利用率和预期的医疗效益。

第二节　红细胞的生理功能

一、概述

红细胞是外周血中最常见的细胞种类，是机体组织携带氧所必需的。红细胞的主要功能是运输O_2和CO_2，并在酸碱平衡中起一定的缓冲作用。红细胞的这些功能都是通过血红蛋白（hemoglobin，Hb）来实现的。红细胞的90%由Hb组成，血液中98.5%的O_2是以与血红蛋白结合成氧合血红蛋白（HbO_2）的形式存在的。Hb由珠蛋白和亚铁血红素结合而成，血液呈现红色就是因为其中含有亚铁血红素。亚铁血红素中的Fe^{2+}在氧分压高时，与氧结合形成氧合血红蛋白；在氧分压低时，又与氧解离，组织释放出氧气，成为还原血红蛋白，由此实现运输氧的功能。Hb 还可以运送由机体产生的 CO_2。血液中的 CO_2 主要以碳酸氢盐和氨基甲酰血红蛋白的形式存在。红细胞内含有丰富的碳酸酐酶，可催化 CO_2 与 H_2O 迅速生成碳酸，后者再解离为 HCO_3^- 和 H^+。在红细胞的参与下，血液运输 CO_2 的能力可提高 18 倍。双凹圆碟形使红细胞具有较大的气体交换面积，由细胞中心到大部分表面的距离都很短，故有利于细胞内、外 O_2 和 CO_2 的交换。如果红细胞破裂，血红蛋白逸出到血浆中，即丧失其运输和缓冲酸碱平衡的功能。此外，红细胞还具有一定的免疫功能，主要体现在红细胞增强吞噬、免疫黏附和防御感染的作用。Nelson 用肺炎球菌和梅毒螺旋体等进行体外实验，发现红细胞在体外具有吞噬黏附复合物的作用，而免疫黏附可以使吞噬作用增强 4 ～ 5 倍。免疫黏附是指抗原 - 抗体复合物与补体 C3b 结合后，可黏附于灵长目或非灵长目的红细胞与血小板上，这一现象统称为“血细胞免疫黏附作用”。红细胞与细菌、病毒等微生物免疫黏附后，不仅可以通过过氧化物酶对它们产生直接的杀伤作用，而且还可以促进吞噬细胞对它们的吞噬作用。因此，红细胞的免疫功能可以看作是机体抗感染免疫功能之一。

二、红细胞的运输功能及流式分析

（一）正常血红蛋白的形成特点

红细胞运输 O_2 的功能依赖于 Hb。Hb 是由 4 条珠蛋白肽链各结合 1 个血红素形成的四聚体，珠蛋白的合成受染色体上的珠蛋白基因所调控。整个胚胎发育过程中，胎儿造血系统一直处于活跃状态。随着胎龄的增长，胎血中的 Hb 含量逐渐升高。正常人不同发育时期，红细胞中 Hb 类型不同。先由胚胎 Hb 向胎儿血红蛋白（HbF），再向成人 Hb 转换。直到胎儿出生时 HbF 仍为脐血 Hb 的主要成分，出生后在基因转录水平上胎儿 γ 基因停止转录，而成人 β 基因转录水平明显增加，与此相应的 HbF 转换为成人 Hb。

1. HbF

HbF 是妊娠期间胎儿体内的主要 Hb 形式。HbF 是由妊娠 10 ～ 12 周的红系前体细胞在出生后的前 6 个月内产生的。HbF 含有 2 个 α 亚基和 2 个 γ 亚基，而成人 Hb 的主要形式血红蛋白 A（HbA）包含 2 个 α 亚基和 2 个 β 亚基。在胎儿中，HbF 之前是胚胎 Hb，在肝脏（第 6 ～ 30 周）产生 HbF 后不久，卵黄囊（第 3 ～ 8 周）中的 Hb 产量减少，随后是脾脏（第 9 ～ 28 周），最后是骨髓（28 周至出生时）。几乎所有的 HbF 在 6 ～ 12 月龄时都会被 HbA 取代，除非个体存在血红蛋白病；平均每个成人的 HbF 不到 1%。

HbF 在氧气从母体循环到胎儿循环的运输中起着至关重要的作用。与 HbA 相比，HbF 对氧有更高的亲和力，使 HbF 能够更容易结合母体循环中的氧。同时，HbF 还显示出对 2, 3- 二磷酸甘油酸（2, 3-DPG）的亲和力降低，这样不利于氧向组织内释放，从而使胎儿在母体中能够摄取更多的氧。

2. 成人 Hb

出生后 HbF 迅速减少，至出生后 20 周仅占 5%，大部分被 HbA 转换。正常人出生后珠蛋白肽链共有 4 种，即 α、β、γ、δ，组成 3 种 Hb：① HbA，由一对 α 链和一对 β 链组成（α2β2），占正常成人及 6 岁以上儿童 Hb 总量的 90% 以上。胚胎 2 个月时 HbA 即有少量出现，初生时占 10% ～ 40%，出生 6 个月后即达成人水平。②血红蛋白 A2（HbA2），由一对 α 链和一对 δ 链组成（α2δ2）。自出生 6 ～ 12 个月起，占 Hb 的 2% ～ 3%。③ HbF，由一对 α 链和一对 γ 链组成（α2γ2），初生时占体内 Hb 的 70% ～ 90%，以后渐减，直至生后 6 个月其含量降至 Hb 总量的 1% 左右。

3. HbF 和 F 细胞

胎儿红细胞均含有 HbF，且含量非常高，因此胎儿红细胞均是含 HbF 的红细胞。正常成人红细胞中 HbF 含量很低，通常＜ 1%，且 HbF 的表达仅局限于红细胞中的某些群体，这些群体被称为含 HbF 的红细胞（即 F 细胞）。

（二）胎儿血红蛋白的流式检测

既往含 HbF 红细胞的计数通常采用 Kleihauer-Betke（KB）酸洗脱法，但缺乏敏感性，重复性和精密度较差。流式细胞术克服了这些缺点，且操作简单、省时，完全可以替代 KB 酸洗脱法，是目前监测胎儿红细胞的最佳方法。

胎儿红细胞根据其细胞内高 HbF 含量可被唯一鉴定，并且根据 HbF 的定量表达很容易与 F 细胞（包含 HbF 和其他成人血红蛋白的成人红细胞）和其他成人红细胞区分。下文以 Davis 等的方法为例，介绍人血中胎儿红细胞、血红蛋白特异性红细胞和 F 网织红细胞使用流式细胞仪计数。

1. 流式细胞术测定胎儿红细胞

（1）实验器材：用 EDTA 或其他合适的抗凝剂抗凝的全血样本（在采集后或储存≤ 4 小时内测定，或在 4℃下储存时间不超过 72 小时）；Fetaltrol 稳定三级对照，包括阴性、低水平阳性（0.15% 胎儿红细胞）和高水平阳性（1.5% 胎儿红细胞）对照；PBS-0.1% 牛血清白蛋白（BSA）；0.05% 戊二醛；0.1%Triton X-100；抗 HbF 抗体；1% 甲醛固定剂；血细胞计数器。

（2）实验步骤

1）实验准备

A. 将抗凝的全血样本与添加的对照血液样本或 Fetaltrol 稳定三级对照样本混合，将试管翻转 10 次混匀。对每批患者样本运行所有三个对照（阴性、低阳性和高阳性）。

B. 在血液学血细胞计数器上计算每个患者样本和每个对照的红细胞。如果红细胞计数＞ 5.0×10^6/μl，用 PBS/0.1%BSA 按 1 ∶ 2 稀释，然后再次计数。

C. 根据表 4-2 确定要处理的血量（用 X 表示）。

D. 每个对照和每个患者样本分别做好标记，重复分析可提高准确性。样本放在架子上。

表 4-2 根据红细胞浓度计算需处理的体积

RBC（$\times10^6$/μl）	X（μl）	RBC（$\times10^6$/μl）	X（μl）	RBC（$\times10^6$/μl）	X（μl）
5.0	5.0	3.9	6.4	2.8	8.9
4.9	5.1	3.8	6.6	2.7	9.3
4.8	5.2	3.7	6.8	2.6	9.6
4.7	5.3	3.6	6.9	2.5	10.0
4.6	5.4	3.5	7.1	2.4	10.4
4.5	5.6	3.4	7.4	2.3	10.9
4.4	5.7	3.3	7.6	2.2	11.5
4.3	5.8	3.2	7.8	2.1	11.9
4.2	6.0	3.1	8.1	2.0	12.5
4.1	6.1	3.0	8.3	1.9	12.9
4.0	6.3	2.9	8.6	1.8	13.5

2）固定细胞

A. 将 *X* μl 全血或对照放入 1ml 冷的 0.05% 戊二醛中，室温放置 10 分钟。高速涡旋 15 秒。

B. 使用细胞洗涤器洗涤：将试管装入 DAC Ⅱ 自动细胞洗涤器，使用流式细胞仪等渗鞘液选择 3 个洗涤周期。

C. 离心洗涤：用 2ml PBS-BSA 洗涤细胞，室温 200*g* 离心 5 分钟。

D. 通过涡旋将细胞颗粒重新悬浮。加入 500μl 的 0.1%Triton X-100。通过旋转再次混合。

E. 室温孵育 3 ～ 5 分钟。

F. 将试管装入 DAC Ⅱ 自动细胞洗涤器并选择 1 个洗涤周期，或者按照说明进行离心洗涤。

G. 通过涡旋将细胞颗粒重新悬浮。加入 500μl PBS-BSA，通过涡旋混合。

H. 在上述孵育和洗涤过程中为染色步骤准备试管。为每个对照标记 2 个 12mm×75mm 的试管，为每个患者样本标记 3 个试管。

重要提示：戊二醛固定的浓度和时间会影响测定结果。胎儿红细胞与成人红细胞的比例应大于 100 ∶ 1，此作为良好固定条件的一般指标。每个患者共做好 6 个试管的标记。

3）染色

A. 每管加入 10μl 抗 HbF 抗体稀释液和 80μl PBS-BSA。

B. 取 10μl［（1 ～ 2）$\times10^5$ 个细胞］细胞悬液加入含有抗体的试管中，涡旋混匀。

C. 室温避光孵化 15 分钟。

D. 将试管装入 DAC Ⅱ 自动细胞洗涤器，选择 2 个洗涤周期；或者执行 2 次离心洗涤。

E. 涡旋重新悬浮细胞颗粒，加入 500μl 0.1% 甲醛，涡旋混匀。

F. 将试管在 4℃保存 24 小时，准备好流式细胞仪进行收集。分析前涡旋混匀。

4）获取样本数据

A. 启动流式细胞仪并运行日常质量控制，以验证操作是否正常。

B. 按以下顺序操作，以尽量减少残留：患者样本试管、空白试管水或缓冲液、Fetaltrol 1 级或阴性对照、Fetaltrol 2 级或弱阳性（约 0.15%）对照、Fetaltrol 3 级或强阳性（约 1.5%）对照。

C. 每个样本以高流速收集至少 100 000 个未门控细胞。

D. 命名并保存模式文件。

5）分析数据

A. 在 WinList 或细胞仪软件中选择 HbF 调出分析模板。绘制以下直方图：FSC 与 SSC；HBF-FITC（绿色荧光）与 FSC；自身荧光（橙色荧光）与 FSC；自身荧光（橙色荧光）与 HbF-FITC（绿色荧光）；细胞数量与 HbF-FITC（绿色荧光）。通过使用橙色荧光灯设置 SSC 参数以排除自身荧光（橙色阳性），设置 RBC（R1）门。通过设门事件以排除小颗粒和自身荧光的有核细胞。

B. 使用 Fetaltrol 3 级或强阳性对照，在胎儿红细胞峰值附近设置区域标记，以定义胎儿细胞区域 R4。

C. 在 R4 区域标记不变的情况下，打开 Fetaltrol 2 级和 1 级或弱阳性、阴性对照的流式文件。

D. 报告 R4 的 %GATE 值作为表示 HbF 阳性细胞百分比的值。成人血液正常值：HbF（胎儿细胞）≤ 0.07%。

2. 流式细胞术计数 F 细胞

（1）样本染色和流式细胞仪分析程序与胎儿红细胞计数相同。

（2）使用 WinList 或其他流式软件分析数据。调整补偿，使未染色的戊二醛固定样本中网织红细胞、白细胞和其他有核细胞的自体荧光信号落在绿色对橙色荧光直方图中的 45° 角或等价线上。对任何样本进行 F 细胞计数的数据分析，首先应将有自发荧光的有核细胞（主要是白细胞）从显示 F 细胞和其他红细胞之间荧光截止的直方图上设门排除。通过橙色荧光确定带有 FITC 标记的抗 HbF 抗体的 F 细胞的位置或阈值，方法是找到 99.8% 的细胞位于光标左侧或 0.02% 的橙色荧光细胞位于光标右侧的通道。然后将橙色自发荧光直方图中光标的相同通道位置用作绿色荧光直方图上的光标位置，从而将 F 细胞所在的门确定为该截止位置右侧的所有事件。如果样本来自孕妇，胎儿红细胞应该被排除在 F 细胞群体之外。

3. F 网织红细胞分析

血液网织红细胞分析被认为是评估人骨髓红细胞生成的最便宜和最快速的方法。流式细胞术是目前网织红细胞测定首选的和最精确的方法，因此，将单克隆 HbF 法与 TO 网织红细胞法相结合，可实现 F 细胞产量的测定。新释放的细胞是循环中成熟的 F 细胞的前体细胞，称为 F 网织红细胞。网织红细胞的这种测定可用于特异性地监测 F 细胞的产生，如一成不变的贫血或骨髓增生异常，或用于评价镰状细胞疾病或其他血红蛋白疾病患者的新疗法。

（1）实验器材：全血样本，用 EDTA 或其他合适的抗凝剂抗凝（在采集或储存后 6 小时内进行测定或 4℃下储存不超过 72 小时）。PE-Cy5（Tri-color）偶联抗 HbF 单克隆抗体；1% 甲醛固定剂；Retic-Count 试剂盒（TO）；鞘液——PBS（不含 Ca^{2+} 或 Mg^{2+}，通过 0.40μm 孔径过滤器过滤）；Retic-Count 溶液或可替代的 TO 溶液溶于过滤后的 PBS；多参数流式细胞仪，用于收集绿色和红色荧光；用于染色的其他器材（见前文“流式细胞术测定胎儿红细胞”）。

（2）染色

1）使用 PE-Cy5（Tri-color）偶联的抗 HbF 单克隆抗体对每个样本进行两等份染色（见前文“流式细胞术测定胎儿红细胞”）。

2）在 HbF 染色程序的固定过程开始之前，对每个患者样本进行标准的 TO 网织红细胞分析。

染色样本：为每个患者样本准备两支试管并做好标记，一管用于染色的样本，另一管用于未染色（对照）的样本。在染色试管中加入 1ml Retic-Count 试剂，在未染色（对照）试管中加入 1ml PBS-0.1%BSA。每支试管加入 5μl 同一样本混合均匀的全血，轻轻加盖后涡旋。两样本管室温避光孵育 30 分钟，上机。

收集数据：按实验室程序对流式细胞仪进行日常质量控制，收集 logFSC、logSSC、log 绿色荧光。调整 FSC 和 SSC，使红细胞位于直方图的右上角，并且完全按比例排列。使用控制管调整绿色荧光信号，使峰值位于单参数直方图的 10 之前。使用低流速从未染色的样本管中收集 100 000 个细胞。保存列表模式数据。在污损的试管检测之前运行所有未染色的试管。

分析数据：基于光散射特性对红细胞数量进行设门。将光标设置为使 0.1% 的细胞位于 TO 荧光信号上光标的右侧，使用未染色的样本确定网织红细胞数量，使用此光标位置分析 TO 染色样本。

3）将细胞重新悬浮在 500μl 1% 甲醛固定剂中，4℃避光保存，直到在流式细胞仪上运行。

4）在样本管中加入 0.5ml Retic-Count 试剂，将细胞重新悬浮在试管中。室温避光孵育 30 分钟。

（3）获取数据

1）按照实验室程序对流式细胞仪进行适当的质量控制。

2）先检测无 TO 染色的试管，此时染色管正在与 Retic-Count 试剂孵育。

3）在甲醛固定管后，在与 TO 初始孵育的 1 小时内，运行 TO/HbF 双染管。甲醛固定样本作为调整光标或四分区位置的指南，以定义 F 网织红细胞（TO 和 HbF 双阳性）和非 F 网织红细胞（TO 阳性和 HbF 阴性）的区域。

4）采集 logFSC、logSSC、log 绿色荧光（TO）、log 红色荧光（HbF-PE-Cy5）。设置 FSC 信号的阈值，并以高流速收集每个样本 50 000 个细胞。调整电压设置时，将绿色荧光和红色荧光的阴性群体完全置于 10 以内。需要调整红色补偿中的绿色。

采用 HbF 和 RNA 含量双重染色分析 F 网织红细胞。抗 HbF（PE-Cy5）染色的样本根据红色荧光水平识别 F 细胞和非 F 细胞。通过比较无 TO 染色样本和 TO 共染色样本自体荧光的绿色荧光，可以计算出这两种红细胞的网织红细胞成分。

（三）胎儿血红蛋白检测的临床意义

（1）胎儿血红蛋白可用于评估妊娠和新生儿的各种情况。血红蛋白碱变性试验（APT

试验）有助于区分母血和胎儿血。KB 试验可以评估母胎出血的程度，以及 Rh 阴性母亲所需的 RhoD 免疫球蛋白剂量，以防止母体 Rh 抗体形成导致胎儿 / 新生儿 Rheus 病。但是此法需目测，人为因素干扰大，重复性差，最低检测限为 0.5%，不适于临床检测。由于胎儿红细胞中均含有胎儿血红蛋白，因此采用荧光素标记的抗胎儿血红蛋白抗体，可以通过流式细胞仪计数胎儿红细胞的数量，此方法的灵敏度可达 0.001%，是目前检测胎儿红细胞的最佳方法。

（2）胎儿血红蛋白可用于遗传性疾病的产前诊断。对母体血液循环中有核红细胞的鉴定也代表了一种使用母体血液样本进行产前基因检测的相对非侵入性方法。这种方法由于风险极小，适用于孕妇大群体的普遍筛查，可尽早发现异常胎儿。对孕妇外周血的胎儿红细胞进行产前基因诊断主要根据胎儿有核红细胞存在于孕妇外周血，而且胎儿红细胞表达几种特异的抗原如转铁蛋白受体和特异的胎儿血红蛋白肽链如 ζ 链和 γ 链，以此作为标志物进行细胞分类、鉴定和富集。由于孕妇血中胎儿细胞数量极少，只有孕母血细胞的 1/100 ～ 1/10，故可以先通过流式细胞仪分选进行胎儿细胞纯化和富集，然后进行进一步的产前诊断。

（3）F 细胞定量在镰状细胞贫血、地中海贫血、骨髓增生异常综合征和溶血性贫血及其他血红蛋白病的评估和治疗监测中具有潜在的应用价值。成人 F 细胞是具有胎儿血红蛋白的红细胞。胎儿血红蛋白是成人红细胞中的一种血红蛋白成分，通常占比在 5% 以下。在获得性贫血或其他造血活动增强的情况下，以及在一种被称为遗传性胎儿血红蛋白持续存在症（HPHF）的正常遗传变异中，F 细胞的数量会增加。研究表明，F 细胞或胎儿血红蛋白水平的增加与镰状细胞贫血和地中海贫血临床病情的改善同步，对评估骨髓发育不良或地中海贫血患者的预后有价值。

1）镰状细胞贫血：为常染色体显性遗传血红蛋白病，因 β 链第 6 位氨基酸谷氨酸被缬氨酸代替，形成了异常的血红蛋白 S（HbS），取代了正常血红蛋白（HbA），氧分压下降时 HbS 分子之间相互作用，成为螺旋形多聚体，使红细胞扭曲成镰状细胞（即镰变现象）。引起红细胞镰变的多聚体的形成和稳定均需 β 珠蛋白链的参与。HbA 含 β 链，易参与 HbS 多聚体的形成。胎儿血红蛋白不含 β 链，可抑制 HbS 的多聚体化，故不含胎儿血红蛋白的红细胞易镰变。因此，可以通过检测含有胎儿血红蛋白的 F 细胞的数量判断镰状细胞贫血的病情变化和治疗效果。

2）β 珠蛋白生成障碍性贫血：珠蛋白生成障碍性贫血即地中海贫血，又称海洋性贫血，是一组遗传性溶血性贫血疾病。β 地中海贫血的发生主要是由于珠蛋白基因突变或缺失，基因突变类型至少有 186 种，主要为点突变。珠蛋白肽链的基因发生突变，导致正常 β 珠蛋白肽链合成减少或不合成或产生异常肽链，从而使 α 珠蛋白肽链相对过剩，形成包涵体沉积于红细胞膜上，使红细胞变形能力降低，易被破坏，导致溶血性贫血。因此，可以通过诱导 γ 链的合成，使珠蛋白的合成达到平衡，以实现缓解症状的目的。目前，诱导 γ 链合成，即通过药物提高胎儿血红蛋白水平是治疗 β 地中海贫血的重要手段。在治疗过程中，用流式细胞仪监测患者胎儿血红蛋白的含量，可帮助确定药物疗效及调整用药剂量。

三、红细胞的免疫功能及流式分析

红细胞与其他血细胞均来源于骨髓造血干细胞。以往认为虽然它们来源相同，但功能各异，前者主要是运输气体，而后者则参与免疫和防御机制。研究表明，红细胞不仅具有呼吸功能，且同白细胞一样具有免疫功能。目前已知红细胞具有以下免疫功能：识别携带抗原、清除循环中免疫复合物、增强 T 细胞依赖反应、效应细胞样作用、促进吞噬作用。而红细胞这些免疫功能的生理学基础为红细胞免疫黏附作用。

免疫黏附是指抗原 - 抗体复合物与补体 C3b 结合后，可黏附于灵长目或非灵长目的红细胞与血小板，这一现象统称“血细胞免疫黏附作用”。红细胞的免疫黏附活性是以Ⅰ型补体受体（complement receptor type Ⅰ，CR1）为基础实现的。机体在感染病原微生物或其他致病因素的侵袭下，会产生大量的免疫复合物（IC），免疫复合物沉着于组织某些部位，激活补体系统。通过 CR1，红细胞与抗原 - 抗体 - 补体复合物结合，并将其运送至肝脾网状内皮系统，交给巨噬细胞消灭。免疫复合物从红细胞上解离并被吞噬细胞吞噬清除。释放免疫复合物后的红细胞可再回到血液循环中，仍具有结合免疫复合物的能力。

CR1 即 CD35，人类每个红细胞表达 200 ～ 500 个 CR1 分子，主要配体为 C3b。该受体为糖蛋白，分子质量为 205kDa。CR1 能作为 I 因子介导 C3b 裂解的辅助因子，加速 C3 转化酶降解，促进吞噬细胞对 C3b/C4b 所包被颗粒及免疫复合物的吞噬、激活和杀菌代谢。红细胞上的 C3b 受体占血液循环中 C3b 受体总数的 95% 以上。因此，血液循环中的抗原 - 抗体复合物遇到红细胞比遇到白细胞的机会多 500 ～ 1000 倍，红细胞清除免疫复合物的特性是白细胞和淋巴细胞所不及的。

检测红细胞免疫功能的方法较多，多种检测方法的结合能更客观地反映红细胞的免疫功能。流式细胞术检测红细胞免疫功能的方法主要是红细胞免疫黏附的基础——CR1 的定量测定。下文以 Aymric Kisser 等测定 CR1 的实验为例进行介绍。

Aymric Kisser 等提出了一种基于流式细胞术的测定红细胞 CR1 平均密度（CR1/E）的方法。利用三组已知 CR1/E 的受试者［分别表达低密度水平（180 CR1/E）、中等密度水平（646 CR1/E）和高密度水平（966 CR1/E）］，用流式细胞仪测定他们的红细胞或红细胞平均荧光强度（MFI），即用流式细胞仪测定抗 CR1 免疫染色后的红细胞平均荧光强度（RBC MFI）。根据三组受试者的 CR1/E 可以绘制 CR1/E 函数的 MFI 标准线。测定 CR1/E 未知的受试者的 MFI，并利用这条标准线进行计算，就有可能确定个体的 CR1/E。

具体测定方法如下。

（一）样本采集

同时采集三组 CR1 低、中、高密度的受试者和要定量检测 CR1 的受试者血液样本，于 4℃冰箱中储存。

（二）实验步骤

实验前一天，用含 0.15% BSA 的 PBS 制备 PBS-BSA 洗涤、稀释缓冲液，并将其放入 4℃冰箱中。

1. 洗涤红细胞

（1）取 20ml PBS-BSA 加入 50ml 的试管中。

（2）取 250μl EDTA 抗凝全血，加入含有 20ml PBS-BSA 的 50ml 试管中。拧紧盖子，将试管轻轻倒置 2 次混匀。

（3）将试管在 4℃下以 430*g* 的速度离心 10 分钟。用 10ml 移液管取出并弃去上清液。轻柔仔细地将细胞重新悬浮在剩余上清液中。

（4）将 20ml 冷 PBS-BSA（4℃）加入试管中，在 4℃下以 430*g* 的速度离心 10 分钟。用 10ml 移液管取出并弃去上清液。

（5）在试管中加入 20ml 冷的 PBS-BSA（4℃），在 4℃下以 430*g* 的速度离心 10 分钟。将试管留在 4℃的离心机中。

2. 稀释红细胞

（1）将 3ml 冷 PBS-BSA 移入 50ml 试管中，在 4℃的冰架上保存。

（2）将装有红细胞的离心管［“洗涤红细胞”步骤（1）～（5）］放在冰架上。

（3）用移液管吸取 8μl 红细胞，加入装有 3ml 冷 PBS-BSA 的 50ml 试管中，得到红细胞稀释液。用手轻轻晃动将红细胞悬液混匀。

3. 红细胞免疫染色

（1）取 100μl 红细胞稀释液加入 1.4ml 的试管中。

（2）在 4℃下以 430*g* 的速度离心 5 分钟，离心过程中，在 PBS-BSA 缓冲液中制备浓度为 0.05μg/μl 的生物素化抗 CR1 J3D3 抗体稀释液。

（3）离心完成后，取出并弃去上清液。

（4）将 20μl 抗 CR1 J3D3 直接加入细胞中。阴性对照添加 20μl 的 PBS-BSA 缓冲液。轻轻混匀试管，在 4℃下孵育 45 分钟。

（5）孵育 45 分钟后，在试管中加入 750μl 的 PBS-BSA。在 4℃下以 430*g* 的速度离心 5 分钟，弃去上清液。再重复一次此操作。

（6）同时在 PBS-BSA 缓冲液中制备 1 ∶ 10 稀释的链霉亲和素 - 藻红蛋白（SA-PE）。取 20μl 的 1 ∶ 10 稀释的 SA-PE 加入试管中。轻轻晃动混匀试管，在 4℃下孵育 45 分钟。

（7）在试管中加入 750μl 的 PBS-BSA 缓冲液，在 4℃下以 430*g* 的速度离心 5 分钟，弃去上清液。重复一次此步骤。

（8）离心过程中，于 PBS-BSA 缓冲液中制备 1 ∶ 100 稀释的生物素化抗链霉亲和素抗体。

（9）离心完成后，弃去上清液。

（10）取 20μl 的 1 ∶ 100 稀释的生物素化抗链霉亲和素，放入试管中。轻轻晃动试管混匀。将试管在 4℃孵育 45 分钟。

（11）孵育 45 分钟后，加入 750μl 的 PBS-BSA 缓冲液。在 4℃下以 430*g* 的速度离心

5 分钟，弃去上清液。重复一遍。

（12）取 20μl 的 1 ∶ 10 稀释的 SA-PE 加入试管中，轻轻晃动试管混匀。将试管在 4℃孵育 45 分钟。

（13）取 750μl 的 PBS-BSA 缓冲液加入试管中，混合均匀，在 4℃下以 430*g* 的速度离心 5 分钟，弃去上清液。重复 2 次此步骤。

4. 免疫染色红细胞固定

（1）在最后一次离心过程中，用 PBS-BSA 1 ∶ 100 稀释 37% 甲醛配制固定缓冲液。

（2）取 450μl 的固定缓冲液，涡旋 5 秒，加入免疫染色的红细胞管中［“红细胞免疫染色”步骤（3）～（13）］。

（3）将所有固定细胞加入 5ml 的圆底管中，放入冰箱中保存，不超过 48 小时。

5. 染色红细胞的流式细胞术分析

选择适当的细胞仪设置来指定参数：前向散射（FSC）、侧向散射（SSC）和 PE（一种荧光素参数）。为 FSC 参数选择线性模式，为 SSC 和 PE 参数选择对数模式。在 FSC 与 SSC 图上对红细胞进行设门。在 PE 荧光散点图中显示红细胞数量。通过 FSC 和 SSC 散点图收集 10 000 个红细胞。

6. 红细胞 CR1 密度的测定

（1）取低、中、高三组样本和阴性对照样本的平均荧光强度。

（2）在表示平均荧光强度随 CR1 浓度变化的曲线图上，根据实验设计需要放置阴性对照及相应的 3 个点：低、中、高。

（3）绘制回归线，得到校准线及其方程。

（4）取待测样本所对应的平均荧光强度（RBC MFI）。

（5）用平均荧光强度值代入公式的“*Y*”值得到方程，并计算 CR1/E。

（6）检查图表上的平均荧光强度值和确定的 CR1/E 是否对应于校准线上的一点。

目前有一些方法能够测定 CR1/E。最初使用的是玫瑰花环试验，但很快被使用放射性核素标记的抗 CR1 抗体的免疫染色方法所取代。用酶联免疫吸附测定（ELISA）检测膜提取物中 CR1 的浓度也是可行的。这些方法虽然准确，但仅提供 CR1/E 的平均值。CR1/E 在整个红细胞群体中的分布只有通过免疫染色后的流式细胞分析才能获得。由于 CR1/E 很低，使用这项技术测定很困难。然而，现在 Aymric Kisser 等基于免疫染色细胞荧光信号放大的流式细胞术定量的方法使 CR1/E 的测定变得简单，并且该方法具有良好的灵敏度和重现性，可检测不到 100 个 CR1/ 细胞。

然而，该方法需要三名已知 CR1/E 的受试者样本：一名红细胞 CR1 水平较低（180 CR1/E）的受试者、一名红细胞 CR1 水平中等（646 CR1/E）的受试者及一名红细胞 CR1 水平较高（966 CR1/E）的受试者。在表达范围内的受试者和 CR1 待测受试者的血液样本应同时抽取，保存在 4℃的冰箱中，并在 4℃的环境进行实验。EDTA 试管中提取的血液可在 4℃保存 5 天，然而超过 5 天后，红细胞 CR1 的密度就开始下降，标准 CR1 曲线出现崩溃。由于生成的回归线扭曲，CR1 密度的测定不再准确。应该注意的是，在体外储存、处理条件和多层染色会导致 CR1 的聚集和略微高估 CR1 分子的数量。然而，通过扩增系统使用针对诸如 J3D3 的三个表位的抗 CR1 抗体能够充分类集，因此能够保证正确地测定

CR1 密度。

总之，Aymric Kisser 等的方法灵敏度高，易于在流式细胞仪上检测，便于在阿尔茨海默病（AD）、系统性红斑狼疮（SLE）、艾滋病或疟疾等疾病中观察到红细胞 CR1 表达的降低。

第三节 红细胞病理状态的流式检测

红细胞疾病多由数量、细胞结构和功能的异常所导致，包括红细胞数量增减、红细胞膜缺陷、血红蛋白的异常变化等。

一、红细胞膜的异常病理改变及流式检测

红细胞膜是一种由脂质双层通过连接蛋白与嵌入脂质双层中膜蛋白的胞质结构域相互作用而锚定在基于血影蛋白（spectrin）膜骨架上的复合结构。此外，内脂单层中的阴离子磷脂直接与骨架蛋白血影和蛋白 4.1 相互作用，通过这些相互作用调节膜的功能。除了磷脂，红细胞膜还含有大量相互作用的蛋白质（50 多个跨膜蛋白和 10 个骨架蛋白），这些蛋白质负责抗原反应、膜转运功能和机械特性。通过单向十二烷基硫酸钠 - 聚丙烯酰胺凝胶电泳（SDS-PAGE）分析红细胞膜蛋白，至少有 7 条以上电泳区带，以分子量从大到小排列命名为带 1 至带 7 蛋白。带 1 蛋白及带 2 蛋白分别为血影蛋白的 α 链及 β 链，血影蛋白两个亚基链呈反向平行排列，扭曲为麻花状，形成异源二聚体。两个异源二聚体头连接形成 200nm 长的四聚体。带 5 蛋白为肌动蛋白，是细胞骨架的主要成分，纤维上有多个与血影蛋白结合的位点，通过与血影蛋白游离端的结合参与膜骨架结构的形成。带 2.1 蛋白为锚蛋白，带 4.1 蛋白的功能是加强血影蛋白与肌动蛋白连接及通过它与血型糖蛋白连接。锚蛋白复合物和 4.1R 复合物将血影蛋白 / 肌动蛋白膜骨架锚定在磷脂双层上。带 3 蛋白是红细胞的阴离子交换蛋白。带 4.2 蛋白可加强锚蛋白与带 3 蛋白之间的连接。膜蛋白按其分布和功能分为外周蛋白和内嵌蛋白两大类。外周蛋白中以骨架蛋白为主要成分，构成网络状红细胞膜骨架贴于红细胞内面，包括带 1、2、2.1、4.1 和 5 蛋白，其主要功能是维持红细胞形态和变形能力。内嵌蛋白主要为带 3 蛋白和血型糖蛋白，均嵌入膜中，和红细胞内阴离子转运和能量代谢有关，后者是红细胞的血型标志物，并和骨架蛋白相连接。膜骨架蛋白横向连接是指膜血影蛋白（四聚体）-4.1 蛋白 - 肌动蛋白 - 膜血影蛋白（四聚体）。膜骨架蛋白纵向连接有两种：①膜血影蛋白（四聚体的 β 链）- 锚蛋白 - 带 3 蛋白；②膜血影蛋白 -4.1 蛋白 - 血型糖蛋白 C。

当红细胞膜上某种蛋白质的数量或结构发生变化时，即可出现形态和功能异常，甚至发生溶血性贫血，如遗传性球形红细胞增多症、遗传性椭圆形红细胞增多症、遗传性口形红细胞增多症都是由遗传性膜缺陷所致。阵发性睡眠性血红蛋白尿症则是后天性获得性红细胞膜缺陷症。

（一）遗传性球形红细胞增多症

1. 概述

遗传性球形红细胞增多症（hereditary spherocytosis，HS）是一种由红细胞膜缺陷引起的遗传性溶血性贫血。其遗传方式有常染色体显性遗传、常染色体隐性遗传及新的突变等，其中 75% 的病例是常染色体显性遗传。HS 的基本病变是基因突变，导致膜骨架蛋白缺陷（合成减少或蛋白不稳定）。其分子缺陷主要发生在膜血影蛋白（α 与 β 链）、锚蛋白、带 3 蛋白和带 4.2 蛋白，锚蛋白突变占 40% ～ 50%，带 3 蛋白突变占 20%，血影蛋白 α 与 β 链突变各占 10%，带 4.2 蛋白突变较少。由于血影蛋白缺乏导致膜脂质缺乏支撑而自动流失，最终使膜表面积减小，形成球形红细胞。

2. 流式细胞仪测定

HS 通常通过外周血涂片中出现明显的球形细胞来初诊，可通过渗透脆性试验（OFT）、自体溶血试验、酸性甘油溶解试验或粉红试验来确诊。然而，这些试验对检测病变轻微者的灵敏度较低，并且受与红细胞骨架缺陷无关的因素影响。目前 HS 的诊断指南建议使用基于流式细胞术的方法作为 HS 诊断的筛查试验。流式细胞术有两种检测方法：伊红 -5- 马来酰亚胺（eosin-5-maleimide，EMA）结合试验和流式细胞仪渗透脆性试验。

（1）EMA 结合试验：应用 EMA 标记红细胞，测定荧光强度，进行流式细胞分析，对 HS 的诊断具有很高的敏感性和特异性。荧光染料 EMA 与 Lys-430 中的 ξ-NH_2 基团结合在红细胞膜上的主要蛋白质——带 3 蛋白上。带 3 蛋白缺失导致 EMA 结合荧光强度降低。因为带 3 蛋白与锚蛋白及带 4.2 蛋白相互作用，因此带 4.2 蛋白和锚蛋白的缺失导致荧光强度也随之降低。根据荧光强度的变化可以评估膜蛋白的拷贝数和构象变化。

实验方法：

1）将每个受试者的 100μl 全血用 1ml 无菌 PBS（pH7.4）洗涤 2 次，然后以 1500 转 / 分的速度离心 5 分钟。

2）取 5μl 红细胞与 25μl EMA 染料或 PBS（未染色对照）在黑暗环境中室温孵育 1 小时。

3）细胞悬液以 1500 转 / 分离心 1 分钟，然后除去未结合的染料。

4）用 0.5ml 无菌 0.5% BSA 溶液在 PBS 中洗涤标记的红细胞两次。将标记的红细胞悬浮在含 0.5% BSA 的 0.5ml PBS 中。

5）将该细胞悬液 100μl 加入含 0.5% BSA 的 1.4 ml PBS 溶液中进行流式细胞分析。

6）用流式细胞仪测定 10 000 个事件的平均荧光强度作为几何平均值。

用 EMA 标记的红细胞进行流式细胞术检测客观经济、操作简单，检测速度快，2 ～ 3 小时出结果，样本可储存 7 天，可长距离运输样本，而且多个需要少量的血液，对于 HS 的诊断具有高敏感性和高特异性，还可用于新生儿样本的检测。多个研究表明，EMA 结合试验的结果比经典的 OFT 敏感、特异，但是它的缺点是缺乏正常对照和 HS 患者的通用参考范围，由于不同流式细胞仪的荧光尺度不同，不同实验室的检测结果不能相互比较。因此，与对照相比，EMA 的荧光强度降低百分比是实验室间比较的更好的报告指标。

（2）流式细胞仪渗透脆性试验（FOFT）：OFT 是在室温（RT-OFT）或在 37℃孵育 24 小时（IOFT）后进行的，可以提高试验的敏感性。但是正常的 RT-OFT/IOFT 并不排除

HS 的可能性，因为 10% ～ 20% 的 HS 患者血液循环中缺乏球形红细胞，即使使用 IOFT 也会出现假阴性结果。此外，这两种 OFT 劳动强度大、耗时长，偶尔也会产生不确定的结果，没有明显的分界值。这些方法的主要缺点是缺乏特异性，因为其他先天性 / 获得性红细胞缺陷，如免疫性溶血性贫血、近期输血史、红细胞酶缺陷和不稳定的血红蛋白变异也可以测出阳性结果。

FOFT 是基于低渗溶液诱导溶血后对残余红细胞比例（%RRC）的评估。其原理是在生理盐水中悬浮的红细胞暴露于去离子水（溶血诱导剂）时发生溶血，然后用流式细胞仪实时检测加入去离子水前后的红细胞数量，对 %RRC 进行评估，较低的 RRC% 值表示渗透脆性增加。具体实验方法以 Arora 等的研究为例。

1）根据 HS 的诊断依据即慢性溶血的临床和实验室特征，4 项检测中有 2 项呈阳性。对疑似 HS 患者进行 RT-OFT、IOFT、EMA 和 FOFT 评估。健康对照者进行实验室检查和病史检查，并与患者一起进行流式细胞仪检测。每批 EMA 和 FOFT 测试均使用 5 个对照，以避免随机误差。

2）用 K_2-EDTA 抗凝真空采血管采集外周血，外周血样本在网织红细胞模式下运行，获得完整血象、红细胞指数、网织红细胞计数的数值。检查外周涂片。

3）渗透脆性试验：对每个患者的新鲜血液和孵育样本（37℃，24 小时）进行红细胞渗透脆性试验。

4）EMA 结合试验：取患者样本与 5 名正常对照组的外周血样本。200μl K_2-EDTA 抗凝血液用 PBS 洗涤 3 次，制成红细胞悬液。取 5μl 洗涤红细胞与 25μl EMA 染料于 Eppendorf 管中，避光孵育 1 小时。孵育后，将红细胞管在 2260g 的台式离心机中离心 3 分钟，去除多余的染料。用 500μl PBS 洗涤细胞，直至上清液无色。最后将红细胞悬浮在 600μl PBS 中。使用 FACS Canto Ⅱ 测定 FITC 通道中至少 15 000 个细胞的平均荧光强度。EMA 结合试验结果以患者的 EMA 荧光降低百分比（%EMA 降低）表示。

5）流式细胞仪渗透脆性试验：用生理盐水两步稀释法制备红细胞悬液。第一步，用 1.1ml 生理盐水稀释 20 ～ 50μl 血液。取的血容量（μl）根据以下公式计算，因此每个试管中的红细胞数量相同。加入生理盐水后，轻轻搅拌混合物。

$$\text{血容量（μl）} = \frac{130}{\text{红细胞数} / 10^6\text{μl}}$$

将 10μl 的第一次稀释血液加入已经装有 1.1ml 生理盐水（NS）的流式管中。这是最终用于流式细胞仪采集和分析的红细胞悬液（例如，如果红细胞数为 4.81×10^6/L，取的血容量为 27μl。在第一步中，检测之前，在 12mm×75mm 试管中用 1.1ml NS 稀释等份血液。第二步，将 10μl 的第一次稀释液转移到装有 1.1ml NS 的流式管中。经涡旋混合器处理后，获得最终的红细胞悬液）。

在 FACS Canto Ⅱ 上进行流式细胞分析。将红细胞悬液充分混匀后放在进样口。对红细胞进行 FSC 和 SSC 门控，24 秒后采集样本。在采集过程中经过第一个区域（R1）后，拔出试管并加入 0.9ml 去离子水以诱导溶血。立即将试管移至进样口，采集 2 分钟。溶血程度采用诱导溶血后残留红细胞的百分率评价，溶血程度用“%RRC”和“%RRC

比率”表示。

较低的 %RRC 值和较高的 %RRC 比率表明渗透脆性增加。计算 %RRC 比率并没有增加任何显著优势，因此使用 %RRC 值而不是 %RRC 比率进行分析。

6）为了评估 EMA 和 FOFT 的变异系数，对 5 名健康人的样本进行了 5 次 FOFT 和 EMA 结合试验。计算 RRC 百分率和 EMA 荧光强度。

7）数据分析。

与传统的红细胞渗透脆性试验方法不同，FOFT 已被证明可以给出与均线分析相当的结果。它的主要优点是定量、客观、省力，只需要流式细胞仪、去离子水及生理盐水，不需要荧光染料和荧光检测器，并且不需要预先孵育，成本低。此外，该试验具有快速的周转时间，能够产生高敏感性和高特异性的结果。

在 HS 的诊断中，FOFT 检测结果与疾病严重程度相关，病情越严重，悬浮体中残留的红细胞数量就越少，因此此实验可作为疾病严重程度的预测因子。

（二）阵发性睡眠性血红蛋白尿症

阵发性睡眠性血红蛋白尿症（PNH）是一种罕见的多能造血干细胞获得性疾病，因此可影响红细胞、白细胞、血小板，也可能影响某些内皮细胞。这些造血干细胞获得了 X 连锁基因磷脂酰肌醇多糖 A 类（PIG-A）的体细胞突变。这个基因是合成 GPI 锚定蛋白所必需的，而 GPI 锚定蛋白是一些蛋白质附着到细胞膜上所必需的。缺乏 GPI 锚定蛋白的合成导致造血干细胞表面和由其产生的所有细胞系上各种蛋白质表达不足。因此，细胞表面会缺少两种重要的补体调节蛋白：“衰变加速因子”（DAF，又称“CD55”）和“反应性裂解膜抑制因子”（MIRL，又称“CD59”），从而红细胞更容易受到补体作用的影响，导致补体介导的血管内溶血。因此，缺乏 GPI 锚定蛋白的异常血细胞的检测对 PNH 有重要诊断价值。

目前，用流式细胞仪及免疫荧光技术检测外周血红细胞膜、网织红细胞膜及白细胞膜上 GPI 锚定蛋白缺失可以诊断 PNH，其特异性和敏感性均优于以往的溶血试验。通过流式细胞术的检测，发现健康人外周血细胞膜上 CD55 和 CD59 的表达完全阳性，而 PNH 患者的血细胞可被认为是一种遗传嵌合体，因为患者Ⅰ型细胞（在正常密度下表达 GPI 锚定蛋白）、Ⅱ型细胞（部分缺乏 GPI 锚定蛋白）和Ⅲ型细胞（完全缺乏 GPI 锚定蛋白）同时存在。流式细胞术可以准确区分这些不同的人群。崔巍等对 PNH 患者外周血红系 CD59 的表型分析表明，健康人网织红细胞和红细胞均为 CD59 阳性，而 PNH 患者的红系 CD59 表达分为 3 型：Ⅰ型细胞（CD59 正常阳性，其平均荧光强度和峰值位置与健康人 CD59 阳性峰所在位置相同）、Ⅱ型细胞（CD59 部分阳性，其荧光强度处于Ⅰ型和Ⅲ型之间）和Ⅲ型细胞（CD59 阴性）。相应地，他们将 PNH CD59 表达类型划分为 4 种：A 型为正常对照，CD59全阳性，其荧光强度与Ⅰ型细胞相同；B 型仅包括阴性细胞和完全阳性细胞（Ⅲ型细胞和Ⅰ型细胞）；C1 型包括Ⅲ型细胞、Ⅱ型细胞和Ⅰ型细胞，Ⅱ型细胞的数量少于Ⅰ型细胞，峰值也低于Ⅰ型细胞；C2 型与 C1 型细胞相似，但Ⅱ型细胞的数量多于Ⅰ型细胞，峰值也高于Ⅰ型细胞；D 型细胞由部分阳性细胞和阴性细胞（Ⅱ型细胞和Ⅲ型细胞）组成。在检测的 10 例 PNH 患者中，网织红细胞中Ⅲ型细胞（CD59 阴性）最多，而受累成熟红细胞中Ⅲ型细胞较少，少于Ⅰ型细胞。

下面以双色流式细胞术检测红细胞和网织红细胞上 CD55 和 CD59 为例进行介绍。

实验材料：Retic-Count（TO）和藻红蛋白（PE）标记的山羊抗鼠（GAM）IgG，PE 标记的小鼠抗人血型糖蛋白 A IgG1，小鼠抗人 CD59 IgG1。

实验方法：

（1）采集经糖水试验、Ham 酸化血清试验等特征性试验确诊的患者外周血样本和健康成年人外周血样本（对照组）。静脉血放入含 EDTA 的试管中。

（2）全血细胞用 PBS 洗涤 2 次，用于红细胞和网织红细胞分析。

（3）间接双色免疫荧光分析：10μl 全血（1×10^6/ml）与 20μl 抗 CD59 抗体在室温下孵育 30 分钟，细胞洗涤 2 次，悬浮至 100μl，加入 PE-GAM 20μl 和正常人 AB 血清（比例 1 ∶ 2.5），于室温孵育 30 分钟，洗涤 2 次，用 1.0ml TO 重悬细胞，室温下避光孵育 30 分钟。

（4）直接双色分析：除 PE- 抗血型糖蛋白 A 单克隆抗体（MoAb）代替抗 CD59 抗体和 PE-GAM 外，程序同上。洗涤后的细胞与 PE- 抗血型糖蛋白 A 孵育，然后与 TO 孵育，用于鉴定网织红细胞。

（5）采用 FSC 和 SSC 门控技术采集网织红细胞和红细胞，并用细胞特异性标志物 GPA 和 TO 进行确认。免疫前小鼠 IgG 和 PBS 分别代替单抗（MoAb）和 TO 进行非特异性染色。应进行颜色补偿，以消除两个探测器之间的荧光信号重叠。

（6）数据分析。

有研究表明，Ⅲ型红细胞对补体最敏感，Ⅰ型红细胞最不敏感，Ⅱ型红细胞介于两者之间。受影响的红细胞数量可能由于补体溶血而减少，这就是红细胞测量中阳性百分比较小的原因。但是，受影响网织红细胞的比例相对较高，这是因为Ⅲ型红细胞的寿命比Ⅰ型红细胞短，这使得它们在外周血中死亡的概率较低。除成熟红细胞外，受影响的网织红细胞数量可以更准确地反映受影响的 PNH 型红系祖细胞的造血状况，在诊断 PNH 和评价 PNH 干细胞的红细胞生成方面，受影响的网织红细胞可能比成熟红细胞更可靠。

二、血红蛋白病理改变及流式分析

血红蛋白病是由于血红蛋白分子结构异常（异常血红蛋白病），或珠蛋白肽链合成速度异常（地中海贫血，又称海洋性贫血）所引起的一组遗传性血液病。临床表现为溶血性贫血、高铁血红蛋白血症或由血红蛋白氧亲和力增高或减低而引起组织缺氧或代偿性红细胞增多所致发绀，可以通过多种方法检测（图 4-1 ～图 4-3）。

常见的血红蛋白病包括 α、β 地中海贫血及镰状细胞贫血等。关于血红蛋白病的流式分析详见本章第二节“二、红细胞的运输功能及流式分析”中胎儿血红蛋白的检测及相关疾病。

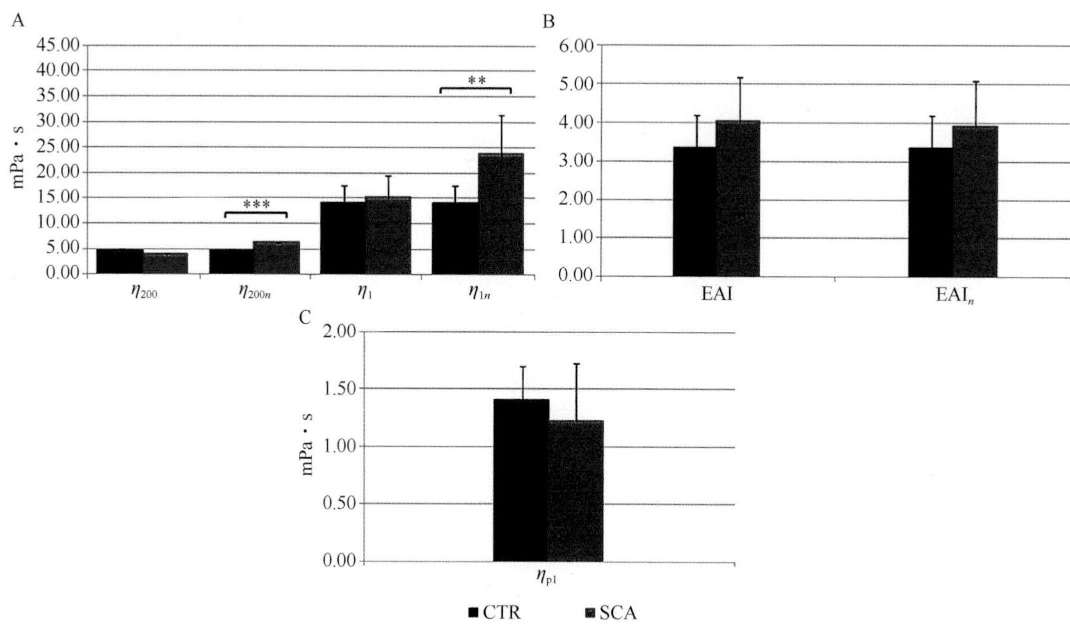

图 4-1 镰状细胞贫血（SCA）患者和健康受试者的血液流变学特征

A. 在低剪切率（$1s^{-1}$）和高剪切率（$200s^{-1}$）下测定的全血黏度 η_{200} 和 η_1。B. 在天然红细胞压积（Hct）条件下的红细胞聚集指数（EAI）（η_1/η_{200}）。η_{200n}、η_{1n} 和 EAI_n 的值是在标准化红细胞压积（Hct 40% ～ 45%）下获得的。C. 血浆黏度（η_{pl}）是在剪切速度 $200s^{-1}$ 下测定的。$^{**}P < 0.01$，$^{***}P < 0.001$

文献来源：Caprari P，Massimi S，Diana L，et al. 2019. Hemorheological alterations and oxidative damage in sickle cell anemia. Front Mol Biosci，6：142.

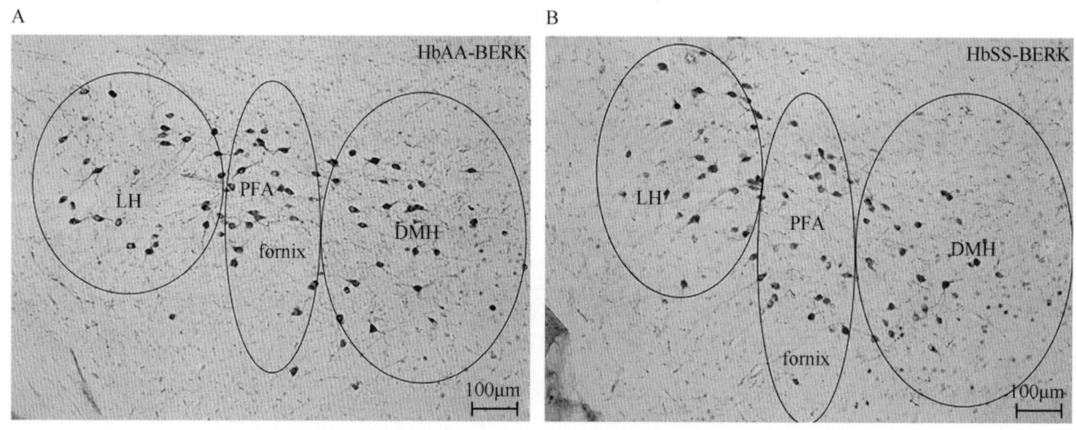

图 4-2 镰状细胞贫血小鼠模型内每个下丘脑亚区标记模式的表示

在 c-Fos 和促食欲素（orexin）免疫组织化学程序后，在 HbAA-BERK 和 HbSS-BERK 小鼠中观察到特定的细胞类型。A. 代表来自 HbAA-BERK 动物的照片。B. 代表来自 HbSS-BERK 动物的照片。代表性图片反映了每组的标记模式，并显示了三个下丘脑亚区：下丘脑脊内侧核（DMH）、下丘脑穹窿周围区（PFA）和下丘脑外侧区（LH）。fornix：穹窿。目标，10×

文献来源：Richardson K，Sweatt N，Tran H，et al. 2020. Significant quantitative differences in orexin neuronal activation after pain assessments in an animal model of sickle cell disease. Front Mol Biosci，7：5.

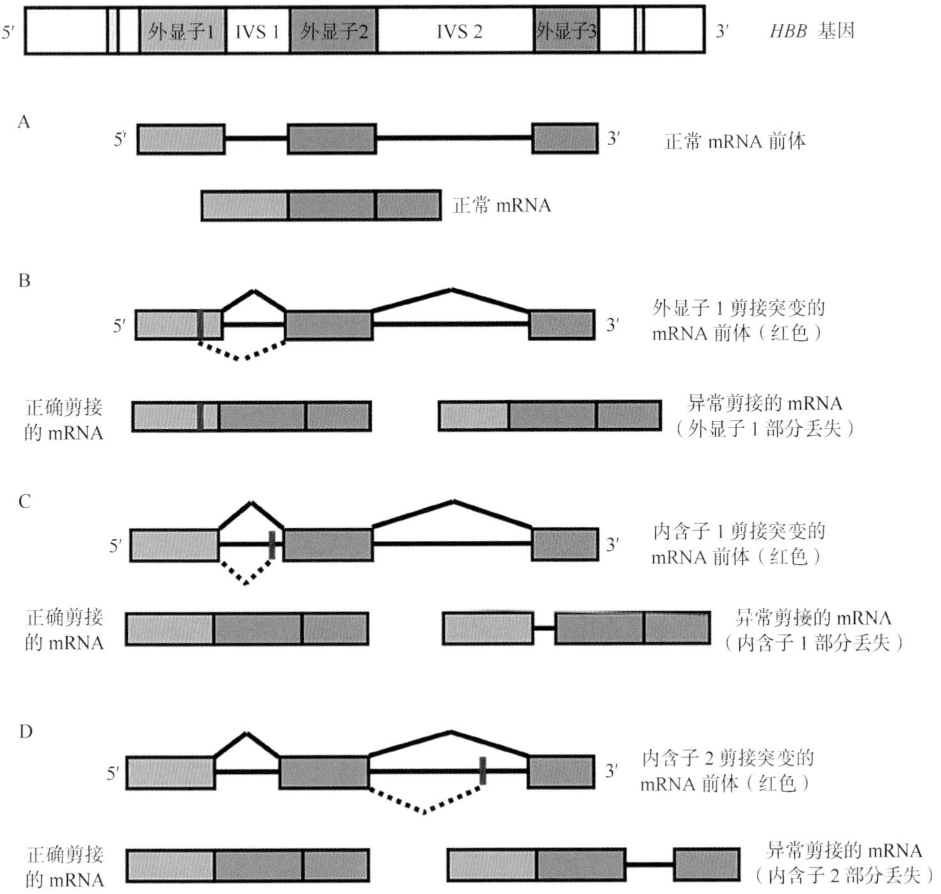

图 4-3 β 地中海贫血的分子基础——正常和异常剪接机制

A. 正常的 β 珠蛋白基因 *HBB* 产生具有完整的三个外显子的正常 mRNA 前体，随后转化为正常的 β 珠蛋白。B. 外显子 1 突变激活从头剪接位点的 *HBB* 可能产生正确剪接或异常剪接的 mRNA，随后分别转化为正常 β 珠蛋白或不产生 β 珠蛋白。C. 内含子 1 突变的 *HBB* 可能激活正确或异常的剪接途径，分别产生正常 β 珠蛋白或不产生 β 珠蛋白。D.*HBB* 中的内含子 2 突变可能分别诱导产生正常 β 珠蛋白或不产生 β 珠蛋白的正确或异常剪接机制。▌标记了突变的位置。虚线表示异常剪接机制

文献来源：Zakaria NA，Bahar R，Abdullah WZ，et al. 2022. Genetic Manipulation Strategies for β-Thalassemia：a review. Front Pediatr，10：901605.

（吴沂璇　付伟超　于文颖　梁昊岳）

参 考 文 献

程涛 , 2019. 基础血液学 . 北京：科学出版社 .

李晋飞 , 李宏全 , 巩红霞 , 等 , 2007. 红细胞免疫黏附功能及其检测技术的研究进展 . 畜牧兽医科技信息 , (1):10-11.

林果为 , 王吉耀 , 葛均波 , 等 , 2017. 实用内科学 .15 版 . 北京：人民卫生出版社 .

王建中 , 2005. 临床流式细胞分析 . 上海：上海科学技术出版社 .

郑丽萍 , 白丽红 , 黄惠 , 等 , 2020. 遗传性球形红细胞增多症实验室诊断进展 . 中国实验血液学杂志 , 28(2):704-707.

Akashi K, Traver D, Miyamoto T, et al, 2000. A clonogenic common myeloid progenitor that gives rise to all myeloid lineages. Nature, 404(6774):193-197.

An X, Chen L, 2018. Flow cytometric analysis of erythroblast enucleation. Methods Mol Biol, 1698:193-203.

Arora RD, Dass J, Maydeo S, et al, 2018. Flow cytometric osmotic fragility test and eosin-5′-maleimide dye-binding tests are better than conventional osmotic fragility tests for the diagnosis of hereditary spherocytosis. Int J Lab Hematol, 40(3):335-342.

Barminko J, Reinholt B, Baron MH, 2016. Development and differentiation of the erythroid lineage in mammals. Dev Comp Immunol, 58:18-29.

Chen K, Liu J, Heck S, et al, 2009. Resolving the distinct stages in erythroid differentiation based on dynamic changes in membrane protein expression during erythropoiesis. Proc Natl Acad Sci USA, 106(41):17413-17418.

Cui W, Lin Q, Zhang Z, 2002. Phenotypic analysis of affected peripheral erythroid for CD59 in paroxysmal nocturnal hemoglobinuria. Chin Med J (Engl), 115(2):206-208.

Davis BH, 2019. Enumeration of fetal red blood cells, hemoglobin-specific RBC cells, and F reticulocytes in human blood. Curr Protoc Cytom, 90(1):e56.

Davis BH, Bigelow NC, 1990. Clinical flow cytometric reticulocyte analysis. Pathobiology, 58(2):99-106.

Davis BH, Bigelow NC, 1993. Flow cytometric reticulocyte analysis and the reticulocyte maturity index. Ann N Y Acad Sci, 677:281-292.

Devalet B, Mullier F, Chatelain B, 2015. Pathophysiology, diagnosis, and treatment of paroxysmal nocturnal hemoglobinuria: a review. Eur J Haematol, 95(3):190-198.

Dzierzak E, Philipsen S, 2013. Erythropoiesis: development and differentiation. Cold Spring Harb Perspect Med, 3(4):a011601.

Fanhchaksai K, Manowong S, Natesirinilkul R, et al, 2019. Flow cytometric test with eosin-5-maleimide for a diagnosis of hereditary spherocytosis in a newborn. Case Rep Hematol, 2019:5925731.

Farias MG, 2017. Advances in laboratory diagnosis of hereditary spherocytosis. Clin Chem Lab Med, 55(7):944-948.

Hu J, Liu J, Xue F, et al, 2013. Isolation and functional characterization of human erythroblasts at distinct stages: implications for understanding of normal and disordered erythropoiesis *in vivo*. Blood, 121(16):3246-3253.

Ji P, Murata-Hori M, Lodish HF, 2011. Formation of mammalian erythrocytes: chromatin condensation and enucleation. Trends Cell Biol, 21(7):409-415.

Keerthivasan G, Wickrema A, Crispino JD, 2011. Erythroblast enucleation. Stem Cells Int, 2011:139851.

Kisserli A, Audonnet S, Duret V, 2020. Measuring erythrocyte complement receptor 1 using flow cytometry. J Vis Exp, (159).

Li J, Hale J, Bhagia P, et al, 2014. Isolation and transcriptome analyses of human erythroid progenitors: BFU-E and CFU-E. Blood, 124(24):3636-3645.

Ling KW, Dzierzak E, 2002. Ontogeny and genetics of the hemato/lymphopoietic system. Curr Opin Immunol, 14(2):186-191.

Liu J, Zhang J, Ginzburg Y, et al, 2013. Quantitative analysis of murine terminal erythroid differentiation *in vivo*: novel method to study normal and disordered erythropoiesis. Blood, 121(8):e43-e49.

Lux SE 4th, 2016. Anatomy of the red cell membrane skeleton: unanswered questions. Blood, 127(2):187-199.

McGrath KE, Bushnell TP, Palis J, 2008. Multispectral imaging of hematopoietic cells: where flow meets morphology. J Immunol Methods, 336(2):91-97.

Nandakumar SK, Ulirsch JC, Sankaran VG, 2016. Advances in understanding erythropoiesis: evolving perspectives. Br J Haematol, 173(2):206-218.

Piva E, Brugnara C, Chiandetti L, et al, 2010. Automated reticulocyte counting: state of the art and clinical applications in the evaluation of erythropoiesis. Clin Chem Lab Med, 48(10):1369-1380.

Riley RS, Ben-Ezra JM, Goel R, et al, 2001. Reticulocytes and reticulocyte enumeration. J Clin Lab Anal, 15(5):267-294.

Salomao M, Chen K, Villalobos J, et al, 2010. Hereditary spherocytosis and hereditary elliptocytosis: aberrant protein sorting during erythroblast enucleation. Blood, 116(2):267-269.

Terszowski G, Waskow C, Conradt P, et al, 2005. Prospective isolation and global gene expression analysis of the erythrocyte colony-forming unit (CFU-E). Blood, 105(5):1937-1945.

Ueno H, Weissman IL, 2006. Clonal analysis of mouse development reveals a polyclonal origin for yolk sac blood islands. Dev Cell, 11(4):519-533.

Zhang J, Socolovsky M, Gross AW, et al, 2003. Role of Ras signaling in erythroid differentiation of mouse fetal liver cells: functional analysis by a flow cytometry-based novel culture system. Blood, 102(12):3938-3946.

第五章

巨核细胞与血小板的流式检测

第一节 巨 核 细 胞

巨核细胞（megakaryocyte，MK）由骨髓中造血干细胞分化而来，可以生成并释放血小板到血液循环中，是一种高度分化的前体细胞，也是哺乳动物中唯一可以进行核内有丝分裂的细胞，其染色体数目成倍增加，形成多倍体。按照巨核细胞发育过程中的生物学表型和功能特征，可将其分为巨核 - 红系祖细胞（MEP）、巨核系祖细胞、原始巨核细胞、幼巨核细胞、颗粒型巨核细胞、产板型巨核细胞等。在进行数次有丝分裂之后，巨核细胞逐渐失去了增殖能力，但依然可以进行DNA的复制，同时扩增细胞质和形成更多的细胞器，从有丝分裂状态转换成核内有丝分裂状态而形成多倍体巨核细胞。接下来巨核细胞进入下一个成熟阶段，快速合成血小板相关的特定蛋白，细胞质进一步膨胀，此阶段以形成特有的超微结构如精细的分界膜系统（demarcation membrane system，DMS）和以颗粒的积累为特点。之后，巨核细胞通过胞质重组将细胞质扩展成珠状，形成前血小板，并将前血小板释放入血液在外周血中进一步成熟。除了凝血和止血，近年来研究发现血小板还有许多其他功能。血小板的数量和功能缺陷本身可导致某些疾病，而某些疾病中出现的血小板数量和功能缺陷，也会严重影响疾病的预后。自 1906 年首次确认血小板来源于巨核细胞后，血小板的各种病理改变就必然与巨核细胞的发育成熟过程密切相关。研究表明，除了产生血小板，巨核细胞还参与凝血、炎症、血管生成、固有免疫等过程，可以分泌重要因子，调控包括造血干细胞在内的多种细胞。认识与了解巨核细胞分化、血小板生成的机制，有助于为血小板相关疾病的治疗带来启发，对体外扩增血小板提供理论支持。

巨核细胞的检测方法有很多，如利用瑞氏 - 吉姆萨染色在显微镜下鉴定巨核细胞的形态和结构；通过细胞免疫荧光染色分析细胞表面特异性标志物的表达；用实时定量聚合酶链式反应（RT-qPCR）检测巨核细胞分化相关转录因子基因的表达水平；用单细胞测序技术绘制巨核细胞各个发育阶段的基因表达谱等。流式细胞术不仅可以同时检测多个巨核细胞表面标志物，还可以检测 DNA 含量、细胞周期及凋亡情况，从而实现对不同分化发育阶段巨核细胞的分析，是研究巨核细胞分化、确定调控巨核细胞发育和血小板形成的重要因子，也是体外扩增巨核细胞的有用工具。

一、巨核细胞的增殖

（一）巨核祖细胞

同其他血液细胞类似，巨核细胞也同样来自骨髓中的造血干细胞。在哺乳动物胚胎发育过程中，造血干 / 祖细胞依次出现在卵黄囊、胎肝、脾脏中，最终到达骨髓，此后骨髓成为终身造血的场所，也是生成巨核细胞的主要部位。但是，巨核细胞在骨髓的有核细胞中占比很低，只有 0.05%。除此之外，脾脏、肝脏和外周血也有少量的巨核细胞和巨核祖细胞。越来越多的研究证明，肺也是巨核细胞的"栖息"部位，尤其是成熟巨核细胞。巨核细胞的发育是一个动态、复杂的过程，受到来自细胞内部和外部多种信号的精密调控。按照其形态结构、生物学表型和功能特征可分为以下几个阶段：巨核祖细胞阶段、增殖阶段、成熟分化阶段、前血小板形成阶段。

Long 和 Jackson 等于 20 世纪 90 年代在小鼠骨髓中发现一种较原始的巨核细胞，其具有高度增殖潜能，可以形成肉眼可见、含大量不同发育阶段的巨核细胞集落。之后不久，Bruno 研究组从胎儿骨髓中鉴定出一群罕见的巨核祖细胞，可以形成含 300 个以上巨核细胞的混合细胞集落，但这种细胞在骨髓和血液中的比例很低，后来 Ramshaw 研究组证明可以从 $CD34^{+}Thy1^{+}$ 细胞亚群中富集到这种原始的巨核祖细胞。然而，由于巨核细胞在早期发育中罕见，而且人类胚胎和胎儿组织的可及性有限，难以分离出足够的细胞进行分析，人多能干细胞（hPSC），包括人胚胎干细胞（hESC）和人诱导多能干细胞（hiPSC），已成为研究人类细胞早期发展的重要工具。

研究人员通过构建半固态培养模型，发现多能干细胞在基质细胞和干细胞因子、血小板生成素（thrombopoietin，TPO）、白细胞介素 -3（IL-3）、巨核细胞集落刺激因子（MK-CSF）等作用下可以分化为巨核细胞。通过建立不同的培养体系，多个研究组利用体外诱导多能干细胞向巨核细胞分化实验，建立了巨核祖细胞层次结构，证明巨核细胞生成这一过程是动态、多阶段的。随着分化程度的提高，细胞的增殖能力下降，形成集落的能力逐渐减弱。其中，最原始、增殖能力最强的称为高增殖潜能混合巨核细胞集落形成单位（high proliferative-potential mixed colony-forming unit megakaryocyte，HPP-mCFU-MK），可以生成直径 0.5 ～ 3mm、含多个增殖中心的巨大集落。爆式巨核细胞集落形成单位（bursting forming unit-megakaryocyte，BFU-MK）阶段的细胞分化更成熟，但依然能形成多个增殖中心，集落由纯巨核细胞组成。体外培养人造血干细胞约 21 天可观察到由 50 个以上的细胞组成的 BFU-MK 集落，巨核细胞集落形成单位（colony-forming unit-megakaryocyte，CFU-MK）是相对成熟的巨核祖细胞，增殖能力更弱，形成的集落更小，在小鼠和人分别于 5 天和 12 天可观察到由 3 ～ 50 个巨核细胞组成的集落。CFU-MK 是骨髓中占比最高的巨核系祖细胞，可达到 90% 以上，也是体外最容易观察到的巨核细胞集落。人造血干细胞分化为 CFU-MK 需要 12 天，小鼠造血干细胞则需要 5 天。不同巨核祖细胞具有不同的生物学表型，HPP-mCFU-MK 不表达特异性抗原；BFU-MK 和 CFU-MK 均表达 CD34、CD33 和 CD41，但只有 CFU-MK 表达人类白细胞 DR 抗原（HLA-DR）。其中，CD41 又称整合素 αⅡb 或 GPⅡb，是巨核细胞系特异性表面标志物。BFU-MK 形态和成熟巨核细胞不同，类似小淋巴细胞。其增殖潜能较高，在特定培养条件下可在 1 周内产生 40 ～ 500 个巨核细胞。CFU-MK 相对更成熟，可以产生由 3 ～ 50 个巨核细胞形成的集落。

（二）巨核细胞的分裂

巨核细胞的增殖过程中，在特定条件下，巨核祖细胞不断分裂直至失去增殖能力而转变为形态学上可识别的巨核细胞，故此阶段也称巨核细胞过渡细胞阶段。这种过渡细胞处于二倍体状态，仍属于不成熟的细胞，在体外施以适当的刺激，如添加 IL-3、TPO 等，其可转变为多倍体细胞从而进一步分化成熟。这些细胞在形态学上表现出胞体小而圆、核呈锯齿状等特征，这与血小板形态结构有相同之处。伴随增殖能力的减弱，表面开始出现 CD41、CD42 和 CD61 等血小板特异抗原，而细胞干性标志物 CD34 的表达逐渐降低。过渡细胞根据表面抗原的表达情况可以分为三种类型：$CD34^{+}$ $CD41^{-}$、$CD34^{+}CD41^{+}$ 及 $CD34^{-}$ $CD41^{+}$。这些分化抗原的实质是糖蛋白（GP），在体内可作为受体参与血小板激活、黏附、凝集等生理活动。在白细胞抗原定义中 GP Ⅱ b/ Ⅲ a 复合物被称为 CD41a，GP Ⅱ b 被称为 CD41b；GP Ⅸ为 CD42a，GP Ⅰ b-α 和 GP Ⅰ b-β 分别为 CD42b 和 CD42c；GP Ⅲ a 为 CD61。其中，CD41a 为早期巨核祖细胞的标志物，CD42a 为晚期巨核祖细胞的标志物。

二、巨核细胞的成熟和分化

巨核细胞的成熟是指细胞失去分裂、增殖的能力，逐渐转变为形态学上可识别的巨核细胞。这是一个动态连续的过程，关键事件包括细胞核多倍体化、DMS 广泛形成、胞质扩大膨胀、致密颗粒积累、致密管状系统形成及各个细胞器的成熟。巨核细胞的多倍体化对于生成血小板是必不可少的。在增殖阶段末期，巨核祖细胞退出二倍体状态，不断复制 DNA 而不进行细胞质的分裂，导致细胞内 DNA 含量成倍增加，一个细胞含有多个二倍体染色体，可达到 $4n$、$8n$、$16n$，甚至 $32n$、$64n$。虽然巨核细胞的核内有丝分裂可高达 6 次，但大部分细胞在 DNA 达到 $16n$ 时即停止核内有丝分裂。巨核细胞核内有丝分裂和染色体倍增贯穿其成熟阶段，DNA 倍增程度一定程度上反映了其细胞质发育程度。巨核细胞多倍体化这一过程伴随着功能基因的扩增，一些血小板相关的特定蛋白质也迅速合成。细胞体积扩大，直径可扩展到 50 ～ 100μm，胞体大且胞质丰富。细胞核分叶并呈现退化趋势，细胞表面表达 PF4 和 CD41。

DMS 的广泛形成是成熟巨核细胞的特征之一。单个巨核细胞可以产生 1000 ～ 5000 个血小板，这一过程必然伴随膜表面积的大幅增加，DMS 满足了这一条件。DMS 作为成熟巨核细胞特有的超微结构，在幼稚巨核细胞中即可检测到 1 ～ 3μm 的不规则膜性管道，其在成熟巨核细胞中分布更为广泛，精细折叠的 DMS 将胞质分为大小接近、尚未分离的区域。曾经有学者提出假说，认为新生血小板聚集在巨核细胞胞质中，DMS 分割胞质并将其标定为“血小板区域”。越来越多的研究表明，DMS 起源于质膜的管状内陷，它与细胞外空间保持连续性，主要功能是为前血小板形成和延伸提供丰富的膜储备，最终变为开放系统，充当成熟血小板分泌颗粒内容物的运输管道。致密管状系统与 DMS 不同，DMS 可以被细胞外示踪剂染色，用单宁酸、钌红等可将其分类。而致密管状系统不与外界相联，是一个闭合系统，在血小板合成前列腺素中发挥重要作用。巨核细胞成熟过程中细胞质内出现大量颗粒的积累，以 α 颗粒最为丰富。这些颗粒多通过出囊泡的方式形成于高尔基体，内部包含丰富的血小板黏附相关蛋白，部分蛋白由细胞内源性合成，部分则来自胞吞、胞饮的细胞外部血浆蛋白。α 颗粒大小一致、密度均匀，分布在核周区域。

巨核细胞的分化和发育受到多种因素影响，通过体外培养巨核细胞，已经发现多个因子在巨核细胞的分化成熟中发挥正调控或负调控的作用。其中，TPO 被认为是最主要的正调控因子，体外实验证明 TPO 与血小板生成素受体（C-MPL）结合后可以促进巨核细胞集落生长，加速其分化成熟，上调 CD41、CD61 等特异性表面抗原的表达，在巨核细胞多倍体化、功能性血小板形成中发挥重要作用。IL-3 是巨核细胞早期发育中必不可少的细胞因子，对多种造血祖细胞有较强的刺激作用，可促进其进入细胞周期及自我更新。IL-3 主要作用于早期巨核祖细胞，促进其增殖，但对巨核细胞的多倍体化和血小板的释放没有作用。除此之外，SCF、GM-CSF、G-CSF、巨噬细胞集落刺激因子（M-CSF）、IL-6、IL-11，以及一些血管形成调节因子如酸性成纤维细胞生长因子（a-FGF）等都在巨核细胞的不同阶段参与调控。然而，研究表明，这些因子单独使用对巨核细胞的影响微乎其微，需要联合 TPO 才能发挥作用。如何在体外联合不同的因子，找到最佳的培养条件培养巨核细胞仍然是目前研究的热点。

三、巨核细胞的检测

随着分子生物学技术、影像技术的发展，巨核细胞检测的精确度大大提升，可对其形态结构、免疫表型、染色体倍性、细胞周期等多个特征进行观察，为阐述巨核细胞增殖分化、发育历程提供支持和证据。

（一）流式细胞术对巨核细胞的检测

流式细胞术通过检测标记的荧光信号来检测悬浮液中的单细胞或其他生物颗粒，可以分析细胞表型、体积、颗粒度、细胞凋亡和细胞周期等多个参数，在巨核细胞发育机制研究中有不可或缺的作用。目前常用人脐带血来源的单个核细胞，或其他来源的多能干细胞，在特定条件下培养，通过定期检测其表面抗原、DNA 含量等指标来研究巨核细胞的增殖分化模式和调控，为体外扩增巨核细胞、阐明疾病发生机制等提供理论支持。下面对流式细胞术在巨核细胞检测的应用进行讨论。

1. 巨核细胞免疫表型的检测

CD41 和 CD42 分别是巨核细胞发展的早期、晚期表面标志物，将健康供者来源的单个核细胞培养 10 天后，通过标记 Kit、CD71、CD31、CD61、CD41 和 CD42b 检测祖细胞、红系和巨核系细胞的分化情况。图 5-1 分别通过散点图、等高线图和柱状图展示活细胞中各个类别细胞的比例。通过标记 CD41 FITC、CD42b PE-Cy7，对不同发育阶段的巨核细胞进行分析。

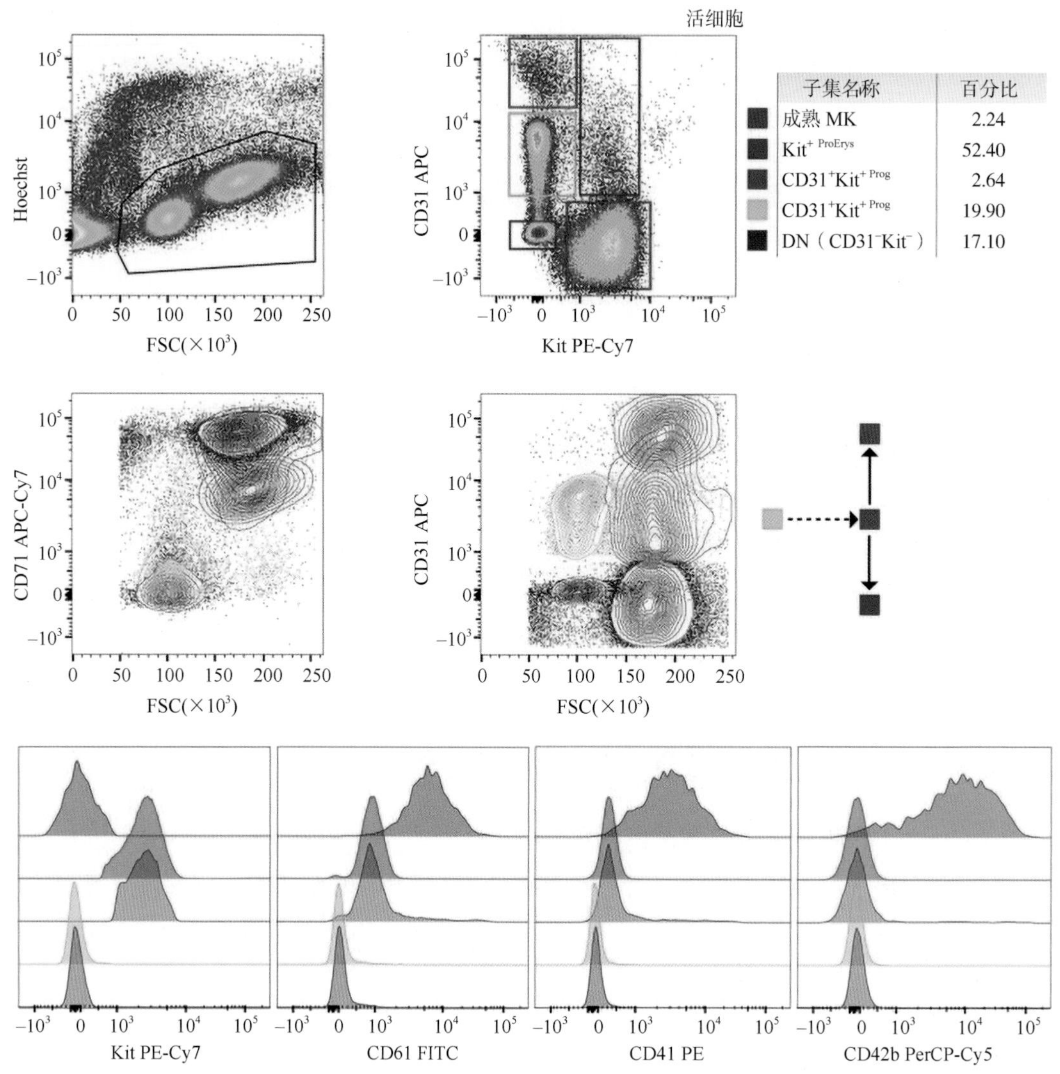

图 5-1 健康供者来源的单个核细胞体外培养 10 天后流式分析

散点图中黑色和蓝色方框指示早期祖细胞（双阴群及 $\text{CD31}^{+}\text{Kit}^{-}$）、绿色方框指示巨核 - 红系祖细胞（$\text{CD31}^{+}\text{Kit}^{+}$）、紫色方框指示成熟巨核细胞（$\text{CD31}^{\text{high}}$）、红色方框指示红系祖细胞（$\text{Kit}^{+}$）的比例。等高线图和柱状图显示巨核细胞为 $\text{CD71}^{+}\text{CD61}^{+}\text{CD41}^{+}\text{CD42b}^{+}$，箭头指示分化方向。Hoechst：二苯甲亚胺

文献来源：Iborra FJ，Papadopoulos P. 2017. Calreticulin in essential thrombocythemia：stressing out the megakaryocyte nucleus. Front Oncol，7：103.

2. 巨核细胞 DNA 含量的检测

用碘化丙啶（PI）染色法可以分析巨核细胞的 DNA 含量，根据染色体倍性初步判断其所处的细胞周期。PI 为插入性核酸荧光染料，可以嵌入双螺旋核酸链的碱基之间，嵌入 PI 的量与 DNA 含量成正比，用流式细胞仪进行分析，就能够得到处于细胞周期不同阶段的 DNA 分布情况，从而计算出各阶段细胞占比。PI 染色后，假设 G_0/G_1 期细胞的荧光强度为 1，那么含有双份基因组 DNA 的 G_2/M 期细胞的荧光强度的理论值为 2，正在进行 DNA 复制的 S 期细胞的荧光强度为 1～2。例如，在研究血管内皮生长因子受体 3（VEGFR3）

对巨核细胞多倍体化的影响时，在含有或不含有 VEGFR3 激动剂 VEGF-C-Cys 的情况下，用生理浓度 TPO 培养小鼠巨核细胞后，用 CD41 特异性抗体染色并固定，并对 CD41 细胞进行 DNA 含量分析。

3. 巨核细胞凋亡的检测

膜联蛋白Ⅴ（annexin Ⅴ）和 PI 双染法是流式检测细胞凋亡的经典方法，它是基于凋亡的早期细胞膜上磷脂酰丝氨酸（phosphatidylserine，PS）从细胞膜的内侧翻转到细胞膜的表面这一原理来实现的。膜联蛋白Ⅴ是一种分子质量为 35 ～ 36kDa 的 Ca^{2+} 依赖性磷脂结合蛋白，能与 PS 高亲和力结合，将膜联蛋白Ⅴ进行荧光素 FITC 标记，利用流式细胞仪或荧光显微镜可检测细胞早期凋亡的发生。PI 是一种可与 DNA 结合的染料，它不能透过正常细胞或早期凋亡细胞的完整细胞膜，但在凋亡中晚期细胞和死细胞中，PI 能够透过细胞膜而使细胞核红染。因此，膜联蛋白Ⅴ单阳细胞为早期凋亡细胞，膜联蛋白Ⅴ和 PI 双阳细胞为晚期凋亡细胞。例如，研究人员发现免疫性血小板减少症（ITP）患者的血浆可以诱导自噬并抑制巨核细胞的凋亡，分别在添加正常血浆、ITP 血浆、自噬抑制剂（CQ）的条件下培养幼稚巨核细胞，再用膜联蛋白Ⅴ和 PI 双染法检测其凋亡情况，发现与 ITP 血浆共培养的巨核细胞，其凋亡受到抑制；而与 CQ 共培养后这种抑制作用被解除。

（二）其他技术对巨核细胞的检测

巨核细胞的形态结构常用光学显微镜在瑞氏 - 吉姆萨染色后观察，图 5-2 显示了从巨核祖细胞到成熟巨核细胞的形态学变化。观察其超微结构如 DMS、α 颗粒等需要借助电子显微镜。免疫表型的检测可以利用免疫荧光成像技术，通过标记不同的抗体可视化观察和定位 CD41、CD42 或 CD61 等抗原分子在巨核细胞膜的表达（图 5-3）。胞质蛋白或核蛋白可以利用蛋白质印迹和内参蛋白比较，从而对其进行定性和半定量检测。在 RNA 水平可以通过 RT-qPCR 或单细胞转录组技术探究基因表达情况。

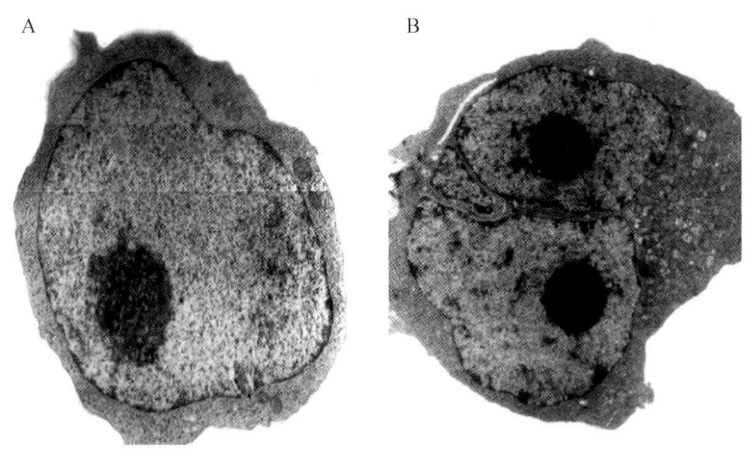

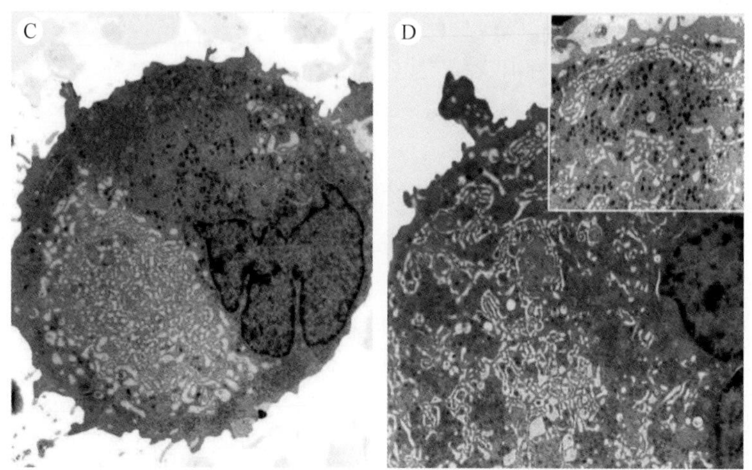

图 5-2 电子显微镜揭示巨核细胞超微结构

A. 原始巨核祖细胞，异染色质少，常染色质多，胞质含大量游离核糖体。B. 过渡细胞，出现少量不规则囊状结构和膜性管道。C. 分化成熟阶段的巨核细胞，可见高度发达的高尔基体、微管微丝、内质网等细胞器，出现致密核心颗粒和 α 颗粒。D. 成熟巨核细胞，DMS 广泛形成，胞质边缘细胞器空白区延伸，有血小板脱落

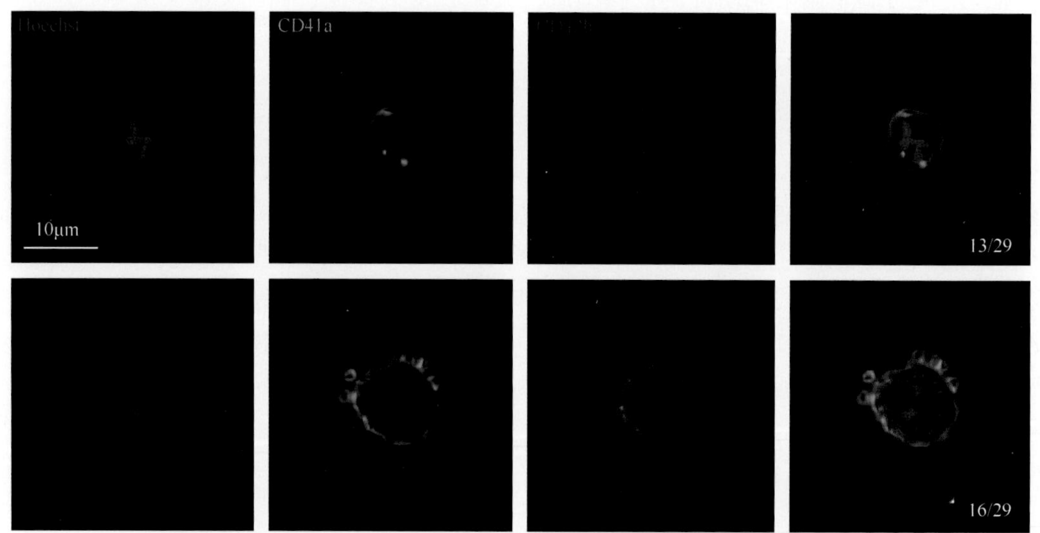

图 5-3 抗体标记免疫荧光成像显示人胚胎卵黄囊中两种不同的巨核祖细胞

上方细胞膜表面光滑，代表更原始或功能不同的一种巨核祖细胞，下方细胞有质膜出泡的现象，处于正在形成血小板的过程

文献来源：Wang H，He J，Xu C，et al. 2021. Decoding human megakaryocyte development. Cell Stem Cell，28（3）：535-549.e8.

第二节 血 小 板

在机体的止血功能中，血小板发挥着重要作用。作为哺乳动物的一种特有血液细胞，血小板的产生与巨核细胞密切相关。造血干细胞通过复杂的调控机制，定向分化为巨核祖细胞。巨核祖细胞经过增殖、成熟和终末分化等过程形成血小板。一个健康的成年人每天能够产生超过 1200 亿个血小板。血小板的产生有赖于巨核细胞的持续分化。目前

血小板从巨核细胞生成和释放的机制包括血小板出芽、细胞质经由 DMS 分裂和前血小板形成。关于血小板形成的部位，越来越多的研究表明血小板不只在骨髓中生成，外周血液循环和肺组织也是血小板成熟的重要场所。认识血小板的生成，有助于在生物反应器中大量生产具有功能活性的血小板，从而输注给血小板减少症的患者。血小板的主要生理功能包括凝血和止血。在各种因素导致的血管损伤中，血小板可以迅速黏附到暴露的内皮下胶原上，并在局部产生的凝血酶、损伤细胞释放的腺苷二磷酸（ADP）和血小板来源的血栓素 A_2（TXA_2）作用下活化，招募更多的血小板，聚集成凝块，促进凝血酶产生，并促进凝血酶将纤维蛋白原转化成纤维蛋白，在局部形成血栓，起到止血作用。血小板也参与病理性血栓的形成和消退，在多种心脑血管疾病的发生发展中发挥作用。因此，充分认识血小板生成、活化机制，对体外扩增血小板、治疗血小板相关疾病是必不可少的。

血液中的血小板体积小，与白细胞、红细胞一起悬浮在血浆中，易受环境因素（包括各种受损血管壁、剪应力、刺激物、异物表面等）的影响而产生变形、聚集、黏附、收缩和释放反应，从而更易被破坏。对血小板的分析比较困难，特别是对血小板在体内的功能和活化的研究，传统的检测方法很难获得准确的实验结果。近年来，随着流式细胞技术的迅速发展、各种血小板特异性单克隆抗体的成功制备及荧光素分子的直接标记，流式细胞术在血小板分析中得到了广泛的应用，可以用于测定血小板的膜糖蛋白、自身抗体，还能对血小板进行计数。随着分析方法学的不断完善，流式细胞术逐渐从研究转向临床，在临床应用领域不断拓宽。

一、血小板的生成

在巨核细胞中，胞质多倍体化的成熟晚于胞核。胞质处于开始成熟或未成熟阶段时，巨核细胞的 DNA 合成业已停止。胞质成熟过程中，DMS 形成，胞体变大，细胞内出现大量颗粒，在这些成熟巨核细胞膜的表面，形成了大量凹陷伸入胞质，相邻细胞膜在凹陷部位互相融合，导致母体与巨核细胞部分胞质分离，最后胞质断裂分割而形成最初的前血小板。最后这些与巨核细胞胞质分离的被细胞膜包围的部分脱落，通过骨髓造血组织中的血窦进入血液循环成为血小板，并发挥功能。

成熟血小板的 α 颗粒内容物，如 β- 血小板球蛋白（β-TG）、血小板第 4 因子（PF4）、血小板糖蛋白Ⅱ b/ Ⅲ a 都来自巨核细胞。这些物质形成于巨核细胞的祖细胞阶段，因而也能够作为识别巨核细胞发育阶段的标志物。8 倍体之后巨核细胞即能够被识别，其发展特点主要有两个方面。一方面，细胞的 DNA 继续分化为 16*n*、32*n* 和 64*n*；另一方面，8*n*、16*n*、32*n* 和 64*n* 巨核细胞停止分化和成熟，形成大量的胞质。因此，血小板的产生可以来源于不同倍数的成熟巨核细胞，8 倍体巨核细胞可能是最早形成血小板的巨核细胞。在人体内，巨核细胞数为（61 ± 0.7）$\times 10^8$/kg 体重，平均体积为（4700 ± 100）fl。流式细胞术测出巨核细胞直径为 10 ～ 65μm。在各种多倍体巨核细胞中，以 16*n* 细胞为主，占 46% ～ 70%。血小板来源于巨核细胞。其形态与正常血小板不同，微管和致密管随机分布。在离开骨髓静脉窦后，循环正常的血小板可能通过一种未知的机制在肺和脾脏内形成。肺组织中的巨核细胞也可以形成血小板，研究认为，这部分巨核细胞系起源于骨髓。肺巨核细胞产生的血小板约占总数的 7%。每个巨核细胞产生的血小板数量从 200 个到 8000 不等，超过 1/3 的血小板储存在脾脏中。脾与循环血小板之间可自由交换。血小板的产生受刺激和抑制机制的调节，目前至少已经发现两种刺激剂。首先，巨核细胞集落刺激因子（MK-CSF）调节巨核祖细胞增殖。其次，TPO 调节巨核细胞成熟，促进血小板生成。TPO 由 332 个氨基酸组成，包含两个功能区，即 C 端由 179 个氨基酸组成，N 端由 153 个氨基酸组成（与 EPO 组成相似）。SDS-PAGE 显示 18kDa、28kDa 和 30kDa 蛋白带，可刺激血小板和巨核细胞的生成。TPO 是一种激素调节物，可调节血小板和巨核细胞的产生，其分泌受外周血血小板数量的影响。TPO 需要通过受体 C-MPL 发挥作用。在缺乏 C-MPL 的小鼠中，血液中的 TPO 水平升高，巨核细胞和血小板减少 85%，而其他造血细胞正常。这表明 C-MPL 是 TPO 的特异性受体。C-MPL 是细胞因子超家族成员，在分子结构上包含类似于 EPO 受体和 GM-CSF 受体的序列。近年来，随着刺激作用的增加，也发现了一些细胞生长因子，如 IL-6、IL-3、EPO 和 GM-CSF，这些因子来源于内皮细胞、T 细胞、成纤维细胞、单核细胞、巨噬细胞或肾细胞。这些因素并不是巨核细胞特异性刺激血小板生成的，往往通过多种途径生成。例如，IL-6 可加速巨核细胞的分化和成熟，而 IL-3 主要刺激巨核细胞的增殖，增加血小板的产生。这两种白细胞介素在加速血小板生成方面具有协同作用。最近有研究发现，成纤维细胞生长因子（FGF）能刺激巨核细胞集落形成，IL-11 和 IL-1 也能刺激巨核细胞产生血小板。血小板的产生是由自身的反馈机制和组织因子控制的。抑制血小板形成的因素主要来自血小板本身，如结缔组织活化肽Ⅲ、PF4、转化生长因子 β、α- 血小板球蛋白及其前体等，通过抑制巨核细胞生长或巨核细胞祖细胞，从而抑制血小板形成。

二、血小板的活化

血小板活化包括血小板聚集、黏附和释放。血小板聚集和黏附可通过相应的血小板黏附测定装置测定。血小板膜表面、膜内和血浆中特异性血小板糖蛋白组分的变化成为血小板活化的标志。血小板活化不仅参与止血过程，也是炎症发生的关键环节。血小板活化及其产物可见于高血压、脑梗死、急性冠脉综合征等缺血性心脑血管疾病。CD40、P- 选择素、白细胞介素及一些化学激动剂也广泛参与了该反应，凝血链与分子水平之间存在着复杂的关系。

在起始阶段，循环血小板通过血管壁胶原纤维结合的血管性血友病因子（vWF）与血小板糖蛋白Ⅰb（GPⅠb）-Ⅸ-Ⅴ受体复合物之间的黏附作用被招募到损伤部位。vWF 通常以非活性形式在血浆中循环，作为细胞外基质的一部分由内皮细胞组成性分泌，也可由活化内皮细胞的怀布尔 - 帕拉德（Weibel-Palade）小体分泌。血管壁破裂后，循环 vWF 沉积在损伤部位暴露的胶原纤维上。剪切力导致的蛋白质去折叠暴露了血小板表面 GPⅠb 的结合位点，从而快速从循环中吸收血小板。因为 vWF-GPⅠb 复合物的相互作用相对较弱，血小板表面的整合素家族黏附分子介导的额外黏附相互作用也是血小板在损伤部位牢固附着所必需的。这些包括 GPⅡb/Ⅱa 结合胶原和 GPⅡb/Ⅲa 结合 vWF 及其他配体。为了使血小板整合素与配体结合，它们必须经历从静止状态到需要血小板活化的活性状态的构象变化。在起始阶段，GP Ⅵ胶原受体活化、血小板腺苷三磷酸（ATP）和 ADP 受体活化，通过从受损细胞释放这些分子和 GP Ⅰ b- Ⅸ - Ⅴ复合物下游的信号转导介导血小板活化。此外，在损伤部位流动的血液会遇到由血管壁和血管外组织中的细胞表达的组织因子，从而引发凝血酶的产生，凝血酶是一种有效的血小板激活剂。在血小板黏附和活化阶段，额外的血小板从循环中被吸收，通过血小板 - 血小板凝聚形成血小板聚集体。这种主要通过血浆蛋白纤维蛋白原与 GP Ⅱ b/ Ⅲ a 的结合来介导。每个纤维蛋白原分子有 2 个 GP Ⅱ b/ Ⅲ a 结合位点，因此可以通过与相邻 2 个血小板上的受体结合来介导血小板 - 血小板的相互作用。血小板募集和 GP Ⅱ b/ Ⅲ a 介导的内聚需要血小板致密颗粒释放的 ADP 和损伤部位已黏附的血小板产生的 TXA_2 激活血小板。GP Ⅱ b/ Ⅲ a 在介导血小板聚集中的重要性可通过格兰茨曼血栓患者血小板缺乏聚集来证明。血小板活化通过可溶性激动剂（凝血酶、ADP、TXA_2）的正反馈及接触依赖性信号通路得到增强，这些信号通路在血小板彼此接近时启动，从而使相邻血小板上的受体 / 配体对结合。同样，GP Ⅱ b/ Ⅲ a 在这一阶段起着重要作用，可作为调节血小板收缩过程的信号分子发挥作用。溶血磷脂酸（LPA）被认为是脂质代谢的重要中间体，通过多种信号转导途径在细胞内产生广泛的生物学效应。近年来，人们发现溶血磷脂酸在肿瘤的发生、发展和转移过程中起着重要作用，从而抑制了溶血磷脂酸的合成。阻断溶血磷脂酸代谢途径，抑制溶血磷脂酸受体的信号转导和活性时，许多分子标志物被发现能激活血小板释放。P- 选择素在大多数人体组织，如心脏、结肠、肝脏、肺和肾脏的血管内皮和血小板中均有表达，其主要分布于静息血小板和内皮细胞的 α 颗粒中。P- 选择素是黏附分子选择素家族的成员，又称颗粒膜蛋白，或血小板活化依赖性颗粒外成员，简称 CD62，是一种分子质量为 140Da 的跨膜糖蛋白，与血小板活化、黏附和聚集密切相关。血小板是一种与质膜融合的颗粒膜，CD62P 暴露于血小板质膜表面，成为血小板活化的特征性指标。P- 选择素是血小板活化的主要标志物。P- 选择素的表达与血小板计数和白细胞计数显著相关。

90% 以上的循环血小板是沉默的，这保证了正常人不会因为血小板过度活化而引起血栓性疾病。当一些激活剂如 ADP、凝血酶、胶原、肾上腺素、花生四烯酸等与血小板膜上相应的受体结合时，血小板能迅速被激活。活化后的血小板膜糖蛋白迅速重新分布，分子结构发生改变等，导致血小板黏附、聚集，并发生血小板释放反应。变形前，隐藏在血小板膜内侧的 GP Ⅱ b/ Ⅲ a 暴露在血小板表面，α 粒子被刺激后聚集在血小板膜上，通过血小板开放管道系统释放 PF4 和 β-TG，P- 选择素（主要是 CD62P）在血小板表面融合，使血小板表达 P- 选择素，溶酶体膜蛋白 CD63 以同样的方式转移到血小板表面。活化血小板膜糖蛋白的类型、结构、功能、含量及分布与静止血小板有显著性差异。因此，GP Ⅱ b/ Ⅲ a、CD63 和 CD62P 被认为是血小板活化的特异性分子标志物。

三、流式细胞术对血小板的检测

流式细胞术以其灵敏度高、特异性强、检测速度快、检测细胞数量多等优点，在近

10 年发展迅速。欧洲临床细胞分析工作委员会在 1998 年制定了相关草案，规定了使用流式细胞仪分析血小板功能的一些技术细节，目的是促进多中心评估方法形成一个标准化的操作程序，以提高结果的可重复性，最后这项技术被应用于临床诊断。流式细胞术功能强大、用途广泛，可以通过产生血小板物理和抗原特性的定量信息提供大量的血小板表型数据，包括功能性受体、结合配体的表面表达、颗粒成分的表达、血小板通过聚集与其他血小板相互作用，或与其他血液成分（如白细胞或血浆凝血系统）相互作用。这些参数的定量评估有助于诊断遗传性或获得性血小板疾病，有助于诊断与血小板活化有关的疾病，或监测抗血小板治疗的安全性和有效性。此外，将血小板特异性标志物与光散射特性结合可检测血小板源微颗粒（PDMP），将细胞特异性抗体与血小板特异性抗体结合可检测血小板特异性抗体。随着多克隆抗体或单克隆抗体的制备、新的荧光素分子的发现、流式细胞术的多激光激发技术和荧光标记技术的进展，多色荧光分析将成为流式细胞术的发展方向。

（一）血小板自身抗体的检测

血小板自身抗体（PMG）在免疫性血小板减少症患者的血清中产生，并与血小板表面结合。其主要由三部分组成：真正的血小板抗体、外周血液循环中存在的免疫复合物、非特异性吸附在血小板表面的血浆免疫球蛋白。由此可见，血小板相关抗体（PAIg）的检测缺乏特异性。近年来，随着一些血小板特异性抗体（PSIg）检测方法的发展，有研究者提出同时进行 PSIg 和 PAIg 检测，以提高实验室诊断的阳性率。

（1）血小板膜糖蛋白（GP）：各种膜糖蛋白的组成都可以是血小板抗原本身，现在认为 GP Ⅱ b/ Ⅲ是主要的自身抗原，其次是 GP Ⅰ b/ Ⅸ，GP Ⅳ、GP Ⅳ GP Ⅰ a/ Ⅱ罕见。此外，血小板 α 颗粒膜蛋白 -140（GMP-140/P- 选择素 /CD62P）、凝血酶敏感蛋白（TSP）、溶酶体膜糖蛋白（CD63）也可作为血小板自身抗原。

（2）其他成分：对抗心磷脂抗体（ACA）研究较多，此外还有抗磷脂酰肌氨酸抗体、抗磷脂酰肌醇抗体、狼疮抗凝物（LA）等。

图 5-4 和图 5-5 分别显示了磷蛋白磷酸化的流式细胞分析和血小板黏附的比较结果。

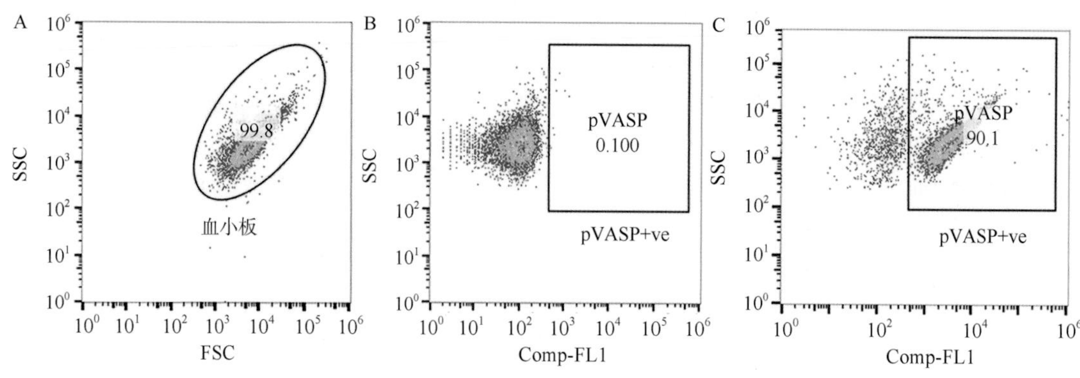

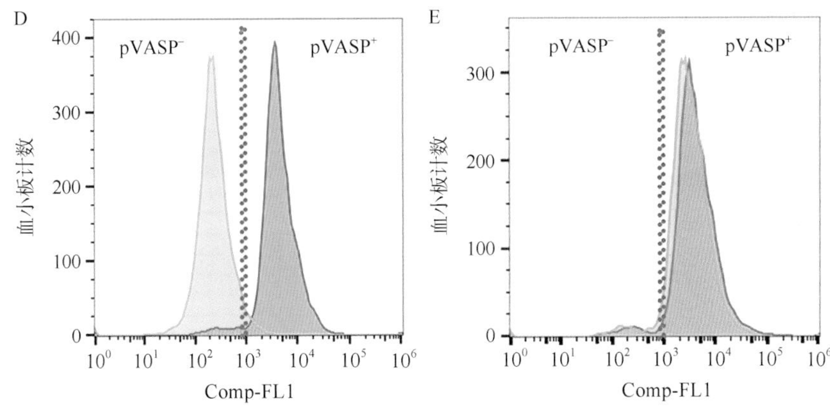

图 5-4 氯吡格雷治疗前后猫血小板内血管舒张剂刺激的磷蛋白磷酸化的流式细胞术分析代表性散点图和直方图

A. 根据血小板的前向散射（FSC）和侧向散射（SSC）特性对其进行鉴定。B. 使用前列腺素 E_1（PGE_1）处理的血小板中的荧光减一对照和同种型对照来确定磷酸化的血管舒张剂刺激磷蛋白（pVASP）门。pVASP 阳性血小板被标记为 pVASP+ve。C. 在 PGE_1 处理的血小板中，90.1% 的血小板表达 pVASP。D. 显示氯吡格雷治疗前存在（蓝色）或不存在（红色）ADP 的 PGE_1 处理的血小板中表达 pVASP 的血小板数量的直方图。注意，当群体向左转移时，ADP 激活 P2Y12 导致 pVASP 的损失。E. 氯吡格雷治疗后，无论 ADP 活化如何，PGE_1 均因 P2Y12 的不可逆抑制而导致 VASP 磷酸化

文献来源：Li RHL，Nguyen N，Rosati T，et al. 2020. Assessment of P2Y12 inhibition by clopidogrel in feline platelets using flow cytometry quantification of vasodilator-stimulated phosphoprotein phosphorylation. Front Vet Sci，7：267.

（二）网织血小板计数

网织血小板（RP）是骨髓新释放的血小板，进入血液循环，其核内只包含少量 RNA，噻唑橙（TO）通过细胞膜和核酸结合，其荧光强度与血小板 RNA 含量呈线性关系，因此可以对荧光标记的血小板悬液用流式细胞术检测荧光强度，获得 RP 的百分比，用血小板计数（BPC）乘以该百分比得到 RP 的绝对数。在血小板生成和破坏增多的患者［如慢性特发性血小板减少性紫癜（CITP）］体内 RP 比例高于正常对照组 5 倍，表明 RP 的绝对值和百分比可以反映血小板的生成速度及骨髓造血作用的强弱，并能够作为一个指标来区分血小板减少症是否由于血小板破坏增加或生成减少引起。RP 百分比也是预测血小板恢复的重要指标。RP 成熟指数是流式细胞术可以获得的另一项指标，但目前没有统一的标准来规范该指标。有的根据 RP 的平均荧光强度反映 RP 的成熟指数，将部分 RP 分为低、中、高荧光强度，以高荧光强度的网织红细胞含量作为 RP 的成熟度指标。流式细胞仪仅使用 5μl 全血，可在数秒内计数数万个细胞，并获得 RP 百分比。该方法简单、快速、方便，数据准确客观。

（三）血小板膜相关糖蛋白检测

血小板膜内外存在许多与血小板活化有关的糖蛋白，参与血小板的黏附、聚集和活化。表面糖蛋白包括 GP Ⅰ b/ Ⅸ / Ⅴ（CD42b-CD42a-CD42d）、GP Ⅱ b/ Ⅲ a（CD41-CD61）、GP Ⅳ（CD36）、GP Ⅰ c/ Ⅱ a（CD49e-CD29）、GP Ⅰ a/ Ⅱ a（CD49b-CD29）等，其中最重要的是 GP Ⅱ b/ Ⅲ a。血小板活化后，GP Ⅱ b/ Ⅲ a 等转运到血小板表面，增加了活

化血小板表面糖蛋白的含量。颗粒膜糖蛋白包括以下几种。①溶酶体膜糖蛋白：CD63 存在于溶酶体膜上，是血小板活化的重要标志。②血小板 α 颗粒膜上存在 α 颗粒膜糖蛋白，包括 P- 选择素（CD62P）和血小板应答蛋白（TSP）。

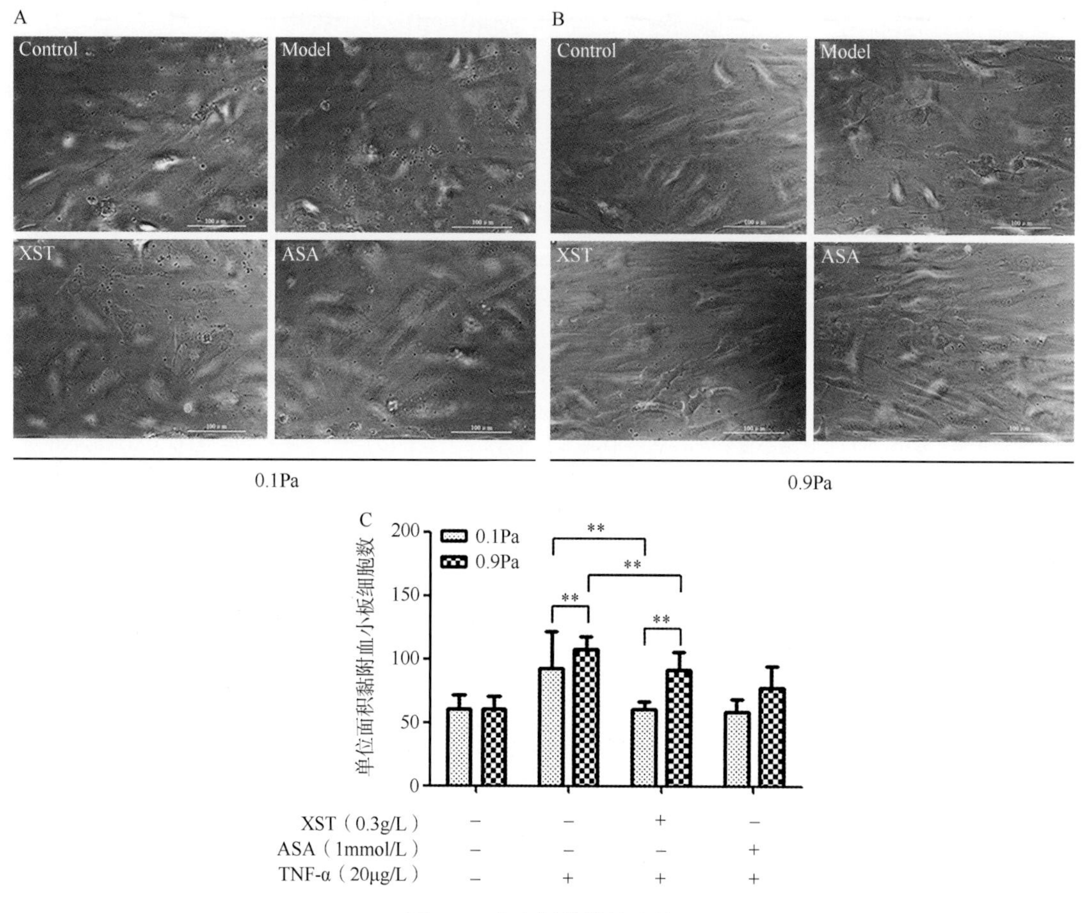

图 5-5 血小板黏附的比较

A. 在 0.1Pa 流量条件下血小板黏附。B. 在 0.9Pa 流量条件（放大倍数 ×200）下血小板黏附。C. 显示血小板在不同流动条件下黏附在活化的人脐静脉内皮细胞（HUVEC）上的直方图。数据以平均值 ± 标准差表示，n=9；通过双因素 ANOVA 分析数据；行简单效应分析。Control：对照组；Model：模型组；XST：血栓通胶囊组；ASA：阿司匹林组。$^{**}P < 0.001$

文献来源：Han S，Chen Y，Wang J，et al. 2019. Anti-thrombosis effects and mechanisms by xueshuantong capsule under different flow conditions. Front Pharmacol，10：35.

正常情况下，CD62P、CD63 和 TSP 处于静止状态。当血小板被激活时，α 颗粒和溶酶体进行细胞粒化。CD62P、CD63 和 TSP 从细胞质转移到细胞表面。它们在血小板表面表达，成为血小板活化的特异性标志物。由于血小板活化程度可以通过血小板膜相关糖蛋白的表达水平来判断，流式细胞术检测血小板膜相关糖蛋白的表达已成为检测血小板功能的一种新方法。当血小板被激活时，与静止期相比，质膜糖蛋白发生显著变化。流式细胞术可通过单克隆抗体免疫荧光标记（如抗 GP Ⅱ b/ Ⅱ a、抗 GP Ⅱ b、抗 GP Ⅲ a、CD63、CD62P 等）检测血小板的平均荧光强度或特异性荧光抗体结合阳性血小板的百分率来检测血小板的活化，有利于血栓栓塞性疾病的诊断和治疗。与 ELISA 法相比，该方法具有较高的灵敏度和特异性。如果采用全血法，只需微量样本，适合儿童和血小板减少性疾病患者。与此同时，流式细胞术可以检测血小板特异性髓鞘少突胶质细胞糖蛋白（MOG）表达慢病毒载体的产生并进行功能评价（图 5-6）。

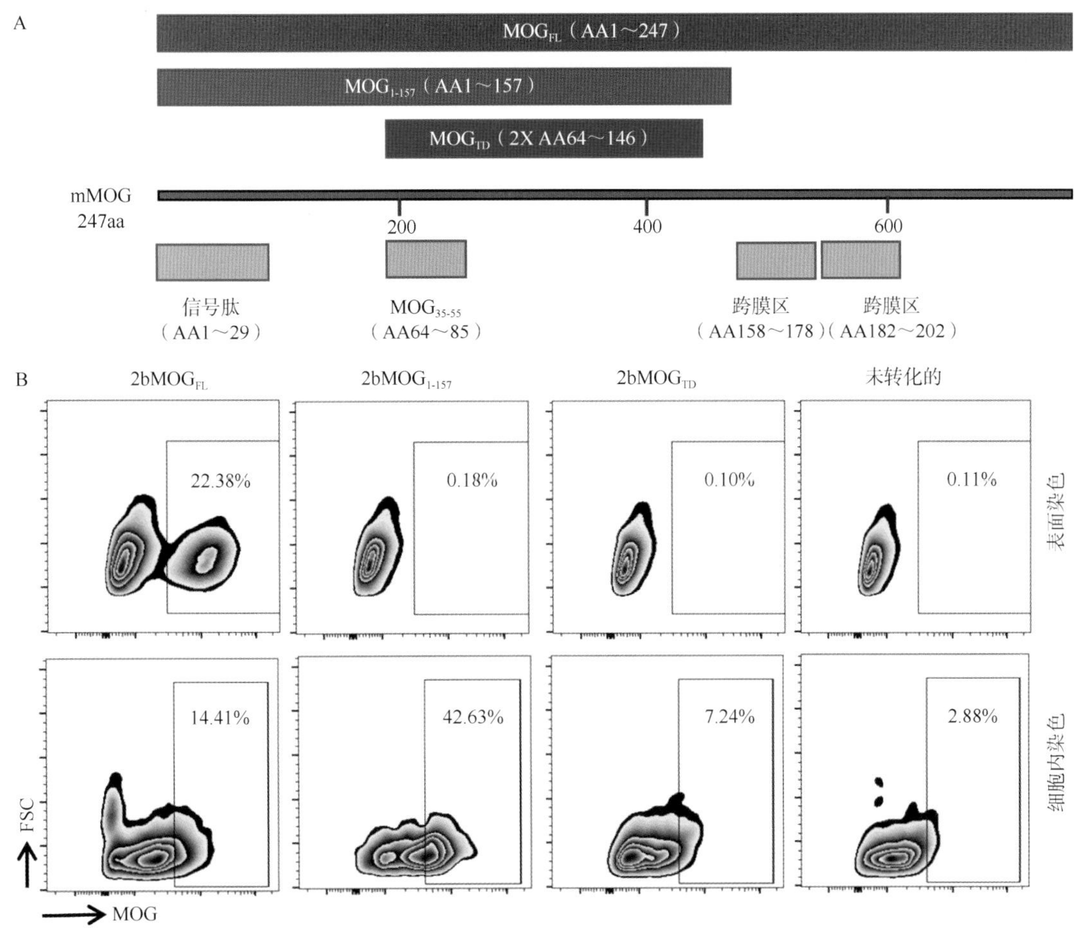

图 5-6 血小板特异性 MOG 表达慢病毒载体的产生和功能评价

A.MOG_{TD}、$MOG_{1～157}$ 和 MOG_{FL} 表达盒的示意图。将每个 MOG 表达盒置于血小板特异性 α Ⅱ b 启动子的控制下。B.MOG 在原核细胞系 Dami 细胞中的表达。通过 HEK293 细胞的瞬时转染产生携带 $2bMOG_{TD}$、$2bMOG_{1～157}$ 或 $2bMOG_{FL}$ 表达盒的慢病毒载体。用慢病毒转导 Dami 细胞。培养 72 小时后，用具有或不具有渗透性的抗 MOG 抗体对细胞进行染色，并通过流式细胞术进行分析

文献来源：Cai Y，Schroeder JA，Jing W，et al. 2022. Targeting transmembrane-domain-less MOG expression to platelets prevents disease development in experimental autoimmune encephalomyelitis. Front Immunol，13：1029356.

（四）流式细胞术分析血小板的活化

血小板活化的流式细胞术分析包括信号转导、细胞骨架结构、分泌和脱颗粒、糖蛋白构象、凝血因子结合和微粒形成等变化。例如，拜耳 ADVIA120 全血细胞分析仪使用激光在高角度（5°～15°）检测到的信号来表示平均血小板成分（MPC）。当然。目前应用最广泛的流式细胞术是将荧光标记的单克隆或多克隆抗体应用于血小板膜糖蛋白或其受体、配体，并在全血流式细胞仪上进行检测。同时，荧光分子微球法可应用于定量流式细

胞术（QFCM）。图 5-7 显示了血小板分离过程中血小板活化的评估。

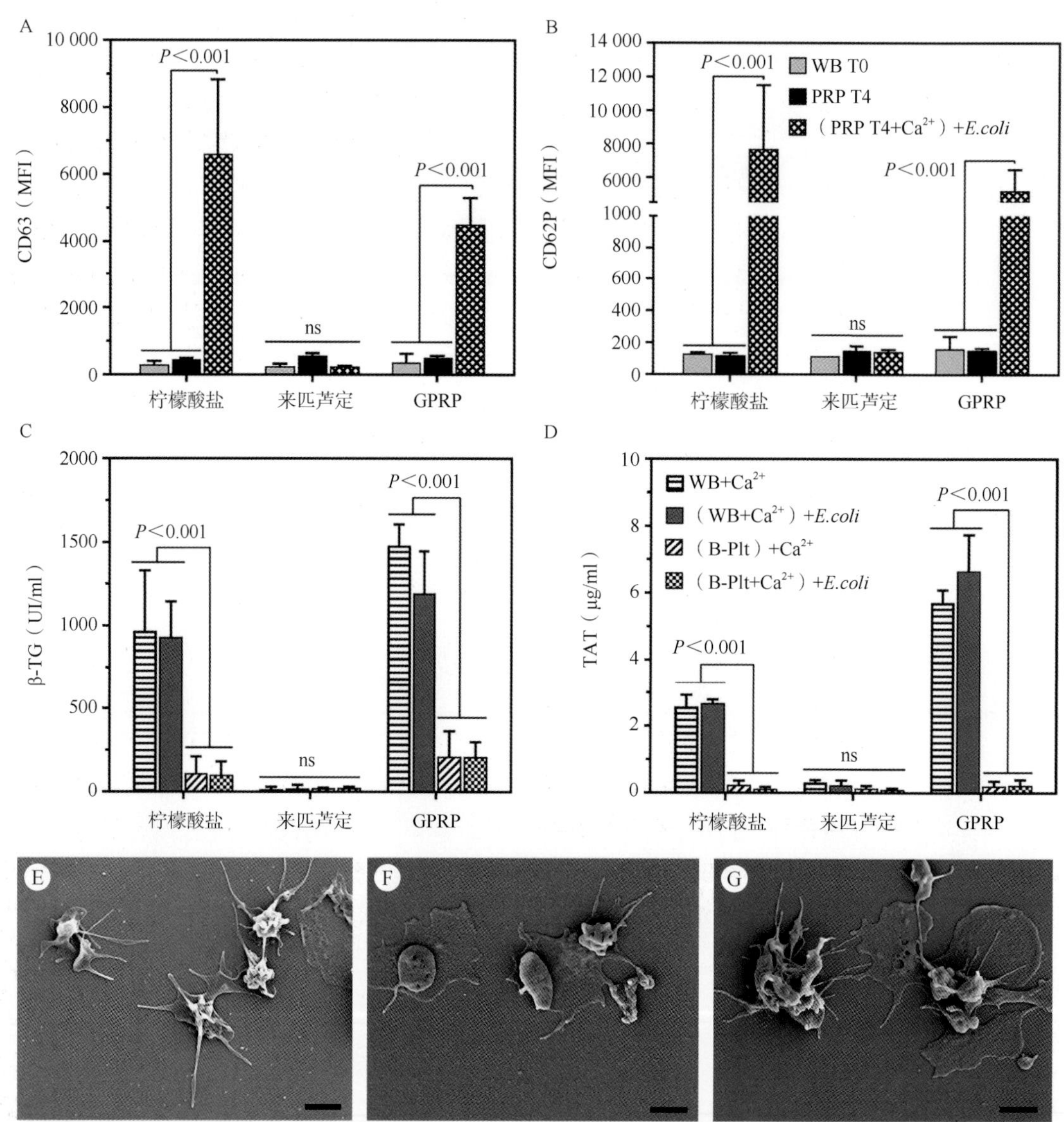

图 5-7 血小板分离过程中血小板活化的评估

通过流式细胞术分析血小板表面表达 CD63（A）和 CD62P（B）来评估血小板的活化。CD63 和 CD62P 的表达在采集后立即在全血中测定（表示为“WB T0”），在血小板分离后 4 小时在富含血小板的血浆（PRP）中测定（表示为“PRP T4”）。此外，在血小板分离 4 小时后，通过与大肠杆菌［10^7/ml，在再次钙化后表示为“（PRP T4+Ca^{2+}）+*E.coli*”］孵育来诱导血小板活化。数据表示为平均荧光强度（MFI）± 标准差（*s*）（*n*=9）。A 具有与 B 中所示相同的注释。此外，通过其可溶性活化标志物 β-TG（C）和凝血酶 - 抗凝血酶复合物（TAT）（D）在采血后全血（WB+Ca^{2+}）和血小板耗竭后全血［（B-Plt）+Ca^{2+}］或与大肠杆菌孵育 15 分钟后的血浆［分别表示为“（WB+Ca^{2+}）+*E.coli*”和“（B-Plt+Ca^{2+}）+*E.coli*”］中产生的凝血酶来评估血小板活化。数据表示为平均值 ± 标准差（*n*=6）。C 具有与 D 中所示相同的注释。用扫描电子显微镜进一步评估血小板活化，如采集的 6 ～ 9 个样本的图像所示（E ～ G）。凝血酶被用作血小板活化剂。右下角的比例尺表示 2μm。GPRP：一种纤维蛋白聚合抑制剂；ns：不显著

文献来源：Quach HQ，Johnson C，Ekholt K，et al. 2022. Platelet-depletion of whole blood reveals that platelets potentiate the release of IL-8 from leukocytes into plasma in a thrombin-dependent manner. Front Immunol，13：865386.

三色流式细胞术分析是在常规流式细胞术基础上发展起来的一种多参数分析方法，能更系统、全面地获取血小板相关信息。血小板活化试剂组如下。① PAC-1-FITC 抗体：IgM 型，是 GP Ⅱ b/ Ⅱ a 的复合物，为早期血小板活化标志物。RGDS 为 PAC-1-FITC 抗体结合阻断剂，可作为阴性对照。② CD62P-PE 抗体：IgG1 型。活化血小板表面 CD62P 的结合是血小板活化晚期的标志。③ CD61-PerCp：IgG1 型。特异性泛血小板表面标志物可与活化或非活化血小板结合。操作步骤：标本采集→体外血小板活化→荧光染色→计算机操作→数据分析。根据 CD62P、CD41a、CD42b 和 CD42a 的表达检测活化血小板和非活化血小板的比例。CD62P 又称 P- 选择素，是获得公认的、应用最为广泛的血小板活化标志物，许多新指标的评价都以 CD62P 作为参照对比。然而有证据显示 CD62P 与动脉血栓性疾病的相关性不佳，其中的潜在原因是血小板持续活化并脱颗粒，此时 CD62P 从血小板表面脱落进入外周循环，许多研究者认为此时更应检测血液中可溶性 P- 选择素而非血小板表面的 CD62P。CD63 作为血小板溶酶体膜蛋白成分，在血小板活化时迅速表达于血小板表面。而脱颗粒的血小板依然保留 CD63 的表达，因此研究认为 CD63P 在缺血性脑卒中亚急性期对活化血小板的检测价值及对脑卒中再发生的预告价值要优于 CD62P。除此之外，利用流式细胞术检测血小板激活后的蛋白表达情况，可以探究血小板活化的其他表面标志物，如凝血因子 XⅢ（coagulation factor XⅢ，F XⅢ）等。

与传统的实验方法相比，流式细胞术分析血小板活化具有以下优点：①最少样本处理，可避免血小板活化和血小板亚群丢失。②血小板活化可以直接在全血中测定，更接近生理环境（包括红细胞和白细胞，两者都可能影响血小板活化）。③可用于检测血小板特异性活化依赖膜表面各种受体的变化。④不仅可以检测循环血小板的活化状态，而且可以检测循环血小板的反应性。⑤一些新的单克隆抗体直接针对血小板某些新的功能表位，可以方便地用于检测。⑥流式细胞术分析血小板活化无放射性污染，主观因素少，分析准确。⑦流式细胞术灵敏度高，可以检测全血中仅占 1% 的活化血小板亚群。总之，血小板活化与多种疾病有关，其活化程度可通过检测血小板膜糖蛋白的表达水平来判断。应用流式细胞仪检测血小板膜糖蛋白的表达已成为检测血小板功能的一种新方法，在血小板活化相关疾病的诊断、监测和治疗中起着极其重要的作用。

（李夏琳　付伟超　于文颖　梁昊岳）

参考文献

Aihara A, Koike T, Abe N, et al, 2017. Novel TPO receptor agonist TA-316 contributes to platelet biogenesis from human iPS cells. Blood Adv, 1(7):468-476.

Akashi K, Traver D, Miyamoto T, et al, 2000. A clonogenic common myeloid progenitor that gives rise to all myeloid lineages. Nature, 404(6774):193-197.

Allen Graeve JL, de Alarcon PA, 1989. Megakaryocytopoiesis in the human fetus. Arch Dis Child, 64(4 Spec No):481-484.

Antithrombotic Trialists' Collaboration, 2002. Collaborative meta-analysis of randomised trials of antiplatelet therapy for prevention of death, myocardial infarction, and stroke in high risk patients. BMJ, 324(7329):71-86.

Avecilla ST, Hattori K, Heissig B, et al, 2004. Chemokine-mediated interaction of hematopoietic progenitors with the bone marrow vascular niche is required for thrombopoiesis. Nat Med, 10(1):64-71.

Balducci E, Azzarello G, Valenti MT, et al, 2003. The impact of progenitor enrichment, serum, and cytokines on the *ex vivo* expansion of mobilized peripheral blood stem cells: a controlled trial. Stem Cells, 21(1):33-40.

Barnard MR, Linden MD, Frelinger AL 3rd, et al, 2005. Effects of platelet binding on whole blood flow cytometry assays of monocyte and neutrophil procoagulant activity. J Thromb Haemost, 3(11):2563-2570.

Behnke O, 1968. An electron microscope study of the megacaryocyte of the rat bone marrow. Ⅰ. The development of the demarcation membrane system and the platelet surface coat. J Ultrastruct Res, 24(5):412-433.

Borst S, Sim X, Poncz M, et al, 2017. Induced pluripotent stem cell-derived megakaryocytes and platelets for disease modeling and future clinical applications. Arterioscler Thromb Vasc Biol, 37(11):2007-2013.

Broudy VC, Lin NL, Kaushansky K, 1995. Thrombopoietin (c-mpl ligand) acts synergistically with erythropoietin, stem cell factor, and interleukin-11 to enhance murine megakaryocyte colony growth and increases megakaryocyte ploidy *in vitro*. Blood, 85(7):1719-1726.

Bruno E, Murray LJ, DiGiusto R, et al, 1996. Detection of a primitive megakaryocyte progenitor cell in human fetal bone marrow. Exp Hematol, 24(4):552-558.

Butov KR, Osipova EY, Mikhalkin NB, et al, 2020. *In vitro* megakaryocyte culture from human bone marrow aspirates as a research and diagnostic tool. Platelets, 32(7):928-935.

Chang Y, Auradé F, Larbret F, et al, 2007. Proplatelet formation is regulated by the Rho/ROCK pathway. Blood, 109(10):4229-4236.

Chen CS, 2008. Mechanotransduction: a field pulling together? J Cell Sci, 121(20): 3285-3292.

Chen Z, Naveiras O, Balduini A, et al, 2007. The May-Hegglin anomaly gene MYH9 is a negative regulator of platelet biogenesis modulated by the Rho-ROCK pathway. Blood, 110(1):171-179.

Ciurea SO, Merchant D, Mahmud N, et al, 2007. Pivotal contributions of megakaryocytes to the biology of idiopathic myelofibrosis. Blood, 110(3):986-993.

Cunin P, Bouslama R, Machlus KR, et al, 2019. Megakaryocyte emperipolesis mediates membrane transfer from intracytoplasmic neutrophils to platelets. Elife, 8:e44031.

Cunin P, Nigrovic PA, 2019. Megakaryocytes as immune cells. J Leukoc Biol, 105(6):1111-1121.

De Wood MA, Spores J, Notske R, et al, 1980. Prevalence of total coronary occlusion during the early hours of transmural myocardial infarction. N Engl J Med, 303(16):897-902.

Discher DE, Mooney DJ, Zandstra PW, 2009. Growth factors, matrices, and forces combine and control stem cells. Science, 324(5935):1673-1677.

Eckly A, Rinckel JY, Laeuffer P, et al, 2010. Proplatelet formation deficit and megakaryocyte death contribute to thrombocytopenia in Myh9 knockout mice. J Thromb Haemost, 8(10):2243-2251.

Eliades A, Papadantonakis N, Bhupatiraju A, et al, 2011. Control of megakaryocyte expansion and bone marrow fibrosis by lysyl oxidase. J Biol Chem, 286(31):27630-27638.

Faulhaber M, Wörmann B, Ganser A, et al, 2002. *In vitro* response of myelodysplastic megakaryocytopoiesis to megakaryocyte growth and development factor (MGDF). Ann Hematol, 81(12):695-700.

Filip DJ, Aster RH, 1978. Relative hemostatic effectiveness of human platelets stored at 4 degrees and 22 degrees C. J Lab Clin Med, 91(4):618-624.

Flores NA, Sheridan DJ, 1994. The pathophysiological role of platelets during myocardial ischaemia. Cardiovasc Res, 28(3):295-302.

Franco AT, Corken A, Ware J, 2015. Platelets at the interface of thrombosis, inflammation, and cancer. Blood, 126(5):582-588.

Fuster V, Badimon L, Badimon JJ, et al, 1992. The pathogenesis of coronary artery disease and the acute coronary syndromes. N Engl J Med, 326(5):310-318.

Gawaz MP, Bogner C, Gurland HJ, 1993. Flow-cytometric analysis of mepacrine-labelled platelets in patients with end-stage renal failure. Haemostasis, 23(5):284-292.

Hartwig J, Italiano Jr J, 2003. The birth of the platelet. J Thromb Haemost, 1(7): 1580-1586.

Jackson H, Williams N, Bertoncello I, et al, 1994. Classes of primitive murine megakaryocytic progenitor cells. Exp Hematol, 22(10):954-958.

Jacobsen SEW, Nerlov C, 2019. Haematopoiesis in the era of advanced single-cell technologies. Nat Cell Biol, 21(1):2-8.

Jennings LK, Ashmun RA, Wang WC, et al, 1986. Analysis of human platelet glycoproteins Ⅱ b- Ⅲ a and Glanzmann's thrombasthenia in whole blood by flow cytometry. Blood, 68(1):173-179.

Jung SM, Moroi M, 2000. Signal-transducing mechanisms involved in activation of the platelet collagen receptor integrin alpha(2)beta(1). J Biol Chem, 275(11):8016-8026.

Jurak Begonja A, Hoffmeister KM, Hartwig JH, et al, 2011. FlnA-null megakaryocytes prematurely release large and fragile platelets that circulate poorly. Blood, 118(8):2285-2295.

Kaushansky A, Kaushansky K, 2014. Systems biology of megakaryocytes. Adv Exp Med Biol, 844:59-84.

Kaywin P, McDonough M, Insel PA, et al, 1978. Platelet function in essential thrombocythemia. Decreased epinephrine responsiveness associated with a deficiency of platelet alpha-adrenergic receptors. N Engl J Med, 299(10):505-509.

Krueger LA, Barnard MR, Frelinger AL 3rd, et al, 2002. Immunophenotypic analysis of platelets. Curr Protoc Cytom, Chapter 6:Unit 6.10.

Laurenti E, Göttgens B, 2018. From haematopoietic stem cells to complex differentiation landscapes. Nature, 553(7689):418-426.

Lefrançais E, Ortiz-Muñoz G, Caudrillier A, et al, 2017. The lung is a site of platelet biogenesis and a reservoir for haematopoietic progenitors. Nature, 544(7648):105-109.

Léon C, Eckly A, Hechler B, et al, 2007. Megakaryocyte-restricted MYH9 inactivation dramatically affects hemostasis while preserving platelet aggregation and secretion. Blood, 110(9):3183-3191.

Li K, Yang M, Lam AC, et al, 2000. Effects of flt-3 ligand in combination with TPO on the expansion of megakaryocytic progenitors. Cell Transplant, 9(1):125-131.

Linden MD, Frelinger AL 3rd, Barnard MR, et al, 2004. Application of flow cytometry to platelet disorders. Semin Thromb Hemost, 30(5):501-511.

Liu ZJ, Italiano J Jr, Ferrer-Marin F, et al, 2011. Developmental differences in megakaryocytopoiesis are associated with up-regulated TPO signaling through mTOR and elevated GATA-1 levels in neonatal megakaryocytes. Blood, 117(15):4106-4117.

Long MW, 1993. Population heterogeneity among cells of the megakaryocyte lineage. Stem Cells, 11(1):33-40.

López JA, Andrews RK, Afshar-Kharghan V, et al, 1998. Bernard-Soulier syndrome. Blood, 91(12):4397-4418.

Malara A, Gruppi C, Pallotta I, et al, 2011. Extracellular matrix structure and nano-mechanics determine megakaryocyte function. Blood, 118(16):4449-4453.

Michelson AD, 1987. Flow cytometric analysis of platelet surface glycoproteins: phenotypically distinct subpopulations of platelets in children with chronic myeloid leukemia. J Lab Clin Med, 110(3):346-354.

Michelson AD, 2006. Flow cytometry//Michelson AD. Platelets. San Diego: Academic Press:545-565.

Michelson AD, Barnard MR, Krueger LA, et al, 2001. Circulating monocyte-platelet aggregates are a more sensitive marker of *in vivo* platelet activation than platelet surface P-selectin: studies in baboons, human coronary intervention, and human acute myocardial infarction. Circulation, 104(13):1533-1537.

Michelson AD, Furman MI, 1999. Laboratory markers of platelet activation and their clinical significance. Curr Opin Hematol, 6(5):342-348.

Nilsson SK, Debatis ME, Dooner MS, et al, 1998. Immunofluorescence characterization of key extracellular matrix proteins in murine bone marrow *in situ*. J Histochem Cytochem, 46(3):371-377.

Otto O, Rosendahl P, Mietke A, et al, 2015. Real-time deformability cytometry: on-the-fly cell mechanical phenotyping. Nat Methods, 12(3):199-202.

Pallotta I, Lovett M, Kaplan DL, et al, 2011. Three-dimensional system for the *in vitro* study of megakaryocytes and functional platelet production using silk-based vascular tubes. Tissue Eng Part C Methods, 17(12):1223-1232.

Panuganti S, Papoutsakis ET, Miller WM, 2010. Bone marrow niche-inspired, multiphase expansion of megakaryocytic progenitors with high polyploidization potential. Cytotherapy, 12(6):767-782.

Paszek MJ, Zahir N, Johnson KR, et al, 2005. Tensional homeostasis and the malignant phenotype. Cancer Cell, 8(3):241-254.

Patel SR, Hartwig JH, Italiano JE Jr, 2005. The biogenesis of platelets from megakaryocyte proplatelets. J Clin Invest, 115(12):3348-3354.

Poujol C, Ware J, Nieswandt B, et al, 2002. Absence of GPIbalpha is responsible for aberrant membrane development during megakaryocyte maturation: ultrastructural study using a transgenic model. Exp Hematol, 30(4):352-360.

Radley JM, Haller CJ, 1982. The demarcation membrane system of the megakaryocyte: a misnomer? Blood, 60(1):213-219.

Rajasekhar D, Barnard MR, Bednarek FJ, et al, 1997. Platelet hyporeactivity in very low birth weight neonates. Thromb Haemost, 77(5):1002-1007.

Ramshaw HS, Haylock D, Swart B, et al, 2001. Monoclonal antibody BB9 raised against bone marrow stromal cells identifies a cell-surface glycoprotein expressed by primitive human hemopoietic progenitors. Exp Hematol, 29(8):981-992.

Rao AK, Gabbeta J, 2000. Congenital disorders of platelet signal transduction. Arterioscler Thromb Vasc Biol, 20(2):285-289.

Reems JA, Pineault N, Sun S, 2010. *In vitro* megakaryocyte production and platelet biogenesis: state of the art. Transfus Med Rev, 24(1):33-43.

Rossant J, Tam PPL, 2017. New insights into early human development: lessons for stem cell derivation and differentiation. Cell Stem Cell, 20(1):18-28.

Schulze H, Korpal M, Hurov J, et al, 2006. Characterization of the megakaryocyte demarcation membrane system and its role in thrombopoiesis. Blood, 107(10):3868-3875.

Shaklai M, Tavassoli M, 1978. Demarcation membrane system in rat megakaryocyte and the mechanism of platelet formation: a membrane reorganization process. J Ultrastruct Res, 62(3):270-285.

Shattil SJ, Hoxie JA, Cunningham M, et al, 1985. Changes in the platelet membrane glycoprotein Ⅱb-Ⅲa complex during platelet activation. J Biol Chem, 260(20):11107-11114.

Smith WL, 1992. Prostanoid biosynthesis and mechanisms of action. Am J Physiol, 263(2 Pt 2):F181-F191.

Stenberg PE, Levin J, 1989. Ultrastructural analysis of acute immune thrombocytopenia in mice: dissociation between alterations in megakaryocytes and platelets. J Cell Physiol, 141(1):160-169.

Strassel C, Eckly A, Léon C, et al, 2009. Intrinsic impaired proplatelet formation and microtubule coil assembly of megakaryocytes in a mouse model of Bernard-Soulier syndrome. Haematologica, 94(6):800-810.

Tajika K, Nakamura H, Nakayama K, et al, 2000. Thrombopoietin can influence mature megakaryocytes to undergo further nuclear and cytoplasmic maturation. Exp Hematol, 28(2):203-209.

Takaku T, Malide D, Chen J, et al, 2010. Hematopoiesis in 3 dimensions: human and murine bone marrow architecture visualized by confocal microscopy. Blood, 116(15):e41-e55.

Takayama N, Nishimura S, Nakamura S, et al, 2010. Transient activation of c-MYC expression is critical for efficient platelet generation from human induced pluripotent stem cells. J Exp Med, 207(13):2817-2830.

Tavassoli M, 1980. Megakaryocyte-platelet axis and the process of platelet formation and release. Blood, 55(4):537-545.

Tomer A, 1997. A sensitive and specific functional flow cytometric assay for the diagnosis of heparin-induced thrombocytopenia. Br J Haematol, 98(3):648-656.

Wall JE, Buijs-Wilts M, Arnold JT, et al, 1995. A flow cytometric assay using mepacrine for study of uptake and release of platelet dense granule contents. Br J Haematol, 89(2):380-385.

Wang H, He J, Xu C, et al, 2021. Decoding human megakaryocyte development. Cell Stem Cell, 28(3):535-549.e8.

Ware J, Russell S, Ruggeri ZM, 2000. Generation and rescue of a murine model of platelet dysfunction: the Bernard-Soulier syndrome. Proc Natl Acad Sci USA, 97(6):2803-2808.

Williams AG, Woolkalis MJ, Poncz M, 1990. Identification of the pertussis toxin-sensitive G proteins in platelets, megakaryocytes, and human erythroleukemia cells. Blood, 76(4):721-730.

Yiangou L, Ross ADB, Goh KJ, et al, 2018. Human pluripotent stem cell-derived endoderm for modeling development and clinical applications. Cell Stem Cell, 22(4):485-499.

Zhang B, Wu X, Zi G, et al, 2021. Large-scale generation of megakaryocytes from human embryonic stem cells using transgene-free and stepwise defined suspension culture conditions. Cell Prolif, 54(4):e13002.

Zhang Y, Sun S, Chen WC, et al, 2001. Repression of AIM-1 kinase mRNA as part of a program of genes regulated by Mpl ligand. Biochem Biophys Res Commun, 282(3):844-849.

第六章

粒细胞与肥大细胞的流式检测

第一节 粒 细 胞

19 世纪末，保罗·埃利希开始利用细胞染色技术检测白细胞亚群，并发现了几种新的白细胞亚群。埃利希将其中一种新的细胞类型命名为“中性粒细胞”。多细胞生物每天都与病原体接触，依靠固有免疫系统阻止病原体的入侵。在这个过程中，白细胞发挥着重要作用。根据形态的不同，白细胞可分为颗粒状白细胞和非颗粒状白细胞。颗粒状白细胞是指那些具有特别的异染颗粒的细胞，也称粒细胞。通过瑞氏染色技术可将中性粒细胞、嗜酸性粒细胞与嗜碱性粒细胞区分开；非颗粒性白细胞由单核细胞与淋巴细胞组成。本节主要介绍粒细胞，即中性粒细胞、嗜酸性粒细胞及嗜碱性粒细胞的来源与分化、功能及相关检测。

一、概述

中性粒细胞作为一种髓系来源的白细胞，也是急性炎症的主要反应细胞之一。人类中性粒细胞占循环白细胞的 50% ～ 70%，而小鼠中性粒细胞占循环白细胞的 10% ～ 25%。成熟中性粒细胞的细胞核呈节段性，直径 7 ～ 10μm，胞质内富含颗粒和分泌小泡。作为第一反应者，中性粒细胞是宿主抵御包括细菌、真菌和原生动物在内的大量病原体的主要防御系统。中性粒细胞是由均匀的细胞群组成的，具有很强的抗菌功能，包括吞噬、脱颗粒和中性粒细胞胞外陷阱（neutrophil extracellular trap，NET）的产生。中性粒细胞对肿瘤具有一定的杀伤作用，同时也有一定的促进作用。肿瘤相关中性粒细胞（TAN）可分为 N1 型和 N2 型，N1 型 TAN 具有抗肿瘤效应，N2 型 TAN 具有促肿瘤效应。

嗜酸性粒细胞也是循环白细胞的成分之一。在体内平衡状态下，嗜酸性粒细胞分布于肺部、胸腺、脂肪组织、乳腺、脾脏和胃肠固有层等组织和血液中。嗜酸性粒细胞能释放颗粒，引起组织损伤，促进炎症发展。在特异性趋化因子的多次作用下，嗜酸性粒细胞显著增加。白细胞介素 -5（IL-5）是一种主要由 2 型辅助性 T 细胞（Th2）和 2 型固有辅助性淋巴细胞（ILC2）产生的细胞因子，对嗜酸性粒细胞的分化、启动和存活至关重要。受到刺激时，成熟的嗜酸性粒细胞可分别从循环系统迁移至炎症部位或者生理部位。

嗜碱性粒细胞也来源于骨髓具有造血功能的多能干细胞，在骨髓中分化成熟后进入血流。嗜碱性粒细胞大多为圆形，直径 11μm 左右，细胞质呈紫红色，有少量大小不均匀、排列不规则且常覆盖于核表面的黑蓝色嗜碱性颗粒。细胞核通常为 2 ～ 3 叶，被颗粒覆盖。带有嗜碱性颗粒的白细胞，外周血的含量通常不到 1%。嗜碱性粒细胞可以表达高亲和力 IgE 的 Fc 受体（FcR）并特异性结合 IgE。在炎症或Ⅰ型超敏反应中，可通过脱颗粒迅速释放肝素、组胺等活性介质而发挥作用。

二、粒细胞的来源及分化

（一）粒细胞的来源

粒细胞主要来源于骨髓静脉窦的造血索，起源于骨髓的造血干细胞（HSC），粒细胞在骨髓内成熟发育后，再迁移入组织器官。造血干细胞具有自我更新的能力，并进一步发展为多能祖细胞（MPP）。MPP 依次发育为髓系共同祖细胞（CMP）和粒 - 单核祖细胞（GMP），增殖分化潜能有限。GMP 具有向中性粒细胞、单核细胞、树突状细胞或巨噬细胞、嗜酸性粒细胞祖细胞或嗜碱性粒细胞 / 肥大细胞祖细胞（分别产生嗜酸性粒细胞、嗜碱性粒细胞和肥大细胞）分化的潜能。CMP 和 GMP 的持续分化产生 $CXCR4^{+}$CXCR2 增殖的前中性粒细胞（早幼粒细胞），它们通过 CXCR4-CXCR2 低非增殖的未成熟中性粒细胞（骨髓细胞、骨髓后细胞等）发展为 CXCR2 高水平的天然中性粒细胞；中性粒细胞在骨髓中的发育和分化是一个涉及多种物质、控制严格的复杂过程。

（二）粒细胞的分化调控

1. 中性粒细胞的分化调控

（1）骨髓微环境对中性粒细胞分化的调控：骨髓微环境调控中性粒细胞的发育和分化。造血干细胞龛的组成成分为成骨细胞、间充质干细胞和血管周围细胞等。这些细胞表达的基因能提供低氧环境，也为干细胞的存活和正常发育提供了充分的物质基础。中性粒细胞的发育正是从这个骨髓微环境开始的。造血干细胞最先应答 α4β1、α6β1 和 α9β1 等 β1 整合素。这些物质与龛中的细胞外基质及细胞表面的黏附分子和成骨细胞发生作用，可为它们在骨髓中的生长发育提供支持。在高浓度 G-CSF 的作用下，粒系祖细胞首先分化为原始粒细胞，然后按顺序发育为早幼粒细胞、中幼粒细胞、晚幼粒细胞、杆状核粒细胞及分叶核粒细胞。

（2）细胞因子对中性粒细胞分化的调控：在中性粒细胞发育的起始阶段，细胞因子发挥了不可替代的效应。细胞因子可通过对微环境的调控影响中性粒细胞的发育和分化，而且可以对中性粒细胞的发育进程进行直接调控。生长因子如 G-CSF、GM-CSF、白细胞介素 -6（IL-6）和白细胞介素 -17（IL-17）等均通过各种信号通路在分化的不同阶段对分化过程进行调控。

由于中性粒细胞在组织中仅可以发挥 1 ～ 2 天的防御功能，因此骨髓必须不断产生中性粒细胞（每天产生的中性粒细胞可达到 2×10^{11} 个），并且它们要不断经历成熟过程。G-CSF 是调控中性粒细胞分化进程的关键细胞因子。其功能包括引导祖细胞分化为髓系细胞，增殖中性粒细胞前体细胞，缩短细胞通过细胞间隙的时间，最终发育成熟的中性粒细胞可以在骨髓中得以释放。在没有 G-CSF 受体的人和小鼠中，中性粒细胞的数量都将大大减少。细胞因子 IL-6、IL-4 和 GM-CSF 也在体内触发粒细胞产生过程中起了非常重要的作用。G-CSF 由产生 IL-17A 的 γδT 细胞和 NKT 细胞调节。巨噬细胞和树突状细胞产生的 IL-23 也可调节 IL-17A 的产生。在炎症消退之后，中性粒细胞为清除巨噬细胞而发生凋亡。该阶段会导致 IL-23 减少，从而使 G-CSF 的合成减少。衰老后的粒细胞可以被巨噬细胞清除。而且，骨髓来源的粒细胞可以对外周血进行补充，使白细胞数量保持相对恒定。正常情况下，每小时约有 10% 的粒细胞进行更新。

（3）转录因子对中性粒细胞发育分化的调控：在很大程度上，中性粒细胞的发育和分化过程受到转录因子的调控。在不同的发育阶段，各种转录因子的适当刺激可以保证中性粒细胞的发育和分化顺利进行。这一过程需要多个家族性转录因子的共同作用，包括 C/EBP 家族和 EtsDNA 结合蛋白家族，这些物质在中性粒细胞发育的不同阶段意义重大。其中，PU.1 和 C/EBPα 在造血干细胞向中性粒细胞分化中起关键作用，但不能单独作为造血干细胞“命运”选择的主要调节因子。相反，骨髓基因的表达是由这些关键的转录因子共同调控的。

C/EBP 家族如 C/EBPα、C/EBPβ、C/EBPδ 等在中性粒细胞和嗜酸性粒细胞中均有表达。C/EBPα 主要表达于未成熟粒细胞，而 C/EBPε 则主要表达于成熟粒细胞。转录因子 C/EBPα 的表达开始于从造血祖细胞向髓系祖细胞的分化过程中，随着髓系祖细胞向粒细胞分化，其表达也增加。C/EBPα 能与 G-CSF 受体启动子 –49 ～ 49 区域 GCAAT 位点结合，启动粒细胞生成。C/EBPα 能优先与 NF-κB p50 结合，并与 C/EBPα 启动子结合，促进正常粒细胞生成。白血病的发生与 C/EBPα 蛋白在 C 端和在 N 端发生突变有关，表明 C/EBPα 在粒细胞的发育进程中发挥着不可替代的作用。转录因子 PU.1 是 EtsDNA 结合蛋白家族的重要组成物质，转录因子 PU.1 在造血干细胞向髓系或者淋系的转化中发挥了关键效应，而且还能调节细胞前体物质向特殊细胞方向的转变。其低表达可增加中性粒细胞的前体细胞数量，可减轻 G-CSF 缺乏引起的中性粒细胞数量减少。PU.1 表达过高则使单核细胞或巨噬细胞数量剧增，粒细胞数量相对减少。体内外实验均可证明 PU.1 和 CLEC5A 启动子结合而开启转录，因此 PU.1 通过对转录因子 CLEC5A 的调控影响髓系的发育和分化进程。

2. 嗜酸性粒细胞的分化调控

嗜酸性粒细胞是一种循环粒细胞，参与宿主对寄生虫的抵抗和促进过敏反应。嗜酸性粒细胞的分化进程离不开细胞因子和转录因子的调控。转录因子包括 GATA-1、PU.1 在多种血液细胞系中均发挥了重要作用，但其最主要最特殊的作用是激活嗜酸性粒细胞。在所有转录因子中，GATA-1 在嗜酸性粒细胞系分化进程中的作用最显著。GATA-1 在巨核细胞、肥大细胞、红细胞和嗜酸性粒细胞中都有不同程度的应答，然而 GATA-1 对嗜酸性粒细胞的激活与其由一个双 GATA 结合位点介导有关，该位点亲和力较强。

IL-3、IL-5 和 GM-CSF 等细胞因子促进嗜酸性粒细胞增殖、分化和成熟。这些刺激因子均可通过特异的转录因子 GATA-1、PU.1 和 C/EBP 对增殖和分化进程进行调控。嗜酸性粒细胞在骨髓中发育，在趋化因子的诱导下从血液向靶组织梯度迁移。IL-5 又称嗜酸性粒细胞趋化因子，是嗜酸性粒细胞最特异的趋化因子，是其增殖和活化的关键细胞因子。研究结果发现，转基因小鼠体内的IL-5过量表达会导致该小鼠体内嗜酸性粒细胞数量也随之增加，而IL-5基因敲除之后，其血液和肺部的嗜酸性粒细胞数量明显降低。由嗜酸性粒细胞导致的疾病常伴有IL-5和IL-3的过量表达。过敏相关性嗜酸性粒细胞的增加主要与嗜酸性细胞因子的作用有关，其中最重要的是IL-5、GM-CSF的作用。体外研究发现，造血干细胞发育为嗜酸性粒细胞要经历一个非常特殊的阶段，其最初可分化为一种胞质内有混合颗粒的前体细胞，该细胞包含嗜酸性颗粒和嗜碱性颗粒，这些混合颗粒具有自分泌能力，其在白血病患者的骨髓和外周血中可被检测到。在此期间，细胞可以既表达嗜酸性粒细胞的表面抗原，又表达嗜碱性粒细胞的表面抗原，紧接着嗜碱性粒细胞的特异性作用不再出现，嗜酸性粒细胞抗原的表达也慢慢增加，然后逐渐发展为具有特定功能的嗜酸性粒细胞的祖细胞，最后发展为嗜酸粒细胞并成熟。这一过程已经在外周血干细胞和嗜酸性粒细胞的分化进程中被证明。在多靶点组织中，嗜酸性粒细胞通过大量颗粒产物和细胞因子，可与邻近细胞直接接触作用，从而对多种免疫功能进行调节。嗜酸性粒细胞的免疫调节从固有免疫扩展到适应性免疫，还涉及非免疫细胞。

3. 嗜碱性粒细胞的分化调控

嗜碱性粒细胞由骨髓的$CD34^+$造血祖细胞发育而来。在转录水平上，嗜碱性粒细胞的分化受到转录因子C/EBP和GATA-2的调控，IL-3可以调控这些转录因子的表达，促进嗜碱性粒细胞的分化和成熟，同时，嗜碱性粒细胞可分泌相关的细胞因子和膜表面的抗原等物质。例如，IL-3缺乏显著限制了Th2免疫反应的嗜碱性粒细胞分化，然而IL-3缺乏的未成熟小鼠嗜碱性粒细胞的分化与野生型小鼠嗜碱性粒细胞的分化未产生显著差异。这些结果表明，在稳定状态下嗜碱性粒细胞的分化进程与IL-3无关，但IL-3能显著促进Th2有关炎症反应中骨髓嗜碱性粒细胞的分化。嗜碱性粒细胞的激活有多种途径。有研究表明，嗜碱性粒细胞可被抗体、细胞因子、蛋白酶、TLR配体或补体相关的信号激活。激活后可产生多种有效分子，如抗菌肽、组胺和白三烯，以及IL-4、IL-5、IL-13和趋化因子。另外，IL-3能显著增强人类嗜碱性粒细胞膜表面抗原的应答。IL-33主要可由气道上皮细胞、表皮成纤维细胞及支气管平滑肌细胞等生成。IL-33和IL-18均能通过MyD88信号途径致使小鼠的骨髓源性嗜碱性粒细胞分泌IL-4和IL-13。而且IL-33还可使人类外周血的嗜碱性粒细胞分泌IL-4、IL-5和IL-6。季节相关性过敏性鼻炎患者检测出嗜碱性粒细胞可高度表达IL-25受体。在IL-25作用下，嗜碱性粒细胞凋亡减少，IgE抗体介导的脱颗粒作用明显增强。

三、粒细胞的功能

（一）中性粒细胞的功能

1. 免疫功能

研究表明，中性粒细胞可能发挥免疫调节功能，并表现出表型和功能可塑性。此外，描述组织型中性粒细胞群存在的研究也在不断增加。中性粒细胞可以是常驻的或新浸润的，并且依赖于组织微环境获得特殊的表型和功能。中性粒细胞在感染部位的定位非常重要。血液中的中性粒细胞数量降低会引起人类严重的免疫缺陷相关疾病。骨髓中每天都会产生中性粒细胞。在感染期间，中性粒细胞的产生率可增加 10 倍，每天产生 10^{12} 个细胞。因此，55% ～ 60% 的骨髓参与产生中性粒细胞也就不足为奇了。此外，在炎症反应过程中，中性粒细胞的循环可能加速或延迟。以往的研究表明，中性粒细胞只存在于炎症急性期，只起到杀灭病原体的作用。而近年来的研究表明，中性粒细胞不仅具有杀灭病原体的功能，还具有其他免疫功能。中性粒细胞是机体固有免疫的主要组成部分。在炎症环境中，活化的巨噬细胞和 T 细胞分泌的 IL-8、γ 干扰素（IFN-γ）等细胞因子促使中性粒细胞向炎症部位迁移，6 小时左右达到高峰。中性粒细胞通过吞噬、脱颗粒和产生 NET 攻击入侵的病原体。然而，近年来一些研究者发现病原体能在"陷阱"中存活并对内皮细胞造成损伤，说明 NET 的释放也能促进病原体的致病作用。中性粒细胞也参与适应性免疫。它们可以作为抗原提呈细胞（antigen presenting cell，APC）向 T 细胞提呈抗原，也可以直接介导树突状细胞的活化，间接调节 T 细胞免疫。近年来研究发现，中性粒细胞还能负性调节适应性免疫。

2. 杀伤功能

中性粒细胞不仅在防御外来物质入侵中发挥了关键性作用，还会导致炎症中的组织损伤，其发育或功能异常，会导致多种疾病，如早幼粒细胞白血病、慢性肉芽肿等。中性粒细胞在抵抗病原体入侵，特别是细菌和真菌的侵袭方面起重要作用，因此也是一种吞噬细胞。吞噬体中这些生物的杀灭是通过以下途径介导的。

（1）与溶酶体（颗粒）融合，释放细胞毒性蛋白质、肽和酶进入吞噬体。

（2）激活膜结合还原型烟酰胺腺嘌呤二核苷酸磷酸（NADPH）氧化酶，产生超氧阴离子（$\cdot O_2^-$），代谢成过氧化氢（H_2O_2）和其他活性氧（ROS）。细胞在吞噬体内外都利用这些机制。在后一个过程中，颗粒的融合（脱颗粒）和 NADPH 氧化酶的激活位于质膜上。这些过程在与人类中性粒细胞杀伤机制受损相关的严重免疫缺陷病如慢性肉芽肿性疾病中至关重要。

3. 趋化功能

中性粒细胞具有很强的趋化性，在一些刺激物如化学物质的作用下，能向刺激方向运动。中性粒细胞的趋化因子具有催化作用，其细胞膜上有趋化因子受体。趋化过程是趋化因子与膜受体结合的过程。此时，细胞膜上的钙泵被激活，导致细胞延长伪足并移向趋化因子。趋化因子有多种，如宿主感染的微生物、补体系统释放的趋化肽、白三烯、血小板趋化因子和脂质介质等。

4. 吞噬功能

中性粒细胞破坏入侵病原体的第一步就是吞噬作用。病原体经与特异性抗原结合的免疫球蛋白或与保守微生物基序非特异性结合的补体因子调理后，和中性粒细胞表面相应调理素的配体相结合，方可被吞噬。其过程为中性粒细胞伸出伪足围绕颗粒，然后扩展融合，从而完成吞噬。与中性粒细胞的运动相似，吞噬也同样需要伪足。伪足形成时，中性粒细胞需要固定于表面才能移动，中性粒细胞膜的黏附也可为伪足提供足够的摩擦力。

（二）嗜酸性粒细胞的功能

1. 对嗜碱性粒细胞在速发型过敏反应中的效应进行抑制的功能

嗜碱性粒细胞被激活的过程中会释放聚集嗜酸性粒细胞的趋化因子。嗜酸性粒细胞以如下几种方式对嗜碱性粒细胞的效应进行抑制：①嗜酸性粒细胞可以产生前列腺素 E 等物质以抑制嗜碱性粒细胞的生成，并释放大量与生物活性相关的物质；②嗜酸性粒细胞可以消灭嗜碱性粒细胞分泌的物质；③嗜酸性粒细胞可以破坏嗜碱性粒细胞释放的组胺及其他酶类。

2. 对机体的防御功能

嗜酸性粒细胞不会很快消灭细菌或其他颗粒状抗原，它通过消灭抗原 - 抗体复合物达到机体防御的目的，该抗原 - 抗体复合物是细菌和抗体相结合的物质。嗜酸性粒细胞能抵抗无法吞下的病原体，其通过与寄生虫靶细胞结合而发挥防御功能。嗜酸性粒细胞会杀死大量幼虫期的寄生虫。嗜酸性粒细胞可以产生氧自由基和释放主要碱性蛋白（MBP）、嗜酸细胞阳离子蛋白（ECP）等杀灭蠕虫。

3. 组织的损伤及修复功能

尽管嗜酸性粒细胞的氧自由基会损害体细胞，然而造成组织损伤的却是嗜酸性粒细胞的阳离子蛋白。另外，嗜酸性粒细胞可以通过 TGF 合成和释放修复受损组织。一旦伤口愈合，TGF 的表达也会增加。TGF mRNA 表达停止，嗜酸性粒细胞就会停止在受损部位的停留。

4. 协同作用

嗜酸性粒细胞不仅作为效应细胞，还以各种方式与淋巴细胞、其他免疫细胞等起协同作用。研究表明，通过 CD80 和 CD86 的协同作用，嗜酸性粒细胞与 T 细胞表面的 CD28 分子结合作为 T 细胞激活的共刺激信号，也就是所说的第二信号。嗜酸性粒细胞可以导致 T 细胞显著增殖。

5. 抗肿瘤作用

目前，嗜酸性粒细胞已经成为除淋巴细胞和树突细胞之外的又一类具有抗肿瘤作用的细胞，它可以抑制肿瘤体积变大、抑制肿瘤细胞迁移到其他器官形成占位及抗原呈现。中性粒细胞数量的变化也与不同的疾病和机体微环境有关。2009 年，Fridlender 团队发现肿瘤相关中性粒细胞具有抗肿瘤和促肿瘤双重特性，临床上已用 TGF-β 阻滞剂 SM16 作为抗肿瘤的特效药，效果显著。

（三）嗜碱性粒细胞的功能

嗜碱性粒细胞在变态反应、炎症反应、固有免疫和适应性免疫调节中发挥了重要作用。

1. 过敏及炎症反应

嗜碱性粒细胞是一种参与过敏反应的效应细胞。嗜碱性粒细胞表达 IgE 高亲和力受体 FcεR Ⅰ，其可与 IgE 交联，释放大量血管活性物质，如组胺和白三烯。IgE 可调节嗜碱性粒细胞 FCεR Ⅰ的表达。与嗜碱性粒细胞结合的 IgE 可对环境中的物质（如花粉或某些寄生虫）产生选择性过敏反应。嗜碱性粒细胞参与多种形式的炎症反应。嗜碱性粒细胞含有肝素，它能防止血液过快凝集，促进血液流向组织。

2. 在固有免疫中的调节功能

嗜碱性粒细胞的表面有许多和固有免疫有关的标志物，可释放 IL-4、IL-13 等。除组胺外，嗜碱性粒细胞释放炎症介质也与 IgD 有关。组织中招募的嗜碱性粒细胞释放 B 细胞活化 / 趋化前炎症因子，以及抗菌肽、IL-4、IL-8、IL-13、CD40L、B 细胞活化因子受体、增殖诱导配体、肿瘤坏死因子 α（TNF-α）及 CXCL10 等抗微生物介质和调理素。

3. 嗜碱性粒细胞的适应性调节

嗜碱性粒细胞一是通过发挥 APC 的功能来调节和诱导 Th2 细胞分化，促进 Th2 细胞应答；二是通过 APC 包被的特异性 IgE 对抗原的有效捕获来参与免疫记忆的调节。

四、粒细胞的检测

（一）中性粒细胞的检测

1. 流式细胞术检测中性粒细胞凋亡

细胞凋亡的检测方法有很多，如电镜或光镜下的形态学观察、细胞 DNA 提取液的 DNA 梯状电泳等，流式细胞术在检测细胞凋亡过程中应用广泛，该方法既能定性，也可以定量。一般来说，可用 CD15、CD16 标记人中性粒细胞，用 CD11b、Ly6G 标记小鼠中性粒细胞。其中实验室应用较多的是膜联蛋白Ⅴ/PI 双染色法。

膜联蛋白Ⅴ/PI 双染色法的原理是用 FITC 偶联膜联蛋白Ⅴ来鉴定死细胞和活细胞的数量，磷脂在正常细胞膜中的分布不对称。正常情况下，磷脂酰丝氨酸位于细胞膜表面内侧。当细胞凋亡发生时，细胞膜就会改变，磷脂酰丝氨酸从细胞膜的内表面翻转至外表面。膜联蛋白Ⅴ对磷脂酰丝氨酸有高亲和力，但活细胞内表面的磷脂酰丝氨酸不能特异性地与膜联蛋白结合，坏死细胞的磷脂酰丝氨酸也从细胞膜的内表面转移至外表面。膜联蛋白也能识别磷脂酰丝氨酸，因此在坏死细胞的表面，膜联蛋白Ⅴ不能区分哪些是坏死细胞，哪些是凋亡细胞。PI 染料可以和细胞内的 DNA 相结合，从而区分死细胞和活细胞。凋亡细胞和活细胞的细胞膜保持完整，PI 染料不能通过细胞膜进入细胞并与 DNA 结合。所以，PI 染料不用来标记凋亡细胞和活细胞，但其可以通过坏死细胞的细胞膜与 DNA 结合。坏死细胞中的 PI 染料在被 488nm 的光激发后，通过 FL2 或 FL3 通道接收，发射红色荧光。所以，抗膜联蛋白Ⅴ和 PI 可以同时用来区分活细胞、凋亡细胞及坏死细胞。

2. 滤膜渗透法和琼脂糖平板法检测中性粒细胞的趋化功能

其检测原理是中性粒细胞在趋化因子如微生物细胞成分及其代谢产物、补体活性片段（C5a、C3a）和某些细胞因子的作用下产生趋化性。趋化强度可以反映中性粒细胞的趋化功能。滤膜渗透法又称 Boyden 小室法，它采用一种特殊的小箱装置。在箱体中，用 3 ～ 5μm 的微孔膜将箱体分为上室和下室，上室加入白细胞悬液，下室加入趋化因子如细菌或其产物和酵母菌活化的血清等，于 37℃孵育数小时。中性粒细胞被处于下室的趋化因子所吸引，使细胞从膜的微孔进入膜。最后取透明膜，经固定、干燥、染色、脱色等步骤后将滤膜置于油镜下检测细胞在膜内通过的距离，计算趋化单位。琼脂糖凝胶板法将含 1% 琼脂糖的小牛血清倒入玻璃或平板凝胶板中，打孔后，每 3 个孔为一组，中心孔加入细胞悬液，孔两侧分别加入趋化因子或对照培养基。经 37℃孵育 2 ～ 3 小时后，固定 2% 琼脂二醛，移去琼脂糖层。染色后测定细胞运动距离并计算。

3. 溶菌法检测中性粒细胞的杀菌功能

将白细胞悬液与经新鲜人血清调理的细菌（大肠杆菌或金黄色葡萄球菌）按一定比例混合培养。每隔一定时间取定量培养物，稀释接种于固体平板培养基。经 37℃孵育 18 小时后，计数生长菌落，了解中性粒细胞的杀菌能力。

（二）嗜酸性粒细胞的检测

1. 人工染色

由于嗜酸性粒细胞在细胞质中包含的微粒呈酸性，故可以用嗜酸性染料染色。人工染色后计算嗜酸性粒细胞曾经是比较好的检测方法之一。

2. 全自动血细胞计数

全自动血细胞计数法是用特殊的嗜酸性粒细胞溶血素稀释血细胞来进行血细胞计数，收集嗜酸性粒细胞以外的白细胞，并通过计算小孔产生的脉冲和计算自动边界标记方法计数。该方法采用电流测量代替了传统的手动显微镜技术。

3. 流式细胞术检测

首先研究人员将待测细胞制备成单细胞悬液，然后用特定的荧光染料将样本或单细胞悬液染色后放入流式收集管中。在鞘液的作用下，细胞呈单列排列，由喷嘴发射出，形成细胞液柱。激发测量区域内的细胞产生荧光，并在垂直于液柱及入射光束的方向放置一个可用来采集荧光信号的光路系统，通过信号转换后进行计数。流式细胞术检测纯度可达 95% 以上。人类嗜酸性粒细胞的表面标志物为 CD11b、CD193、EMR1，小鼠嗜酸性粒细胞的表面标志物为 CD11b、CD193、F4/80。

（三）流式细胞术检测嗜碱性粒细胞

嗜碱性粒细胞通过释放组胺、白三烯、细胞因子和刺激相应的膜抗原表达而激活。采用 ELISA 和生化方法检测组胺和相应细胞因子的释放，并采用流式细胞术检测细胞表面膜抗原标志物。

流式细胞术的主要功能是分析嗜碱性粒细胞的活化，该技术主要应用于单克隆抗体技术对过敏性疾病的检测、治疗，可以准确地了解嗜碱性粒细胞的数量、状态及功能。相较于体内皮肤穿刺试验，流式细胞术具有特异性强、效率高、安全、节省时间的优点。相较于组胺释放试验等体外试验，嗜碱性粒细胞活化试验具有准确性高和操作简单的优点。因此，流式细胞术可为过敏性疾病的基础研究及临床提供数据支持。CD63 和 CD203 对嗜碱性粒细胞的激活更敏感，近年来涌现了很多该方面的研究。

嗜碱性粒细胞活化后，细胞膜表面的分子标志物如 CD63、CD45、CD203c 及 CCR3

也会发生相应的改变。CD63 属于四次跨膜蛋白超家族的成员，在血小板、嗜碱性粒细胞、巨噬细胞和肥大细胞表面表达。CD203c 可作为嗜碱性粒细胞的特异性活化标志物，当嗜碱性粒细胞未活化时，CD203c 仅有少量表达。

第二节 肥大细胞

一、概述

由于肥大细胞最早于 1879 年在结缔组织中被发现，因此人们最初认为肥大细胞来源于未分化的基质细胞。但随着对肥大细胞更深入的研究，有学者提出肥大细胞的前体细胞可能是淋巴细胞、多能祖细胞和髓系细胞。随着研究的不断进行，一些科研工作者尝试以白血病患者为研究对象，将具有荧光标记的外来基因的骨髓移植到他们身上。研究发现在移植后的 198 天，白血病患者骨髓中的肥大细胞显示出的基因型与外来基因，即供体的基因型非常相似，该实验证明了人类肥大细胞的来源就是骨髓的造血干细胞。

肥大细胞在固有免疫和免疫重建中发挥了关键作用。肝素、组胺和 5- 羟色胺的释放可引起速发型过敏反应。肥大细胞在所有血管蒂的组织、神经末梢、平滑肌细胞、毛囊和黏膜中广泛分布。它们存在于与外界环境接触的部位如呼吸道、胃肠道、皮肤等，是组织中抵御细菌和寄生虫的第一道防线。

同一小鼠不同组织、同一组织不同部位、相同组织相同部位在正常状态不同条件下肥大细胞释放的蛋白酶仍存在非常大的差异。1966 年，Enerback 首次根据肥大细胞发育的不同部位将啮齿类动物成熟肥大细胞分为黏膜肥大细胞和结缔组织肥大细胞两种类型。这两类肥大细胞具有不同的分布、大小和染色特点。基质细胞主要分布于肺泡壁、消化道和呼吸道黏膜上皮，仅含有类胰蛋白酶，不含糜蛋白酶，必须依赖 T 细胞增殖。结缔组织肥大细胞主要分布于皮肤真皮、黏膜下层、腹膜和结缔组织，其中含有颗粒状类胰蛋白酶和糜蛋白酶。血液中的肥大细胞与嗜碱性粒细胞相似，都含有嗜碱性粒细胞颗粒。肥大细胞在生存过程中也会受到微环境变化等多种因素的影响。肥大细胞的形态见图 6-1。

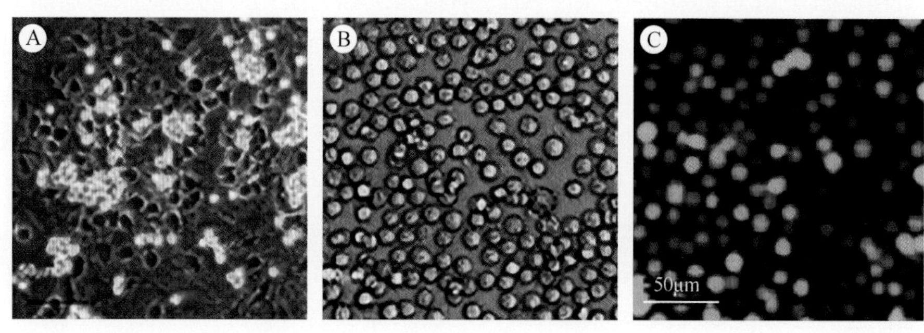

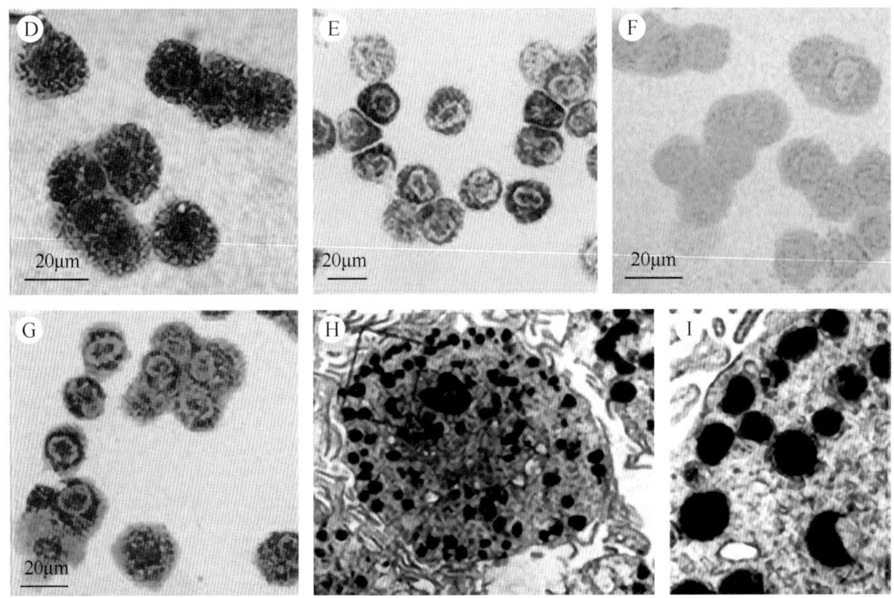

图 6-1 肥大细胞的形态

A、B. 培养基上培养的肥大细胞；C. 绿色荧光染色；D. MGG（May-Grunwald-Giemsa）染色；E. 甲苯胺蓝染色；F. 阿尔辛蓝染色；G. 番红 O 染色；H、I. 肥大细胞电镜图片：可观察到典型的粗糙暗颗粒

文献来源：Ma F，Kambe N，Wang D，et al. 2008. Direct development of functionally mature tryptase/chymase double-positive connective tissue-type mast cells from primate embryonic stem cells. Stem Cells，26（3）：706-714.

二、肥大细胞的来源和发育

肥大细胞是来源于骨髓的高度异质性细胞群。肥大细胞的前体细胞离开骨髓时仍不成熟，通过血液循环到达周围组织后才能完全分化成熟。因此，肥大细胞的最终特征取决于其成熟组织。研究表明，小鼠在胎肝发育阶段，肥大细胞前体细胞高度集中于卵黄囊和胎肝血中，这表明胚胎存在一个早期肥大细胞发育阶段。研究人员在啮齿动物的淋巴结、胸腺及在小鼠毛囊的结缔组织中发现了祖细胞，通过实验证实了这些淋巴结、胸腺等外周组织中存在肥大细胞祖细胞，这是一种长寿命细胞。有证据表明，肥大细胞可以在大鼠外耳皮肤中存活 84 天。紧接着，研究人员在特定条件下给予适当的刺激，发现成熟的肥大细胞也能增殖。肥大细胞胞质颗粒包括组胺、多巴胺、5- 羟色胺、肝素、IL-4、生长因子、TNF-α、血管内皮生长因子（VEGF）、TGF-β 和各种蛋白酶［类胰蛋白酶、组织蛋白酶 G 或基质金属蛋白酶（MMP）］。肥大细胞刺激脱颗粒导致这些预先储存和新合成介质的快速释放。

越来越多的学者认识到肥大细胞的功能、表型和成熟依赖于局部微环境，而局部微环境对肥大细胞识别不同刺激物和释放多种生物活性介质的能力有重要影响。它们通过自身的免疫调节特性参与固有免疫和适应性免疫，产生刺激和抑制反应；不仅在体内平衡中起着关键作用，还在一些疾病中发挥着关键作用。

三、肥大细胞的介质

（一）相关的介质

组胺的作用与其效应细胞上的 H_1 ～ H_4 特异性受体有关。由于组胺代谢迅速，其可能在释放部位或附近发挥作用，只有肝素储存在肥大细胞颗粒中。肝素与许多蛋白质如类胰蛋白酶和肝素蛋白多糖合成的大分子混合物发生静电作用。同时，肝素是常用的抗凝剂，也是血管生成的调节因子。

（二）细胞因子和趋化因子

肥大细胞对多种细胞因子的转录、翻译和分泌具有重要的调节作用。细胞因子包括 TNF-α、GM-CSF、SCF、IL-3、IL-4、IL-5、IL-6、IL-8、IL-10、IL-13、IL-14、碱性成纤维细胞生长因子（bFGF）、EGF、PDGF、VEGF、IFN-γ 等。已有报道，GM-CSF 和 IFN 在体外抑制 IL-3 依赖的肥大细胞的分化，TGF-β 抑制肥大细胞增殖和分化。图 6-2 显示了 IL-33（ST2）和 TSLP 受体（TSLP-R/IL-7R）在各种人类肥大细胞上的表达。

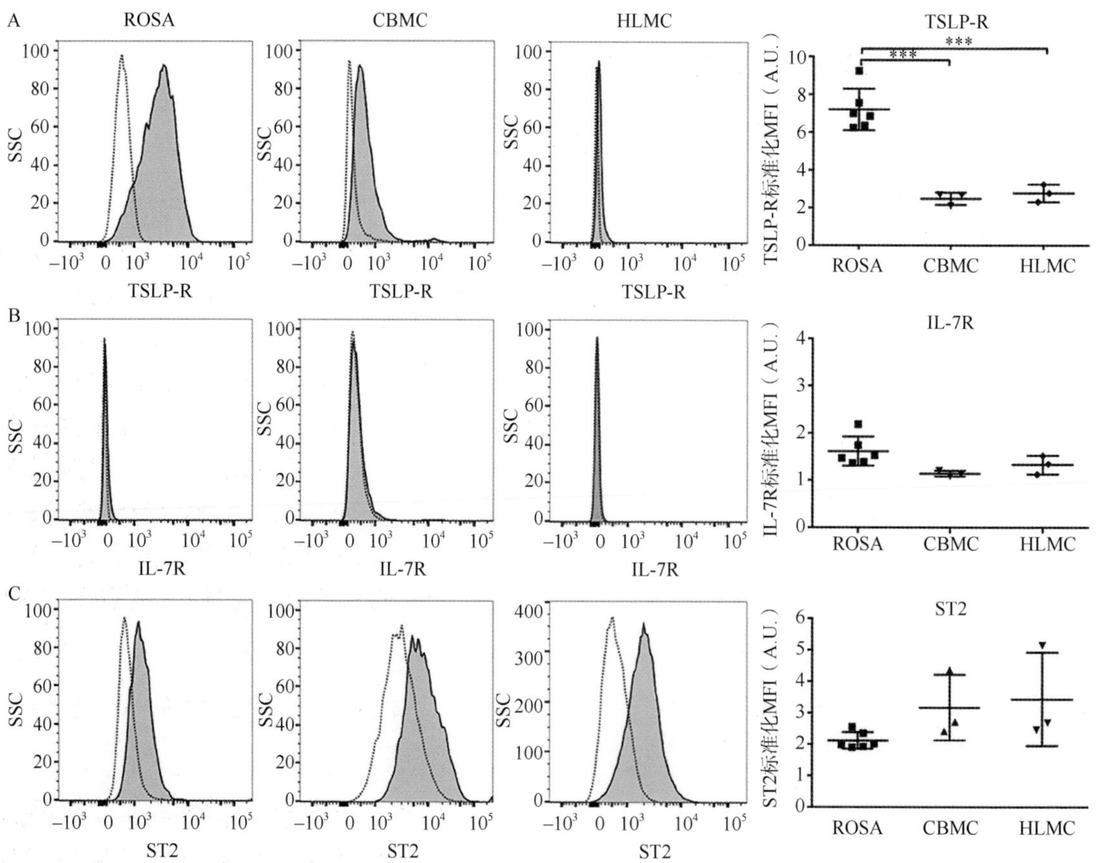

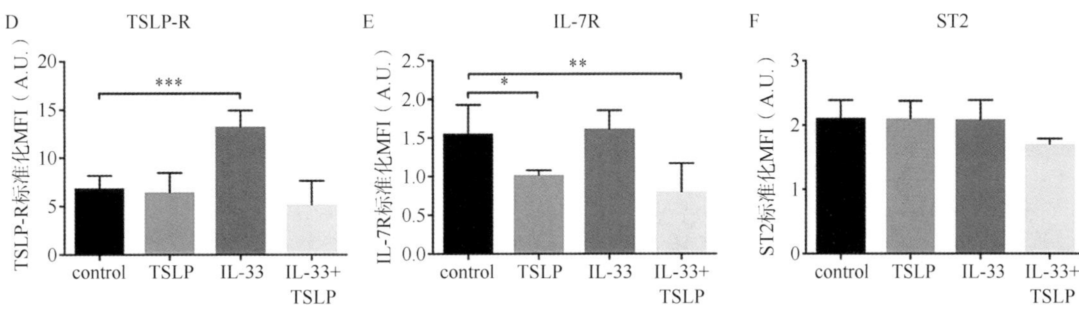

图 6-2 IL-33（ST2）和 TSLP 受体（TSLP-R/IL-7R）在各种人类肥大细胞上的表达

通过流式细胞术检测 TSLP-R（A）、IL-7R（B）和 ST2（C）在肥大细胞系（A ～ F）、脐带血单个核细胞（CBMC，A ～ C）和人肝单核原代细胞（HLMC，A ～ C）的表面表达。左边显示了不同细胞系的代表性直方图，其中虚线代表各自的同种型对照，右边显示了数据的量化（A ～ C）。用 10ng/ml IL-33、TSLP 或其组合或两者重复处理肥大细胞 4 天；之后，通过流式细胞术检测 TSLP-R（D）、IL-7R（E）和 ST2（F）的表面表达。受体的平均荧光强度（MFI）被标准化为各自的同种型对照。显示的数据来自三个独立的实验，n=3 ～ 6。control：对照。*P＜0.05，**P＜0.01，***P＜0.001

文献来源：Rönnberg E，Ghaib A，Ceriol C，et al. 2019. Divergent effects of acute and prolonged interleukin 33 exposure on mast cell IgE-mediated functions. Front Immunol，10：1361.

四、肥大细胞的作用及信号转导

（一）TLR4 可帮助肥大细胞在细菌入侵性炎症反应中发挥重要作用

TLR 起源于哺乳动物，在细菌的固有免疫中发挥着非常重要的作用。Supajatura 等证明，肥大细胞最初来自骨髓，可以表达 TLR2、TLR4、TLR6 和 TLR8，但不能表达 TLR5。该团队利用基因突变的 TLR4 肥大细胞系得出结论，TLR4 发挥作用需要肥大细胞在脂多糖的作用下产生如 IL-1β、TNF-α、IL-6、IL-13 等炎症介质。在受到脂多糖激活后，肥大细胞上 TLR4 被激活，进而激活核因子 κB（nuclear factor-κB，NF-κB）。此外，研究人员又将小鼠的盲肠结扎后，形成腹腔感染性炎症模型。该团队发现 *TLR4* 突变肥大细胞重构的遗传突变小鼠的死亡率远远高于 *TLR4* 完整肥大细胞重构的遗传突变小鼠。*TLR4* 突变肥大细胞重构小鼠的死亡率与腹腔内缺陷中性粒细胞的补充及炎性细胞因子的产生密切相关。此外，该研究也进一步证明了肥大细胞对于固有免疫进程作用巨大。肥大细胞能释放炎性细胞因子，并能识别位于肥大细胞表面的 TLR4，刺激细菌侵袭后中性粒细胞的发育。

（二）小鼠蛔虫诱导的双相皮肤过敏反应模型证明了肥大细胞在反应开始时和 $CD4^+$T 细胞反应结束时的重要作用

Sengoku 等建立了蛔虫诱导的小鼠双相皮肤过敏反应模型。在早期反应中，研究观察了曲尼酶对肥大细胞脱颗粒和耳水肿的抑制作用。肥大细胞缺陷小鼠的耳水肿现象在反应开始时不出现，但在晚期快结束时再次出现。在反应后期，嗜酸性粒细胞增多，$CD4^+$T 细胞也增多。抗 IL-4 抗体、抗 IL-5 抗体和抗 CD4 抗体均能抑制耳水肿现象，也能抑制炎症反应后期的炎症细胞浸润。这些数据表明早期反应与肥大细胞有关。

五、肥大细胞的功能

肥大细胞参与组织修复，与神经系统相互作用，参与血管生成、过敏反应、固有免疫和适应性免疫反应及免疫耐受的形成。肥大细胞的许多生理和病理功能与胞质颗粒中所含化合物的生物学功能密切相关。因此，肥大细胞的主要功能是分泌如溶酶体酶、蛋白多糖、细胞因子、生物胺和生长因子等具有多种特性的生物活性物质，这些物质储存在胞质颗粒中。肥大细胞可以通过分泌和释放颗粒物立即做出反应，或通过炎症反应延迟做出反应。它们在细菌感染中也起重要作用，具有吞噬细菌的能力，并向中性粒细胞释放具有抗菌特性或趋化性的介质。在伤口愈合过程中，肥大细胞释放组胺，促进成纤维细胞增殖和迁移，激活血管生成和产生一系列介质（如生长因子）。肥大细胞存在于人体的某个确定部位，并且与人体很多生理功能及病理功能的调控有关。

（一）参与组织修复

肥大细胞在维持组织功能和完整性方面发挥关键作用。肥大细胞释放的介质包括成纤维细胞生长因子Ⅱ（FGF2 或 bFGF）、血小板源性生长因子（PDGF）、血管内皮生长因子（VEGF）、神经生长因子（NGF）、组胺和类胰蛋白酶，可促进成纤维细胞及上皮细胞的增殖。以 FGF2 为例，图 6-3 显示了肥大细胞中上调的 FGF2 表达依赖于 GPR30/p-MEK/p-ERK 信号通路的激活。

（二）与神经系统相互作用

在各种组织系统包括皮肤、肠黏膜及肺和中枢神经系统中，肥大细胞广泛存在于神经末梢附近。肥大细胞的分布特点及肥大细胞释放的介质与神经末梢之间的相互作用，使两者关系密切。研究显示，肥大细胞与神经元通过黏附分子相互作用。肥大细胞与神经元之间的相互作用可以通过调节离子转运来维持肠道内环境的稳定，并在黏液分泌细胞的分泌活性、维持血管通透性和胃肠动力等方面发挥作用。

（三）参与固有免疫和适应性免疫应答

肥大细胞表面的不同受体可以检测到潜在的有害信号，通过释放肥大细胞颗粒储存的或新合成的介质，肥大细胞进一步产生快速而适当的免疫应答。

（四）与免疫耐受形成有关

肥大细胞参与异种移植物的免疫耐受机制，从而保护异种移植物免受排斥，肥大细胞脱颗粒可以破坏这种免疫耐受机制的建立。

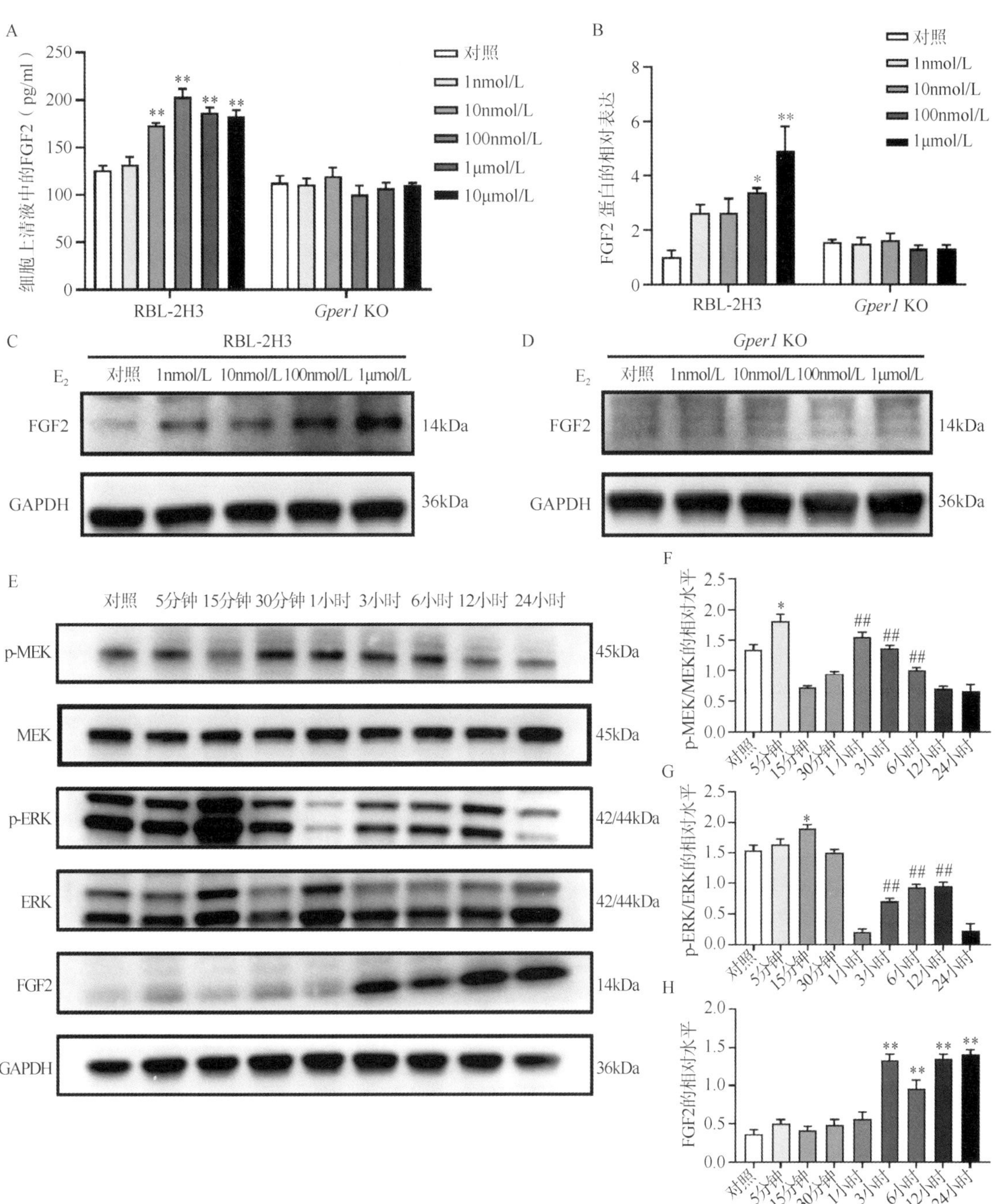

图 6-3 肥大细胞中上调的 FGF2 表达依赖于 GPR30/p-MEK/p-ERK 信号通路的激活

A. 不同浓度雌激素（E_2）干预后肥大细胞上清液中 FGF2 的含量。B. 不同浓度雌激素干预后肥大细胞中 FGF2 蛋白的相对表达。C. 不同浓度雌激素干预后 RBL-2H3 细胞中 FGF2 的蛋白表达。D. 不同浓度雌激素干预后 *Gper1* KO RBL-2H3 细胞中 FGF2 的蛋白表达。E. 不同时间点雌激素（100nmol/L）处理后肥大细胞中 p-MEK、MEK、p-ERK、ERK 和 FGF2 的蛋白印迹分析。F. 不同时间点雌激素（100nmol/L）处理后肥大细胞中 p-MEK/MEK 的相对水平。*$P < 0.05$（5 分钟与对照组比较），##$P < 0.01$（1 小时、3 小时、6 小时与 15 分钟比较）。G. 不同时间点雌激素（100nmol/L）处理后肥大细胞中 p-ERK/ERK 的相对水平。*$P < 0.05$（15 分钟与对照组比较），##$P < 0.01$（3 小时、6 小时、12 小时与 1 小时比较）。H. 不同时间点雌激素（100nmol/L）处理后肥大细胞中 FGF2 的相对表达。**$P < 0.05$（3 小时、6 小时、12 小时、24 小时与对照组比较）

文献来源：Xu X，Wang J，Guo X，et al. 2023. GPR30-mediated non-classic estrogen pathway in mast cells participates in endometriosis pain via the production of FGF2. Front Immunol，14：1106771.

六、肥大细胞的检测

（一）流式细胞术

流式细胞术是利用肥大细胞分化和成熟过程中出现的表面标志物对肥大细胞进行分类和鉴定。在488nm激光激发下，肥大细胞类胰蛋白酶（MCT）与AA5 PE-Cy5结合，发射荧光波长为675nm；肥大细胞糜蛋白酶（MCC）与CC4-PE相结合，发射荧光波长为585nm；肥大细胞类胰蛋白酶和糜蛋白酶与AA5 PE-Cy5和CC4 PE结合，产生两种发射共显的荧光波长。肥大细胞群在三种亚型中的分布显示，*X*轴标记的AA5 PE-Cy5为类胰蛋白酶阳性，*Y*轴标记的CC4 PE为糜蛋白酶阳性。流式细胞术结果显示，右下细胞群的类胰蛋白酶阳性为MCT型肥大细胞；左上细胞群的类糜蛋白酶阳性是MCC型肥大细胞；右上细胞群的类胰蛋白酶和类糜蛋白酶阳性为MCTC型肥大细胞。可分别选择和收集三种肥大细胞亚型。该检测方法的特异性及灵敏性都非常高，但操作复杂，检测费用高昂。

（二）不同亚型肥大细胞内分泌小泡的激光扫描

经流式细胞仪分选得到的三种亚型的肥大细胞在激光扫描共聚焦显微镜（激光波长488nm、543nm）的激发下，分别产生675nm、585nm波长的发射荧光。三种亚型肥大细胞的发射波长是通过同一通道检测到的，因此激光扫描共聚焦图像显示红色荧光。分布于细胞膜内侧的分泌颗粒形成芽状突起（分泌囊泡），部分分泌颗粒以分散形式释放。MCT型细胞内含有不规则的类胰蛋白酶样颗粒，分泌颗粒主要以出芽或分散释放的形式分泌。MCC型细胞内的糜蛋白酶样颗粒较小，少量糜蛋白酶样颗粒聚集并覆盖细胞。MCTC型细胞类胰蛋白酶和糜蛋白酶的分泌颗粒大小不一，覆盖细胞，分泌颗粒以分散释放的形式分泌。大量颗粒释放后，肥大细胞的形态结构会发生改变，颗粒散在分布于细胞表面。经微分干涉相差显微镜（differential interference contrast microscope，DICM）显示，在分泌囊泡释放类胰蛋白酶和糜蛋白酶后，分泌囊泡出现空泡样痕迹。

（三）免疫组织化学

用抗肥大细胞类胰蛋白酶和糜蛋白酶的单克隆抗体鉴定肥大细胞是一种高特异性的方法，是鉴定组织肥大细胞最常用的方法。免疫组织化学的灵敏性和特异性都很高，操作也比较简单。

（四）类胰蛋白酶活性测定

荧光免疫酶法和放射免疫法均可直接测定血清类胰蛋白酶活性。然而，荧光免疫酶技术的灵敏性优于放射免疫分析法。类胰蛋白酶存在于肥大细胞中，是一种具有特异性的中性蛋白酶，可作为鉴别肥大细胞的标志物。在肥大细胞增生中，血清类胰蛋白酶水平被用作评估疾病严重程度的特异性指标。尽管荧光免疫酶技术和放射免疫分析技术是直接测定肥大细胞活化后类胰蛋白酶释放的无创定量方法，然而，要保持类胰蛋白酶的活性非常困难。

（孙 露 付伟超 于文颖 梁昊岳）

参考文献

Adrover JM, del Fresno C, Crainiciuc G, et al, 2019. A neutrophil timer coordinates immune defense and vascular protection. Immunity, 50(2):390-402.

Arzubiaga C, Morrow J, Roberts LJ 2nd, et al, 1991. Neuropeptide Y, a putative cotransmitter in noradrenergic neurons, induces mast cell degranulation but not prostaglandin D2 release. J Allergy Clin Immunol, 87(1 Pt 1):88-93.

Austen KF, Gurish MF, 2017. Resolution of a human mast cell development conundrum. Blood, 130(16):1777-1778.

Bagdonas E, Raudoniute J, Bruzauskaite I, et al, 2015. Novel aspects of pathogenesis and regeneration mechanisms in COPD. Int J Chron Obstruct Pulmon Dis, 10:995-1013.

Bando JK, Colonna M, 2016. Innate lymphoid cell function in the context of adaptive immunity. Nat Immunol, 17(7):783-789.

Bos H, de Souza W, 2000. Phagocytosis of yeast: a method for concurrent quantification of binding and internalization using differential interference contrast microscopy. J Immunol Methods, 238(1-2):29-43.

Brown SA, 2016. Circadian metabolism: from mechanisms to metabolomics and medicine. Trends Endocrinol Metab, 27(6):415-426.

Castro M, Zangrilli J, Wechsler ME, et al, 2015. Reslizumab for inadequately controlled asthma with elevated blood eosinophil counts: results from two multicentre, parallel, double-blind, randomised, placebo-controlled, phase 3 trials. Lancet Respir Med, 3(5):355-366.

Chen CY, Lee JB, Liu B, et al, 2015. Induction of interleukin-9-producing mucosal mast cells promotes susceptibility to IgE-mediated experimental food allergy. Immunity, 43(4):788-802.

Conroy DM, Williams TJ, 2001. Eotaxin and the attraction of eosinophils to the asthmatic lung. Respir Res, 2(3):150-156.

Crivellato E, Damiani D, Mallardi F, et al, 1991. Suggestive evidence for a microanatomical relationship between mast cells and nerve fibres containing substance P, calcitonin gene related peptide, vasoactive intestinal polypeptide, and somatostatin in the rat mesentery. Acta Anat (Basel), 141(2):127-131.

da Silva EZ, Jamur MC, Oliver C, 2014. Mast cell function: a new vision of an old cell. J Histochem Cytochem, 62(10):698-738.

Dahlin JS, Ekoff M, Grootens J, et al, 2017. KIT signaling is dispensable for human mast cell progenitor development. Blood, 130(16):1785-1794.

Dahlin JS, Hallgren J, 2015. Mast cell progenitors: origin, development and migration to tissues. Mol Immunol, 63(1):9-17.

Dahlin JS, Heyman B, Hallgren J, 2013. Committed mast cell progenitors in mouse blood differ in maturity between Th1 and Th2 strains. Allergy, 68(10):1333-1337.

de Cássia Campos MR, Toso VD, de Souza DA Jr, et al, 2014. Differential effects of chemoattractants on mast cell recruitment *in vivo*. Cell Immunol, 289(1-2):86-90.

Driss V, Legrand F, Hermann E, et al, 2009. TLR2-dependent eosinophil interactions with mycobacteria: role of alpha-defensins. Blood, 113(14):3235-3244.

Dumitru CA, Fechner MK, Hoffmann TK, et al, 2012. A novel p38-MAPK signaling axis modulates neutrophil biology in head and neck cancer. J Leukoc Biol, 91(4):591-598.

Ebo DG, Bridts CH, Hagendorens MM, et al, 2008. Basophil activation test by flow cytometry: present and future applications in allergology. Cytometry B Clin Cytom, 74(4):201-210.

Ella K, Csépányi-Kömi R, Káldi K, 2016. Circadian regulation of human peripheral neutrophils. Brain Behav Immun, 57:209-221.

Fontana MF, Baccarella A, Pancholi N, et al, 2015. JUNB is a key transcriptional modulator of macrophage activation. J Immunol, 194(1):177-186.

Gasparini C, Foxwell BM, Feldmann M, 2013. RelB/p50 regulates TNF production in LPS-stimulated dendritic cells and macrophages. Cytokine, 61(3):736-740.

González-Muñoz M, Villota J, Moneo I, 2008. Analysis of basophil activation by flow cytometry in pediatric house dust mite allergy. Pediatr Allergy Immunol, 19(4):342-347.

Gri G, Frossi B, D' Inca F, et al, 2012. Mast cell: an emerging partner in immune interaction. Front Immunol, 3:120.

Jamur MC, Moreno AN, Mello LF, et al, 2010. Mast cell repopulation of the peritoneal cavity: contribution of mast cell progenitors versus bone marrow derived committed mast cell precursors. BMC Immunol, 11(1):32.

Jensen BM, Falkencrone S, Skov PS, 2014. Measuring histamine and cytokine release from basophils and mast cells. Methods Mol Biol, 1192:135-145.

Jung Y, Wen T, Mingler MK, et al, 2015. IL-1β in eosinophil-mediated small intestinal homeostasis and IgA production. Mucosal Immunol, 8(4):930-942.

Kim MS, Cho YJ, 2012. Flow cytometry-assisted basophil activation test as a safe diagnostic tool for aspirin/NSAID hypersenstivity. Allergy Asthma Immunol Res, 4(3):137-142.

Kinoshita T, Sawai N, Hidaka E, et al, 1999. Interleukin-6 directly modulates stem cell factor-dependent development of human mast cells derived from CD34(+) cord blood cells. Blood, 94(2):496-508.

Kitamura Y, Shimada M, Hatanaka K, et al, 1977. Development of mast cells from grafted bone marrow cells in irradiated mice. Nature, 268(5619):442-443.

Kulinski JM, Muñoz-Cano R, Olivera A, 2016. Sphingosine-1-phosphate and other lipid mediators generated by mast cells as critical players in allergy and mast cell function. Eur J Pharmacol, 778:56-67.

Lagraauw HM, Westra MM, Bot M, et al, 2014. Vascular neuropeptide Y contributes to atherosclerotic plaque progression and perivascular mast cell activation. Atherosclerosis, 235(1):196-203.

Lawrence SM, Corriden R, Nizet V, 2018. The ontogeny of a neutrophil: mechanisms of granulopoiesis and homeostasis. Microbiol Mol Biol Rev, 82(1):e00057-e00117.

Ma F, Wang D, Hanada S, et al, 2007. Novel method for efficient production of multipotential hematopoietic progenitors from human embryonic stem cells. Int J Hematol, 85(5):371-379.

Mcdonald PP, 2004. Transcriptional regulation in neutrophils: teaching old cells new tricks. Adv Immunol, 82:1-48.

McGowan EC, Saini S, 2013. Update on the performance and application of basophil activation tests. Curr Allergy Asthma Rep, 13(1):101-109.

Mehlotra RK, Hall LR, Higgins AW, et al, 1998. Interleukin-12 suppresses filaria-induced pulmonary eosinophilia, deposition of major basic protein and airway hyperresponsiveness. Parasite Immunol, 20(10):455-462.

Padigel UM, Hess JA, Lee JJ, et al, 2007. Eosinophils act as antigen-presenting cells to induce immunity to strongyloides stercoralis in mice. J Infect Dis, 196(12):1844-1851.

Rigoni A, Bongiovanni L, Burocchi A, et al, 2015. Mast cells infiltrating inflamed or transformed gut alternatively sustain mucosal healing or tumor growth. Cancer Res, 75(18):3760-3770.

Russi AE, Ebel ME, Yang Y, et al, 2018. Male-specific IL-33 expression regulates sex-dimorphic EAE susceptibility. Proc Natl Acad Sci USA, 115(7):E1520-E1529.

Santos J, Guilarte M, Alonso C, et al, 2005. Pathogenesis of irritable bowel syndrome: the mast cell connection. Scand J Gastroenterol, 40(2):129-140.

Sanz ML, Gamboa PM, García-Avilés C, et al, 2003. Flow-cytometric cellular allergen stimulation test in latex allergy. Int Arch Allergy Immunol, 130(1):33-39.

Sasaki H, Kurotaki D, Osato N, et al, 2015. Transcription factor IRF8 plays a critical role in the development of murine basophils and mast cells. Blood, 125(2):358-369.

Sehra S, Yao W, Nguyen ET, et al, 2015. TH9 cells are required for tissue mast cell accumulation during allergic inflammation. J Allergy Clin Immunol, 136(2):433-440.

Shen HH, Ochkur SI, McGarry MP, et al, 2003. A causative relationship exists between eosinophils and the development of allergic pulmonary pathologies in the mouse. J Immunol, 170(6):3296-3305.

Theoharides TC, Valent P, Akin C, 2015. Mast cells, mastocytosis, and related disorders. N Engl J Med, 373(2):163-172.

Verjan Garcia N, Umemoto E, Saito Y, et al, 2011. SIRPα/CD172a regulates eosinophil homeostasis. J Immunol, 187(5):2268-2277.

Weller CL, Collington SJ, Williams T, et al, 2011. Mast cells in health and disease. Clin Sci (Lond), 120(11):473-484.

Yoza BK, Hu JY, Cousart SL, et al, 2006. Induction of RelB participates in endotoxin tolerance. J Immunol, 177(6):4080-4085.

Yu X, Kasprick A, Petersen F, 2015. Revisiting the role of mast cells in autoimmunity. Autoimmun Rev, 14(9):751-759.

Zarnegar B, Mendez-Enriquez E, Westin A, et al, 2017. Influenza infection in mice induces accumulation of lung mast cells through the recruitment and maturation of mast cell progenitors. Front Immunol, 8:310.

Zhang J, Shi GP, 2012. Mast cells and metabolic syndrome. Biochim Biophys Acta, 1822(1):14-20.

第七章

单核细胞与巨噬细胞的流式检测

第一节　单 核 细 胞

单核细胞是单核 - 吞噬细胞系统的成员，这是一个髓系细胞家族，由单核细胞和另外两种主要亚型——树突状细胞（dendritic cell，DC）和巨噬细胞组成。个体出生后，单核细胞来源于骨髓中的造血干细胞，在一系列造血生长因子的刺激下逐步分化成熟，进入血液循环后被募集到全身的组织中。长期以来，单核细胞一直被认为具有成熟为巨噬细胞的特性，事实上，它们被认为是组织巨噬细胞的主要来源。近年来随着自我更新的胚胎源性巨噬细胞的发现，对血液和组织中的经典骨髓源性单核细胞的作用提出了新的补充，事实上无论是在循环中，还是在迁移到组织和淋巴器官后，单核细胞都扮演着更为复杂的角色。

一、单核细胞的吞噬杀伤功能

成熟单核细胞是白细胞中体积最大的细胞，胞体呈圆形或椭圆形，表面有褶皱和伪足。单核细胞的细胞核常偏位，不分叶，呈椭圆形、马蹄形、肾形或不规则形态；染色质颗粒细而松散，着色较浅。单核细胞胞质较多，呈弱嗜碱性，其中含许多吞噬泡、线粒体、粗面内质网和溶酶体颗粒，颗粒内含有过氧化物酶、酸性磷酸酶、非特异性酯酶和溶菌酶等，与单核细胞的吞噬杀伤功能相关。

除了在稳定状态下补充组织巨噬细胞和 DC 的作用之外，单核细胞可被募集到感染部位并介导在这些位点的直接抗感染活性。吞噬功能和氧化爆发（OB）活性在感染和修复过程中都起着核心作用，因此被首选为固有免疫细胞功能的指标，也是衡量单核细胞功能最常见的指标。单核细胞通过吞噬作用吞噬入侵病原体，被吞噬的病原体随后被氧化爆发过程中产生的 · O_2^- 杀死。

评估吞噬作用的技术进步使研究者对吞噬细胞吞噬颗粒相关分子相互作用的认知有了快速提升。荧光显微镜技术可展现在吞噬过程中肌动蛋白细胞骨架的快速重排。共聚焦显微镜研究表明，细胞内膜在颗粒摄取过程中与质膜融合，回收的核内体和内质网有助于细胞表面膜的扩张。流式细胞术对颗粒吞噬的评估在一定程度上取代了显微镜观察，特别是吞噬细胞摄取荧光靶标的动力学可以通过特定的仪器进行追踪。这些基于流式细胞术的吞噬测定法通常包括测定用细胞松弛素 D 预孵育的细胞对荧光粒子的吸收，这使得该测定法能够将颗粒吞噬与简单黏附区分开。James S. Wiley 研究团队报道了用一种基于双色实时流式细胞术的快速、标准化方法来定量评估人外周血单核细胞对荧光乳胶微球吞噬作用的研究。该方法用 APC 偶联 CD14 单抗标记外周血单个核细胞，将其在 37℃下重悬于含有 0.1mmol/L Ca^{2+} 的无血清 Na^{+} 培养基中。在开始数据采集后，立即将 10μl Fluoresbrite® 黄绿色荧光（YG）乳胶微球加入细胞中，数据由流式细胞仪以每秒 1000 ～ 1500 个细胞的速度采集，每次采集至少 7 分钟。细胞通过 FSC 和 SSC 及 APC 荧光信号进行划门，在连续 10 秒间隔中记录反映微球被吞噬的细胞相关荧光的逐渐增加，并进行分析，得出每个间隔内每个细胞的平均荧光强度，通过计算吸收曲线下面积来量化评价微球的吞噬。此外，该方法还可以与其他实时荧光测量（如 Ca^{2+} 内流）相结合，同时监测两个或多个动态过程。

二、单核细胞作为抗原提呈细胞在适应性免疫应答中的作用

单核细胞作为一类主要的 APC，在适应性免疫应答的诱导与调节中起着关键作用。它们的功能类似于经典树突状细胞（classical DC，cDC），这使得其被归类为单核细胞来源的 DC（moDC）。不同的研究者有不同的方法来表征和定义 moDC。从功能角度来看，moDC 是受刺激的单核细胞，其定义不仅根据其 MHC Ⅱ类分子和 CD11c 的表达，而且还基于其 DC 样能力。早期的研究表明，来自脾脏的 cDC 在诱导混合白细胞反应方面比脾巨噬细胞或 B 细胞有效。在诱导初始 T 细胞分化为效应 T 细胞方面，cDC 也明显优于其他 APC。它们在外周组织中获取抗原，保存和加工抗原肽，并将抗原运输到引流淋巴结的 T 细胞区，在那里它们遇到同源的 T 细胞。在非淋巴组织和淋巴组织中，都有几个与特定转录因子相关的 DC 亚群显示出明显的分工，研究者对它们功能的认识也在不断深入中。

研究已经明确至少有两个转录因子对两种主要的 cDC 亚型发展至关重要，分别是碱性亮氨酸拉链转录因子 ATF 样蛋白 3（BATF3）和干扰素调节因子 4（IRF4），因此 cDC 被称为 $BATF3^{+}$ DC（cDC1）和 $IRF4^{+}$ DC（cDC2）。不同的 APC 在抗原获取和提呈方面有很大的差异。尽管三种类型的 APC（即 moDC、$BATF3^{+}$ DC 和 $IRF4^{+}$ DC）均能获得并交叉提呈可溶性抗原，但在不受病原体相关分子模式（pathogen-associated molecular pattern，PAMP）或非 PAMP 佐剂刺激时，$BATF3^{+}$ DC 的交叉提呈效果更佳。此外，在体内 $BATF3^{+}$ DC 比 $IRF4^{+}$ DC 或 $Ly6C^{+}$ 单核细胞吞噬可溶性抗原作用更强。另外，细胞相关抗原的获取是细胞介导免疫的重要方面，并且常涉及濒死细胞的吞噬（胞葬作用），$BATF3^{+}$ DC 和 $Ly6C^{+}$ 单核细胞均可发生胞葬作用，而 $IRF4^{+}$ DC 则不能。APC 亚型之间的另一个主要功能差异是，即使诱导同源 T 细胞增殖，它们也会在由此产生的迁移 T 细胞上产生不同的命运，具体来说，$BATF3^{+}$ DC 会留下驻留型记忆 $CD8^{+}$T 细胞，而 $IRF4^{+}$ DC 会留下中央型记忆 $CD8^{+}$T 细胞，尚不清楚 $Ly6C^{+}$ 单核细胞在何种条件下优先留下何种类型的 T 细胞。

一些研究者认为，单核细胞的抗原提呈能力不如 cDC，然而在炎症过程中，单核细胞明显多于 cDC。因此，基于单个 APC 的比较分析很可能低估了炎症过程中单核细胞在群

体动力学中的贡献，其很可能在适应性免疫中发挥重要作用。了解单核细胞如何影响适应性免疫反应，有助于理解它们如何促进或预防癌症、哮喘、糖尿病和动脉粥样硬化等疾病的病理反应。

三、经典型与非经典型单核细胞在稳态及炎症中的作用

经典型与非经典型单核细胞，以及它们产生的巨噬细胞和moDC，在宿主防御病原体、免疫调节、组织修复等过程中发挥了关键作用。这种功能的多样性是由在稳态过程中及在感染、炎症和癌症背景下起源和发育的不同单核细胞亚群所决定的。

在小鼠和人类中，单核细胞有两种主要类型：经典型（小鼠 $CD115^+$ 单核细胞中的 $Ly6C^{high}CD43^-$ 单核细胞，对应于人类的 $CD14^+CD16^-$ 单核细胞）和非经典型（小鼠的 $Ly6C^{low}CD43^+$ 单核细胞，对应于人类的 $CD14^{low}CD16^+$ 单核细胞）。小鼠的经典型单核细胞亚群特异性表面标志物为 $CX3CR1^{int}CCR2^+CD62L^+$，约占小鼠单核细胞的50%；非经典型单核细胞亚群特异性表面标志物为 $CX3CR1^{high}CCR2^-CD62L^-$。人类的两种单核细胞亚群表达类似水平的IL-1β、TNF-α和IL-6，但经典型单核细胞CD14和IL-10的表达水平更高，对稳态维持有重要意义。

在稳态下，经典型单核细胞储备在骨髓和其他髓外部位（如脾脏），它们可以立即被募集到受感染或受伤的组织中，并会产生巨噬细胞或moDC，在控制感染、限制炎症损伤和启动组织修复方面发挥多种作用。而非经典型单核细胞以依赖CX3CR1的方式被募集至非炎症组织，其在血管系统循环，起着“巡逻”作用，清除细胞碎片并修复内皮，促进血管新生。非经典型单核细胞的增殖能力低于经典型单核细胞，但它们在循环中停留的时间更长。越来越多的证据表明，在稳态造血条件下，两个亚群的单核细胞在分化上存在上下游关系：经典型单核细胞为非经典型单核细胞的前体细胞，很可能在外周血中由经典型单核细胞进一步分化为非经典型单核细胞，并且转录因子NR4a1（Nur77）的活化在其中起很重要的作用。中间型单核细胞（小鼠的 $Ly6C^{int}CD43^+$ 单核细胞和人类的 $CD14^+CD16^+$ 单核细胞）也已被表征，它们具有经典型单核细胞的许多炎性特征，但表达CX3CR1的水平与非经典型单核细胞相似，然而它们并不主动执行在血管内壁的“巡逻”任务。

依据各系细胞的表面标志物不同，可以利用流式细胞仪检测人或小鼠血液系统中单核细胞亚群的分化水平，或进行分离和富集，从而研究各亚群的功能。以人为例，收集健康成人外周血全血100μl进行预混抗体鸡尾酒孵育，注意在标记抗体前使用红细胞裂解液裂解红细胞，以避免由于血浆中内源性FcγR Ⅲ -IgG可能与CD16抗体结合而减少CD16在细胞表面的荧光。利用流式细胞仪检测，首先使用FSC和SSC进行划门来分析单核细胞群，然后分别排除表达CD3的T细胞、表达CD20的B细胞和表达CD56的NK细胞。从 $HLA\text{-}DR^+$ 和 $CD14^+$ 亚群可以区分出三个单核细胞亚群：$CD14^+CD16^-$ 经典型及两个激活的单核细胞亚群 $CD14^+CD16^+$ 中间型和 $CD14^{low}CD16^+$ 非经典型。对单核细胞的分析根据FSC与SSC及HLA-DR和CD14的表达排除了 $HLA\text{-}DR^-$ 和 $CD14^{low}$ 粒细胞。

通过流式细胞仪测定全血样品中单核细胞群的比例，利用该比例乘以全自动血液分析仪测定的白细胞总数，可得出健康成人外周血单核细胞的绝对数（表7-1）。

表 7-1 单核细胞的比例与绝对数（Autissier et al.，2010）

单核细胞类型	比例（%）		绝对数（/μl）	
	中位数	范围	中位数	范围
HLA-DR$^+$	9.28	6.04 ～ 11.56	455.7	309.5 ～ 604.6
CD14$^+$CD16$^-$	8.11	7.83 ～ 8.54	402.9	263.2 ～ 552.6
CD14$^+$CD16$^+$	0.62	0.18 ～ 0.75	24.8	12.03 ～ 37.8
CD14^{low}CD16$^+$	0.35	0.16 ～ 0.81	18.5	9.0 ～ 47.9

注：数据来源于 9 名健康成人献血者（21 ～ 48 岁），采用全自动血液分析仪和 FACS Aria 流式细胞仪检测。

四、单核细胞的募集和分化

（一）稳态组织中的单核细胞

Ly6C$^+$ 单核细胞在循环中的半衰期约为 1 天，它们可以从血液进入组织和淋巴结，转化为血液 Ly6C$^-$ 单核细胞，或者可能经历程序性细胞死亡和清除（后一种情况尚未得到广泛研究）。它们转化为 Ly6C$^-$ 单核细胞或从循环中迁移到组织的速度很快，这在小鼠中得到证实。在联体小鼠中，多数白细胞在几周内达到平衡（宿主与供体的比例约为 50 ∶ 50），但供体 Ly6C$^+$ 单核细胞与宿主 Ly6C$^+$ 单核细胞的比例始终未达到平衡，这表明单核细胞从骨髓中释放后迅速向组织和淋巴结迁移。此外，Ly6C$^+$ 单核细胞向组织的组成性外渗并不依赖于共生菌，因为野生型和无菌小鼠的组织和淋巴结单核细胞数量相似。相比之下，Ly6C$^+$ 单核细胞的组织募集高度依赖 CC- 趋化因子受体 2（CCR2）的表达，也参与了 Ly6C$^+$ 单核细胞从骨髓中的释放。稳态下，单核细胞与内皮发生相互作用或穿过内皮后，通常保留大部分已有的转录谱，并显示出少数显著的转录改变，如 IL-1β、肿瘤坏死因子（TNF）、MHC Ⅱ类分子、CD206、CD11c 和 CCR7 的转录水平及蛋白水平表达增加。此外，这些单核细胞失去 Ly6C 和 CD62L（又称 L- 选择素）的表达。Ly6C$^+$ 单核细胞在组织中 MHC Ⅱ类分子、共刺激分子和 CCR7 的表达增加，提示这些细胞正在“寻找”组织环境中的抗原，以转运至引流淋巴结并提呈给相关的 T 细胞。总体而言，在稳定状态下，单核细胞不断进入淋巴和非淋巴器官而不分化为真正的巨噬细胞或 cDC；单核细胞可能通过淋巴管离开非淋巴组织，或发生局部凋亡和清除。

（二）单核细胞在炎症和损伤过程中成熟为巨噬细胞

许多促炎介质，包括趋化因子、补体成分和组织基质降解产物，与从血液循环中吸引迁移单核细胞的能力有关。一旦进入炎症组织，单核细胞本身就可以获得合成和分泌炎症介质的能力。它们也开始获得巨噬细胞的特性，这就引出了如何区分单核细胞和巨噬细胞的关键问题。目前，通过表面标志物来表征这两种类型的细胞是很典型的方法，因其很容易应用于流式细胞检测。然而，在炎症诱导的成熟过程中发生的大量变化也需要被考虑到，包括新陈代谢的变化，特别是细胞大小和细胞质复杂性的大幅度增加（包括内质网、线粒体和溶酶体的变化）。这些变化在上述提到的体外单核细胞到巨噬细胞成熟研究中很明显，而且也可以通过如侧向散射参数的变化来监测。循环单核细胞直径为 7 ～ 8μm，这可能反映了它们通过毛细血管循环的能力，而在肺中毛细血管直径约为 6.5μm。相比之下，由这些单核细胞形成的巨噬细胞直径可达 15 ～ 20μm 或更大。

随着组织对损伤、感染、炎症或肿瘤的反应而发生改变，单核细胞迅速迁移到组织中，并获得各种各样的特性，这些特性与导致其聚集的局部过程相关。这些单核细胞通常被称为炎症性单核细胞，或者在它们成熟为巨噬细胞后被称为炎症性巨噬细胞。然而，这些术语有些偏颇，尽管这些细胞的许多性质是在炎症反应中获得的，但这些细胞在后期有助于缓解炎症反应，恢复正常的组织结构和功能。因此，炎性病变中单核细胞来源的巨噬细胞表现出两种重要的性质；它们经历与炎症过程阶段相关的一系列成熟特征，然后通常随着组织恢复正常而经历凋亡和清除。这些单核细胞来源的巨噬细胞的成熟过程已被广泛研究，并有许多研究尝试对特定类型进行分类。常用于巨噬细胞分类的术语包括“促炎性”与“抗炎性”、“经典激活”与“选择性激活”、“M1 样”与“M2 样”，而一些标志物与这些功能特性相关，这些特性被认为是相对立的。

然而，在实际持续的组织炎症或损伤中，组织中单核细胞来源的巨噬细胞往往存在高度异质性，在经历不同的成熟阶段时表达不同的标志物。同样，在免疫反应过程中，新迁移的单核细胞也受到促炎激动剂和抗炎抑制剂的影响，它们可以做出相应的反应，同时仍然表现出一种主要的单核细胞形态（即小的新迁移细胞）。更复杂的是，在这些环境中单核细胞向巨噬细胞的转变是以非同步的方式进行的，在体外成熟为巨噬细胞需要数天时间，而在体内发生这种转变的速度是未知的，尽管其在体内的发生速度可能比体外快得多。实际上，炎症环境中单核细胞到巨噬细胞的成熟仍需要大量研究，包括确定参与成熟过程的特定刺激（如不同单核细胞衍生生长因子的相对作用）、该过程的代谢需求、局部氧张力的影响及任何给定位置的组织细胞和组织基质的作用等。

（三）单核细胞成熟为常驻巨噬细胞

人们很早就认识到，身体中大多数正常、未受伤或发生炎症的组织都含有大量的组织巨噬细胞。在特殊的位置，这些组织巨噬细胞被赋予了特定的名称，如肝脏中的库普弗细胞、肺中的肺泡巨噬细胞、脾脏中的红髓巨噬细胞和脑中的小胶质细胞。如前所述，较早的观点认为这些细胞为骨髓来源的单核细胞，这些单核细胞聚集在组织中，并来自血液。然而，最近的研究表明许多组织特异性巨噬细胞实际上是在胚胎发生过程中首先产生的，然后通过自我更新而不是通过循环单核细胞的补充来维持其数量。这些胚胎来源的巨噬细胞近年来受到了广泛的关注，虽然它们确实表现出许多出生后单核细胞来源的巨噬细胞的特性，但它们通常也表现出与各自组织位置相关的特殊性质和功能。

相比之下，在大多数非炎症组织中发现的其他常驻巨噬细胞的来源和性质直到现在还没有得到足够的关注。在大多数情况下，这些巨噬细胞位于组织内的间质，而不像通常所见的组织特异性的、胚胎来源的巨噬细胞那样位于上皮细胞。一些研究已证明，出生后的 $Ly6C^+$ 单核细胞可以在皮肤、肠道、心脏和肺中产生间质巨噬细胞，这些巨噬细胞也可以自我更新。因此，在皮肤和肺等器官——无论是出生后来源的，还是明确定义的胚胎来源的，都存在组织特异性巨噬细胞，而后者可能是不同的定位，即在相关上皮内或在相关上皮上。目前，这些巨噬细胞直接来源于单核细胞向非炎症组织迁移的比例及驱动自我更新的因素是完全未知的，更不用说参与自我更新的信号和细胞内调控的标准及机制。

组织特异性巨噬细胞和间质巨噬细胞在转录谱方面有很大的不同。组织特异性巨噬细胞共享一个核心巨噬细胞标志，但每种专门的巨噬细胞类型也有其独特的适应给定环境的转录标志。组织特异性巨噬细胞在功能上也存在差异，与其转录组的变化相平行。例如，朗格汉斯细胞似乎在维持表皮屏障功能方面起作用，而肺泡巨噬细胞有助于清除肺泡间隙中的肺表面活性剂和细胞碎片。相比之下，来自皮肤、心脏、肠道和肺的间质巨噬细胞，虽然也表现出标准的巨噬细胞特征，但无论其局部组织环境如何，似乎都有着更紧密重叠的转录谱。总体来说，已经观察到间质巨噬细胞似乎在多个器官中共享较为普遍的转录特征，这类似于 DC 和淋巴结驻留的 $Ly6C^+$ 单核细胞。

与组织特异性巨噬细胞的情况不同，关于间质巨噬细胞功能的研究很少，然而最近的研究表明，在许多组织如肺、皮肤、肠道和心脏中至少有三种不同种类的间质巨噬细胞可以被识别。尽管这三种类型的间质巨噬细胞表达高水平的标准巨噬细胞标志物，如 MER 酪氨酸激酶（MERTK）、CD64、CD11b 和 F4/80，但它们在 CCR2、CD11c、淋巴管内皮透明质酸受体 1（lymphatic vessel endothelial hyaluronic acid receptor 1，LYVE1）、CD206 和 MHC Ⅱ类分子表达上存在差异，更多研究正在继续寻找其他可区分亚群的细胞表面标志物。明确识别三个巨噬细胞间质性群体将使研究者能够解决一些目前尚未解决的问题，如它们的分工及其与这些部位相互作用的细胞和间质性结构（如血管、淋巴管、基底膜、成纤维细胞和间质基质）的关系。

第二节　巨噬细胞

长期以来人们一直认为单核细胞主要是作为组织巨噬细胞的补充来源，然而最近越来越多的证据表明，组织驻留或组织特异性巨噬细胞在胚胎发生期间发育。这些巨噬细胞最初来自卵黄囊中的前体，然后来自胎儿肝单核细胞，并迁移到不同的器官。一旦进入组织中，这些组织特异性巨噬细胞能通过自我更新来维持其种群。

巨噬细胞的功能是多样性的，可以对微生物、细胞因子及核苷酸衍生物、抗体 Fc 端刺激、糖皮质激素内源性信号等外界不同刺激产生反应，参与固有免疫、适应性免疫及组织修复等多种生理、病理过程，在不同微环境中发挥不同的功能。

一、巨噬细胞的活化与调控

当巨噬细胞受到特定的外源刺激后，会被“活化”或“极化”。随着现代免疫学的进展，对于受到不同刺激的巨噬细胞的分群研究从不同侧面描述了巨噬细胞异质性的活化表型和功能。在 20 世纪 90 年代初期发现 IL-4 和 IFN-γ/ 脂多糖（LPS）对于巨噬细胞基因表达可产生不同效应的基础上，2000 年提出了 M1/M2 二分法的概念，将其分为经典途径活化（M1）和替代途径活化（M2）的巨噬细胞，它们分别对应于 Th1 和 Th2 型活化 T 细胞。

由于 M2 巨噬细胞实际上包含了除 M1 巨噬细胞外所有活化状态的巨噬细胞，M2 巨噬细胞又被进一步分为 M2a、M2b、M2c 和 M2d 等多个亚型（表 7-2）。2008 年有研究首次提出调节型巨噬细胞的概念，并用色轮分型法将巨噬细胞分为经典途径活化型、创伤修复型及调节型巨噬细胞。

表 7-2 人和小鼠中 M1 与 M2 巨噬细胞表型的不同生物学和生理特征（Shapouri-Moghaddam et al.，2018）

表型	刺激物	细胞表达标志物	细胞因子、趋化因子和其他分泌介质	功能
M1	IFN-γ、TNF-α、LPS	CD80、CD86、CD68、MHC Ⅱ、IL-1R、TLR-2、TLR-4、iNOS、IL-10^{low}、IL-12^{high}	TNF-α、IL-1β、IL-6、IL-12、IL-23、IL-27、CXCL9、CXCL10、CXCL11、CXCL16、CCL5、Arg2（小鼠）、iNOS（小鼠）、ROS	促炎性 Th1 反应、抗肿瘤
M2a	IL-4、IL-13	人：MMR/CD206、IL-1Rα、IL-1R Ⅱ 小鼠：Arg1、Fizz1、Ym1/2	IL-10、TGF-β、CCL17、CCL18、CCL22、CCL24	抗炎、组织重建
M2b	免疫复合物、TLR 配体、IL-1β	IL-10^{high}、IL-12^{low}、CD86	TNF-α、IL-1β、IL-6、IL-10、CCL1	Th2 激活、免疫调节
M2c	IL-10、TGF-β、糖皮质激素	人：MMR/CD206、TLR-1、TLR-8 小鼠：Arg1	IL-10、TGF-β、CCL16、CCL18、CXCL13	吞噬凋亡细胞
M2d	TLR 配体、腺苷受体配体	VEGF、IL-12^{low}、TNF-α^{low}、IL-10^{high}	IL-10、VEGF	血管生成、肿瘤进展

（一）经典途径活化巨噬细胞

巨噬细胞在 Th1 细胞因子 IFN-γ 或 LPS 等细菌产物作用下被极化为经典途径活化（M1）巨噬细胞，活化 LPS 受体 TLR 也可产生该型巨噬细胞。M1 巨噬细胞参与 Th1 反应，分泌大量的促炎因子，促进 Th1 免疫应答，产生大量的活性氮、活性氧中间产物，具有较强的抗微生物和抗肿瘤活性，是机体防御的重要成员；小鼠中 M1 巨噬细胞产生大量 NO，促进杀伤活性；人类中 IFN-γ 和 LPS 刺激外周血来源的 M1 巨噬细胞高表达 MHC Ⅱ类分子和 B7（CD86），增强了抗原提呈能力和杀伤细胞内病原体能力。M1 巨噬细胞分泌的促炎因子也可对机体产生严重损伤，参与炎性肠病、类风湿关节炎等多种自身免疫性疾病的免疫病理过程。

早期研究发现，M1 巨噬细胞的活化需要两个信号的刺激，其中 IFN-γ 本身不能完全活化巨噬细胞，但可为巨噬细胞的活化做好准备，是 M1 活化的第一信号；巨噬细胞在接受第二信号 TNF 刺激后完成 M1 巨噬细胞的活化过程。这两个刺激信号均可由固有免疫和适应性免疫细胞提供，其中 NK 细胞在感染和应激早期提供 IFN-γ，它们虽然不能提供持续的 IFN-γ 刺激，但早期的刺激足以促进巨噬细胞分泌促炎因子，之后 Th1 细胞可为巨噬细胞提供持续的 IFN-γ 刺激，在维持 M1 巨噬细胞活化中起十分重要的作用；TLR 的活化通过 MyD88 依赖的方式促进巨噬细胞表达 TNF，为其提供内源性 TNF，与 IFN-γ 协同活化和维持 M1 巨噬细胞的表型。也有研究发现 TLR 的活化通过 IFN 调节因子 3（IRF3）

上调 IFN-β 表达，后者也可作为 M1 巨噬细胞活化的第二信号。

（二）替代途径活化巨噬细胞

巨噬细胞在 IL-4、IL-13 等 Th2 细胞因子作用下极化为替代途径活化（M2）巨噬细胞。M2 巨噬细胞参与 Th2 细胞反应，与 M1 巨噬细胞在形态、表型、功能等方面存在显著差异，它们体外培养的形态为梭形，与 M1 巨噬细胞的荷包蛋形显著不同；M2 巨噬细胞产生氧、氮自由基及杀伤细胞内病原体的能力低于 M1 巨噬细胞，也不能向 T 细胞提呈抗原；M2 巨噬细胞具有较强的吞噬活性，高表达清道夫分子、甘露糖和半乳糖受体，通过精氨酸酶途径产生鸟氨酸和聚氨，有抗寄生虫、促进组织修复的功能，对肿瘤进程起促进作用。M2 巨噬细胞功能异常也可造成机体损伤，例如，其可参与慢性血吸虫病患者的组织纤维化、哮喘病等病理过程。

固有免疫和适应性免疫信号在 M2 巨噬细胞的活化及维持中起重要作用：组织损伤、真菌和寄生虫表面的几丁质等可诱导嗜碱性粒细胞和肥大细胞等释放固有免疫早期信号之一的 IL-4；适应性免疫反应中 Th2 细胞也分泌大量的 IL-4，在维持 M2 巨噬细胞表型中起重要作用。

（三）M2 巨噬细胞亚型

虽然 M1/M2 巨噬细胞分型方法的提出对描述巨噬细胞免疫表型具有非常重要的意义，但巨噬细胞表型是连续变化的，严格意义上说，M1 和 M2 巨噬细胞只能代表二维线性分型两端的表型，并不能代表大量过渡状态巨噬细胞的表型。实际上，现在大部分研究者将 M1 巨噬细胞以外的活化巨噬细胞都归于 M2 巨噬细胞。由于不同刺激对巨噬细胞活化作用不尽相同，因此又有学者将 M2 巨噬细胞进一步分为 M2a ～ M2d 等若干亚型。

IL-4、IL-13 刺激活化的巨噬细胞被定义为 M2a 亚型，表型标志包括 Arg1（小鼠中）、CD163、CD204、CD206、Ym1 及 Fizz1 等，它们参与抗寄生虫免疫反应、组织修复、胶原蛋白生成，以及 Th2 细胞和嗜酸性粒细胞、嗜碱性粒细胞募集。单核细胞在 FcγR 活化后又经 IL-1β 或 LPS 刺激可被活化为 M2b 亚型，表型标志包括高水平 IL-10、低水平 IL-12，并表达 SPHK1、MHC Ⅱ、CD86 和 CD163 等，M2b 亚型的巨噬细胞高表达 CCL1。M2b 亚型参与体液免疫调节、募集 Treg 细胞等，并参与关节炎病理过程。被 IL-10 或肾上腺皮质激素刺激的巨噬细胞被定义为 M2c 亚型，表型标志包括 Arg1、CD163、CD204 和 CD206 等。M2c 亚型具有免疫抑制功能，并参与清除细胞碎片、促进创伤修复及铁代谢。肿瘤微环境中的肿瘤相关巨噬细胞（tumor-associated macrophage，TAM）被定义为 M2d 亚型，它们具有高表达 IL-10、低表达 IL-12、低表达 CD86 等表型特点。M2d 亚型在肿瘤进展中起重要作用。

然而这四种亚型依然不能概括 M2 巨噬细胞的全部亚型，如脂氧素 A4（LXA4）及脂联蛋白 A1（ANXA1）可诱导巨噬细胞兼有 M2a 和 M2c 表型，被称为 M2a+M2c 样表型。

（四）调节型巨噬细胞

近年的研究相继发现T细胞、B细胞、NK细胞等免疫细胞中均存在起免疫抑制作用的细胞群体，并将它们定义为调节型免疫细胞（Treg、Breg、NKreg细胞），2008年提出的调节型巨噬细胞的概念及色轮分型假说中，将活化巨噬细胞分为经典途径活化型、创伤修复型和调节型巨噬细胞，其中经典途径活化型对应M1巨噬细胞，创伤修复型对应M2巨噬细胞。

调节型巨噬细胞是抑制炎症的巨噬细胞群体，它们高表达IL-10而低表达IL-12，前者通过抑制各种促炎因子的产生来抑制炎症反应。IL-10与IL-12表达量比值升高是此类巨噬细胞活化的重要标志；调节型巨噬细胞不参与胞外基质的分泌但高表达CD80和CD86共刺激分子，参与向T细胞提呈抗原。调节型巨噬细胞活化过程通常需要两个信号：免疫复合物、前列腺素、腺苷酸、凋亡细胞等作为第一个信号对IL-10的表达作用不显著；TLR活化等第二个信号与第一个信号共同作用可显著促进IL-10的表达。

固有免疫在调节型巨噬细胞活化过程中起重要作用，如糖皮质激素、腺苷酸、多巴胺、组胺、鞘氨醇磷酸酯、促黑素、血管活性肠肽、脂肪细胞因子等均可抑制巨噬细胞促炎因子的表达，促进调节型巨噬细胞表型的出现。适应性免疫在维持调节型巨噬细胞表型中也起作用，胞外信号调节激酶（ERK）信号通路的活化可能扮演重要角色。

许多TAM具有高表达IL-10而低表达或不表达IL-12、TNF表达水平降低、促血管新生因子表达水平升高等性质，与调节型巨噬细胞有相似特点。色轮分型模型中将TAM定义为兼有创伤修复型和调节型巨噬细胞性质的群体，并从动态角度解释TAM的性质转变：肿瘤发生、发展早期的巨噬细胞具有经典途径活化型巨噬细胞的特点，而随着肿瘤的进展这些TAM受到肿瘤微环境的影响，转变为具有调节型巨噬细胞特点的细胞群体。

评估巨噬细胞和TAM功能及表型的方法有多种，这些方法包括基因表达分析、功能研究、细胞因子和趋化因子产生的评估，以及蛋白质表达和细胞表面标志物的分析。为了进行这些分析，首先必须从组织中分离巨噬细胞/TAM。分离巨噬细胞最常用的方法包括磁珠偶联抗体细胞分离、密度梯度分离、激光捕获显微切割、消化-荧光激活细胞分选。其中，荧光激活细胞分选对于分离驻留的巨噬细胞和TAM特别有用，因为它允许同时使用多个细胞表面标志物，这不仅可以提高分离的巨噬细胞/TAM的纯度，还可以进行表型分析。

以具有代表性的小鼠乳腺肿瘤为例，将荷瘤小鼠进行优生和乳腺肿瘤暴露，用镊子取出引流淋巴结。肿瘤用钳子和手术剪从皮肤上切除，转移到60mm的培养皿中，加入1ml无血清培养基，并用剃刀将肿瘤切成小块。流式划门策略如下：首先选取活细胞（DAPI$^-$）和CD45$^+$（排除非免疫细胞），然后圈定所有CD11b$^+$和F4/80$^+$细胞（这两种标志物均由巨噬细胞表达），其中CD11b$^+$F4/80$^-$显示的是Ly6G$^+$粒细胞群体，最后是Ly6G$^-$和Ly6C$^-$（成熟巨噬细胞不表达的标志物），由此分离得到小鼠TAM：DAPI$^-$CD45$^+$CD11b$^+$F4/80$^+$Ly6C$^-$Ly6G$^-$。

对于人乳腺肿瘤样本的处理与上述步骤相似：采集样本后，完全去除培养基，将其转移到60mm培养皿中，加入1ml无血清PBS，用剃刀将肿瘤切成小块，消化后混合液应看起来浑浊，说明＞80%的组织碎片已被溶解。根据物理参数（细胞大小和颗粒度）进行流式划门，去除粘连细胞后，选取活细胞（$DAPI^-$）和$CD45^+$细胞。$CD3^-$（T细胞）、$CD56^-$（NK细胞）和$CD19^-$（B细胞）与$CD11b^+$，可识别肿瘤中的髓系细胞（主要是粒细胞和巨噬细胞）。由此从人体组织中分离得到组织巨噬细胞：$DAPI^-CD45^+CD3^-CD19^-CD56^-CD11b^+HLA\text{-}DR^+CD14^+CD163^+CX3CR1^+$。

二、巨噬细胞在机体防御和免疫应答中的作用

巨噬细胞是重要的免疫细胞，参与固有免疫和适应性免疫反应，在机体防御和免疫应答中发挥重要作用。巨噬细胞最初因其天然的吞噬功能被发现，这是其显著的生物学特点，巨噬细胞表达FcR、补体受体、甘露糖受体、清道夫受体、Toll样受体等多种与抗原摄取相关的表面分子，这些受体识别外界抗原并被活化后，巨噬细胞通过吞噬作用、胞饮作用和受体介导的胞吞作用摄取抗原。同时巨噬细胞表面存在大量的MHC Ⅰ、MHC Ⅱ类分子和CD80、CD86、CD40等共刺激分子，在细胞内加工处理外源性抗原，形成抗原肽/MHC Ⅱ类分子复合物表达到细胞表面，提呈给T细胞。

巨噬细胞在免疫中的作用可以是拮抗的，如既可以通过促Th1反应发挥免疫增强作用而促进炎症反应，也可以通过促Th2反应发挥免疫抑制作用而抑制炎症反应；巨噬细胞在组织修复中的作用也可以是拮抗的，既可以通过组织修复促进组织再生，也可以通过细胞毒性作用造成组织破坏。上述看似完全拮抗的作用实际上是由不同巨噬细胞群体完成的，研究者也从基因、蛋白和功能层面描述了巨噬细胞活化或极化现象。

巨噬细胞免疫活化的第一步涉及早期危险信号促发的单核细胞募集和原位活化，或者IL-4诱导的巨噬细胞原位增殖。随后，在多种细胞相互作用下通过细胞因子网络形成炎症微环境，使促炎症反应的单核及中性粒细胞增多，巨噬细胞等进一步释放一系列促炎因子共同作用。例如，Th1细胞IFN-γ的产生需要活化单核细胞产生的IL-12参与；而IFN-γ又可以刺激巨噬细胞激活抗菌效应。巨噬细胞应答的第二步涉及细胞内源性及外源性信号抗炎反馈机制，其中IL-10是参与抗炎作用必不可少的细胞因子。巨噬细胞最后参与清理炎症微环境，在稳态重建或演变为慢性炎症的结局中发挥决定性作用。

三、巨噬细胞维持稳态微环境

巨噬细胞利用各种表面受体及分泌的分子监测机体微环境中的异常成分并做出应答，选择性清除外源性异物及内源性死亡细胞而维持机体环境稳态。巨噬细胞的吞噬功能具有选择性，其表面Toll样受体、C型凝集素受体、清道夫受体等模式识别受体可识别入侵病原体、外源性异物及死细胞相关的信号，甘露糖受体及一些具有胶原结构的巨噬细胞受体可在与病原体结合和介导吞噬方面发挥作用。模式识别受体能探测到位于细胞表面或胞质

的微生物产物及异己成分，激活相关的转录程序，诱导吞噬、细胞活化及细胞因子和趋化因子等的释放。同时巨噬细胞表达结合调理素、C3b、抗体的FcR、补体等大量分子。图7-1显示了单核细胞来源的巨噬细胞的免疫组化分析。

遍布全身的成熟巨噬细胞发挥着重要的免疫监视功能。一方面，组织驻留的巨噬细胞可通过吞噬作用清除死亡、凋亡细胞及有毒物质，使组织保持健康状态，如肺泡中的巨噬细胞辅助清除肺部的过敏原，而肝脏中的库普弗细胞参与肝组织的病原体及有害物质的清除。当巨噬细胞摄取病原体等有害物质后，吞噬泡与溶酶体融合，吞噬溶酶体中的各种酶及有毒自由基将病原体清除。另一方面，巨噬细胞不断检测周围环境中的组织损伤或入侵的有机物信号，一旦吞噬异物或细胞表面受体检测到危险信号，巨噬细胞会立即刺激淋巴细胞及其他免疫细胞做出应答。

巨噬细胞具备抗炎功能，通过抑制炎症维持微环境稳态。结肠巨噬细胞在有IL-10的环境中能够减弱针对肠道菌群及相关产物的炎症反应，IL-10水平降低或免疫细胞中IL-10信号受阻会造成肠道发生严重炎症反应。脾脏边缘区有一种抑制免疫的特化巨噬细胞，主要负责减弱针对凋亡细胞的自我反应，其功能异常将导致系统性红斑狼疮样的发生。

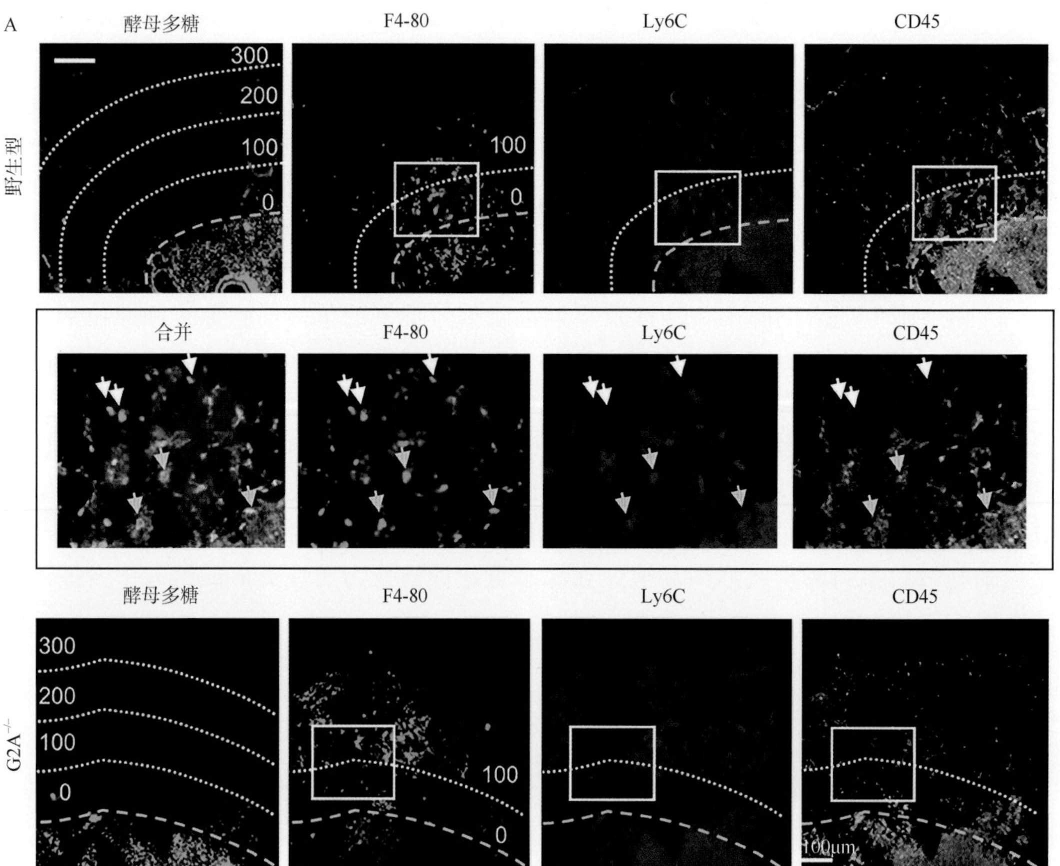

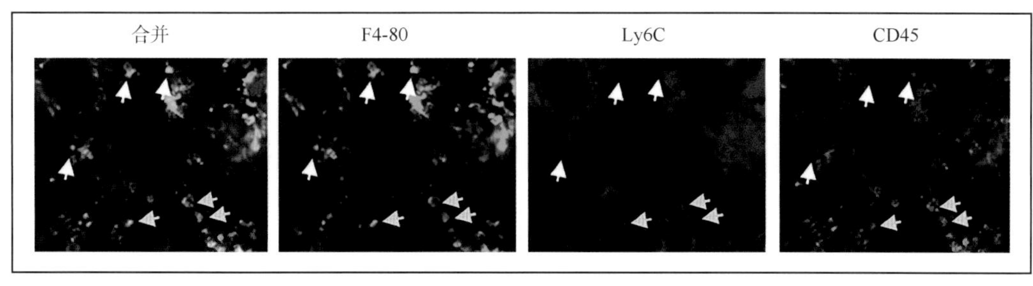

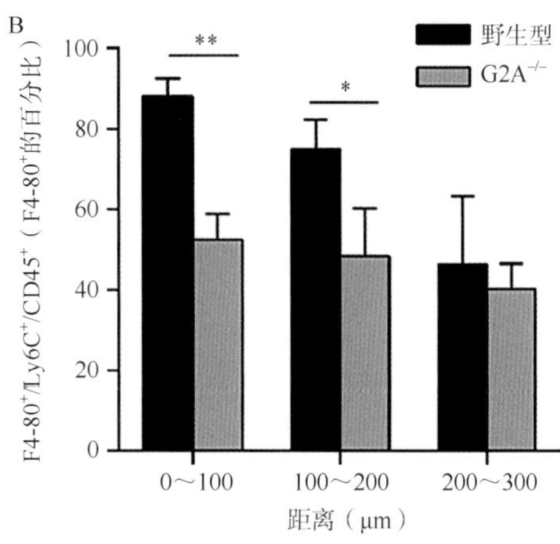

图 7-1 G2A 缺陷降低了炎症中心单核细胞来源的巨噬细胞的数量

在酵母多糖（zymosan）注射（10μl，3mg/ml）后 24 小时制备野生型和 G2A$^{-/-}$ 小鼠的炎症爪，用于 CD45、Ly6C 和 F4-80 的免疫组化分析。图中显示了单核细胞来源的巨噬细胞分布的代表性 MELC 图像（A）和定量分析（B）。蓝色虚线表示酵母多糖含有区域的边界，白色虚线表示距离边界 100μm、200μm 和 300μm。所有图像都显示为伪彩。白色方块表示下部面板（黑框）中显示的区域。白色箭头指示 F4-80$^+$/Ly6C$^+$/CD45$^+$ 单核细胞来源的巨噬细胞，浅棕色箭头指示 F4-80$^+$/Ly6C$^-$/CD45$^-$ 常驻巨噬细胞。数据显示为平均值 ± 均数标准误（n=3 ～ 4）。无配对单尾 t 检验 $^*P < 0.05$，$^{**}P < 0.01$

文献来源：Kern K，Schäfer SMG，Cohnen J，et al. 2018. The G2A receptor controls polarization of macrophage by determining their localization within the inflamed tissue. Front Immunol，9：2261.

四、巨噬细胞在组织发育和重塑中的作用

巨噬细胞在组织发育和重塑中发挥了重要作用，巨噬细胞缺失或功能障碍可导致多种组织发育异常性疾病的发生。巨噬细胞在骨发育中发挥了重要作用。骨组织中巨噬细胞（即破骨细胞）的功能是骨重吸收，与成骨细胞协同作用参与骨重塑过程，其功能缺失因骨重塑障碍导致骨组织发育缺陷，不能形成骨髓腔，发生骨硬化病。由于骨髓腔是造血干细胞发育的重要场所，硬化病患者造血功能受到影响。在 CSF-1 缺陷导致的破骨细胞功能障碍的小鼠中，造血主要依赖脾脏及肝脏的髓外造血作用。

巨噬细胞在造血组织的重塑中发挥了重要作用。造血微环境中的巨噬细胞被认为是一类造血干细胞龛，参与调节造血干细胞维持、分化和释放等多个过程。红细胞生成过程中，巨噬细胞围绕成熟的有核红细胞并摄取其挤压出的胞核，其缺陷或功能异常可导致红细胞生成阻滞。巨噬细胞通过吞噬不表达 CD47 配体的细胞决定血液细胞是否从骨髓迁出。巨噬细胞可以通过吞噬脾和肝脏中的中性粒细胞和红细胞维持造血稳态，其功能缺陷导致中

性粒细胞减少、脾大、体重减轻等表现。

巨噬细胞参与脑组织发育。脑中的巨噬细胞（小胶质细胞）依赖 CSF-1R 信号，该信号缺陷造成小胶质细胞的缺失，导致成年后脑结构缺陷。小胶质细胞主要通过调节脑中髓鞘形成、血管生成及体液平衡而在神经元回路的发育中发挥作用；不仅如此，小胶质细胞表达包括 NGF 在内的大量神经生长及存活因子，一方面在神经发育过程中促进神经元存活、调节神经元活性及“修剪”突触，另一方面还对损伤后的神经元起保护作用。CSF-1R 的配体有两个，即 CSF-1 和 IL-34，虽然二者均表达在神经元上，但 IL-34 在小胶质细胞分化及活化中发挥主要作用。*CSF-1R* 敲除小鼠脑结构被破坏并伴随调控嗅觉及生殖轴神经传递缺陷，说明小胶质细胞参与神经元回路的发育及脑结构的维持。

巨噬细胞参与乳腺、肾脏、胰腺等多种组织的结构与形态发生，其功能障碍导致多种组织重塑缺陷。例如，巨噬细胞参与妊娠引起的乳腺发育，它可被招募至正在发育的乳腺导管结构中，其缺失导致导管结构生长缓慢及分支减少，其机制与导管结构生长期间不能对细胞外基质进行重塑相关；近年发现乳腺干细胞位于导管顶端，并且控制该结构的生长，巨噬细胞可能参与乳腺干细胞活性与功能的维持。

巨噬细胞在调控血管生成中发挥作用。在后脑的血管生成过程中，巨噬细胞可加强顶端细胞和柄细胞的接合，产生有功能的血管组织。在出生后早期眼部透明脉管系统退化的过程中，如果血管内皮细胞没有收到周皮细胞发出的生存信号，巨噬细胞将识别并诱导这些血管内皮细胞发生凋亡，巨噬细胞功能缺陷将导致血管过度生长；视网膜脉管系统的发育也与巨噬细胞相关，通过调节可溶性 VEGF 受体 1（sVEGFR1）的表达减少 VEGF 的作用，降低血管的复杂度，使得脉管系统处于最佳状态；在视觉发育的其他时期，巨噬细胞合成血管内皮生长因子 -C（VEGF-C）加强 Notch 信号，从而调节血管的复杂度。另外，巨噬细胞还参与发育阶段淋巴管的生成。图 7-2 显示了 VEGFR1 在糖尿病足病（DFD）组织的巨噬细胞、内皮细胞和成纤维细胞中的表达情况。

五、巨噬细胞参与组织损伤与修复过程

巨噬细胞参与组织损伤过程。在机体受到组织损伤或病原体感染后，首先进行应答的巨噬细胞常常具备促炎表型，并且分泌如 TNF、NO、IL-1 等促炎分子，参与促炎机制的激活。由活化巨噬细胞产生的 IL-12、IL-23 等可影响 Th1 及 Th17 细胞的极化，产生的 ROS、NO 及其超氧化物一方面可杀伤入侵微生物，另一方面会对周围组织造成一定的损伤，引起异常炎症反应。M1 巨噬细胞具有促炎和抗微生物活性，在上述过程中发挥重要作用，并且参与多种慢性炎症及自身免疫性疾病的病理过程。

巨噬细胞参与创伤修复过程。与 M1 巨噬细胞作用完全不同，M2 巨噬细胞具有抗炎、参与创伤修复和形成纤维化的功能。M2 巨噬细胞可拮抗 M1 巨噬细胞的反应，对创伤修复应答的激活及组织稳态重建至关重要。近年的研究发现，M1 巨噬细胞可转化为 M2 巨噬细胞并获得损伤修复功能。

M2 巨噬细胞促进创伤修复的机制涉及多个方面。M2 巨噬细胞可产生 TGF-β1、PDGF 等生长因子，其中 TGF-β1 可以加强金属蛋白酶组织抑制物（TIMP）的表达，阻断

胞外基质的降解，促进成纤维细胞向肌成纤维细胞分化，直接刺激肌成纤维细胞中间隙纤维胶原的合成，进行组织再生及创伤修复；PDGF 可刺激促进肌成纤维细胞的增殖。M2 巨噬细胞可还通过肌成纤维细胞非依赖方式调节损伤修复。M2 巨噬细胞可产生基质金属蛋白酶（MMP）和 TIMP 类分子，吞噬促进组织损伤的 M1 应答的死细胞、细胞碎片及多种细胞外基质成分；M2 巨噬细胞分泌趋化因子募集成纤维细胞、Th2 细胞及 Treg 细胞；M2 巨噬细胞表达免疫抑制因子 IL-10、精氨酸酶 1 等，可降低免疫应答的强度，缩短免疫应答持续时间，促进损伤修复。

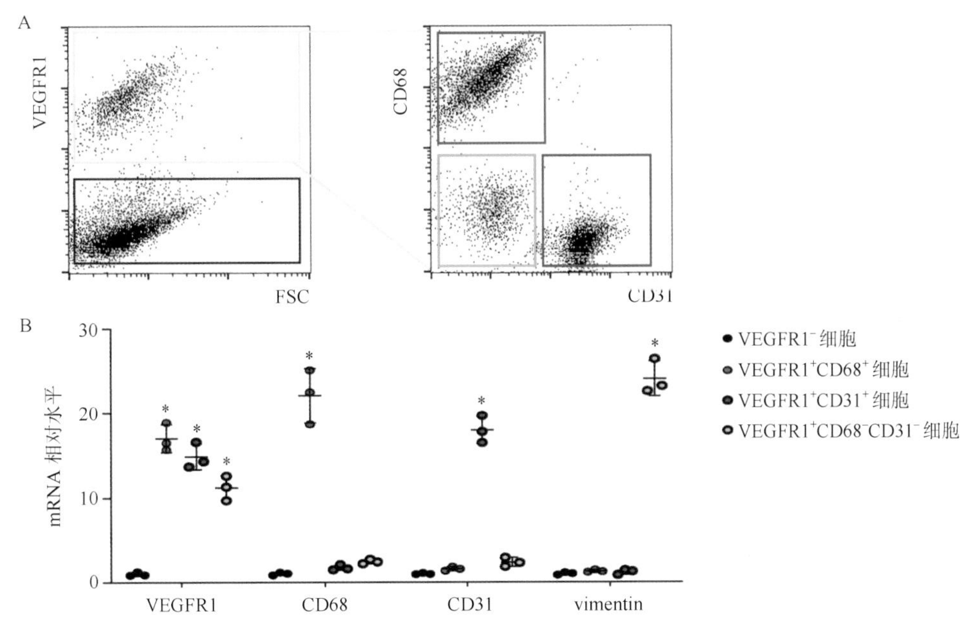

图 7-2 VEGFR1 在 DFD 组织的巨噬细胞、内皮细胞和成纤维细胞中的表达情况

A. 显示第 3 天 DFD 组织消化为单细胞群的代表性流程图，以及随后通过流式细胞术对 $VEGFR1^+$ 细胞与 $VEGFR1^-$ 细胞的分选。然后，对 $VEGFR1^+$ 细胞进行 CD68 和 CD31 分选，以进一步将 $VEGFR1^+$ 细胞分离为 $VEGFR1^+CD68^+$ 细胞（巨噬细胞）、$VEGFR1^+CD31^+$ 细胞（内皮细胞）和 $VEGFR1^+CD68^-CD31^-$ 细胞（非巨噬细胞或内皮细胞的 $VEGFR1^+$ 细胞）。B. 对分选的 4 个细胞组分上的 VEGFR1、CD68、CD31 和波形蛋白（vimentin）进行 RT-qPCR。$^*P < 0.05$

文献来源：Zhu L，Qian J，Jiang Y，et al. 2021. PlGF reduction compromises angiogenesis in diabetic foot disease through macrophages. Front Immunol，12：736153.

六、巨噬细胞对造血干细胞的调节作用

新近有研究发现，巨噬细胞作为造血微环境中的一个重要部分，可以通过直接或间接的方式参与造血调节，调节造血干细胞的自我更新、分化和动员等，因此有学者提出巨噬细胞是调节造血干细胞的另一种细胞龛。巨噬细胞通过以下几种方式参与造血干细胞调节：调节 G-CSF 和 CXCL12 的分泌，调节造血干细胞的动员；产生环氧合酶 -2（COX-2），调节造血干细胞的凋亡；作用于造血干细胞龛中基质细胞等其他细胞，维持造血干细胞的静息状态。图 7-3 显示了结核分枝杆菌感染期间 GM-CSF 对细菌负荷、细胞存活和人类巨噬细胞分化的依赖性控制。

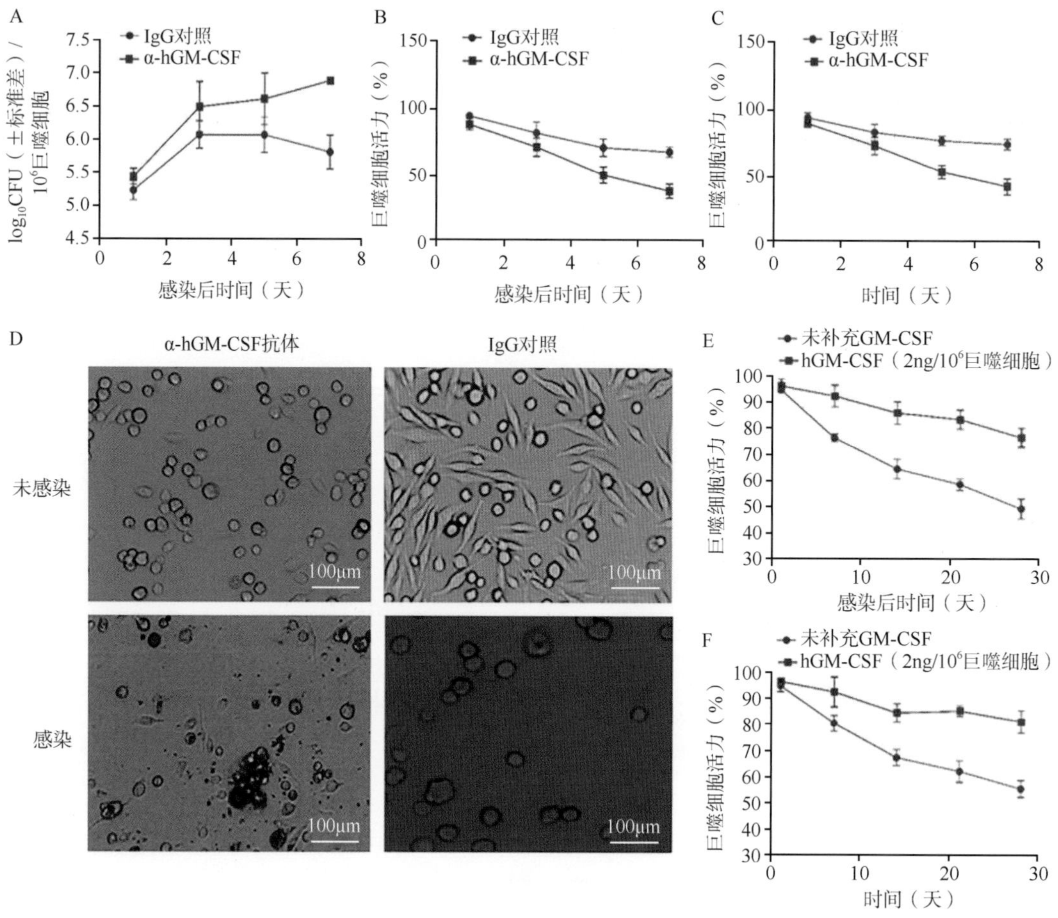

图 7-3 结核分枝杆菌感染期间 GM-CSF 对细菌负荷、细胞存活和人类巨噬细胞分化的依赖性调控

A. 在感染的 7 天内通过 CFU 测定得到的 α-hGM-CSF 抗体处理的未分化人类巨噬细胞与 IgG 同种型处理的未分化巨噬细胞的结核分枝杆菌负荷。用于治疗的 α-hGM-CSF 抗体 /IgG 同种型的浓度为 2ng/10^6 巨噬细胞。B. 在感染 7 天内通过 alamarBlue 测定得到的感染结核分枝杆菌的 α-hGM-CSF 抗体处理的未分化人类巨噬细胞与 IgG 同种型处理的未分化巨噬细胞的细胞活力。C. 通过 alamarBlue 测定得到的 7 天内 α-hGM-CSF 抗体处理的未分化人类巨噬细胞与 IgG 同种型处理的未分化巨噬细胞的细胞活力。D. 感染 / 治疗后第 7 天，经 α-hGM-CSF 抗体处理的巨噬细胞与未经处理的有或无结核分枝杆菌感染的巨噬细胞的形态学。使用单个随机健康供体的巨噬细胞，用倒置明场显微镜以 20 倍放大率获取图像。E. 在感染 30 天内通过 alamarBlue 测定得到的感染的 hGM-CSF 处理的未分化巨噬细胞与未处理的未分化巨噬细胞的细胞活力。F. 通过 alamarBlue 测定得到的 30 天内未感染的 hGM-CSF 处理的未分化巨噬细胞与未处理的未分化巨噬细胞的细胞活力。数据表示重复进行的三个独立实验的平均值。数据点和误差线分别表示均值和标准差

文献来源：Mishra A，Singh VK，Jagannath C，et al. 2022. Human macrophages exhibit GM-CSF dependent restriction of mycobacterium tuberculosis infection via regulating their self-survival，differentiation and metabolism. Front Immunol，13：859116.

（何　媚　付伟超　于文颖　梁昊岳）

参考文献

程涛 , 2019. 基础血液学 . 北京：科学出版社 .

Auffray C, Fogg D, Garfa M, et al, 2007. Monitoring of blood vessels and tissues by a population of monocytes with patrolling behavior. Science, 317(5838):666-670.

Autissier P, Soulas C, Burdo TH, et al, 2010. Evaluation of a 12-color flow cytometry panel to study lymphocyte, monocyte, and dendritic cell subsets in humans. Cytometry A , 77(5):410-419.

Bain CC, Bravo-Blas A, Scott CL, et al, 2014. Constant replenishment from circulating monocytes maintains the macrophage pool in the intestine of adult mice. Nat Immunol, 15(10):929-937.

Briseño CG, Haldar M, Kretzer NM, et al, 2016. Distinct transcriptional programs control cross-priming in classical and monocyte-derived dendritic cells. Cell Rep, 15(11): 2462-2474.

Carlin LM, Stamatiades EG, Auffray C, et al, 2013. Nr4a1-dependent Ly6C(low) monocytes monitor endothelial cells and orchestrate their disposal. Cell, 153(2):362-375.

Cassetta L, Noy R, Swierczak A, et al, 2016. Isolation of mouse and human tumor-associated macrophages. Adv Exp Med Biol, 899:211-229.

Cheong C, Matos I, Choi JH, et al, 2010. Microbial stimulation fully differentiates monocytes to DC-SIGN/ CD209+ dendritic cells for immune T cell areas. Cell, 143(3): 416-429.

Dal-Secco D, Wang J, Zeng Z, et al, 2015. A dynamic spectrum of monocytes arising from the *in situ* reprogramming of CCR2+ monocytes at a site of sterile injury. J Exp Med, 212(4): 447-456.

Delamarre L, Pack M, Chang H, et al, 2005. Differential lysosomal proteolysis in antigen-presenting cells determines antigen fate. Science, 307(5715):1630-1634.

Desch AN, Gibbings SL, Clambey ET, et al, 2014. Dendritic cell subsets require cis-activation for cytotoxic CD8 T-cell induction. Nat Commun, 5:4674.

Desch AN, Randolph GJ, Murphy K, et al, 2011. CD103+ pulmonary dendritic cells preferentially acquire and present apoptotic cell-associated antigen. J Exp Med, 208(9): 1789-1797.

Desjardins M, 2003. ER-mediated phagocytosis: a new membrane for new functions. Nat Rev Immunol, 3(4):280-291.

Doerschuk CM, Downey GP, Doherty DE, et al, 1990. Leukocyte and platelet margination within microvasculature of rabbit lungs. J Appl Physiol, 68(5):1956-1961.

Doerschuk CM. 1999. Neutrophil rheology and transit through capillaries and sinusoids. Am J Respir Crit Care Med, 159(6):1693-1695.

Ensan S, Li A, Besla R, et al, 2016. Self-renewing resident arterial macrophages arise from embryonic CX3CR1(+) precursors and circulating monocytes immediately after birth. Nat Immunol, 17(2):159-168.

Epelman S, Lavine KJ, Beaudin AE, et al, 2014. Embryonic and adult-derived resident cardiac macrophages are maintained through distinct mechanisms at steady state and during inflammation. Immunity, 40(1):91-104.

Epelman S, Lavine KJ, Randolph GJ, 2014. Origin and functions of tissue macrophages. Immunity, 41(1):21-35.

Gautier EL, Ivanov S, Lesnik P, et al, 2013. Local apoptosis mediates clearance of macrophages from resolving inflammation in mice. Blood, 122(15): 2714-2722.

Gautier EL, Jakubzick C, Randolph GJ, 2009. Regulation of the migration and survival of monocyte subsets by chemokine receptors and its relevance to atherosclerosis. Arterioscler Thromb Vasc Biol, 29(10):1412-1418.

Gautier EL, Shay T, Miller J, et al, 2012. Gene-expression profiles and transcriptional regulatory pathways that underlie the identity and diversity of mouse tissue macrophages. Nat Immunol, 13(11):1118-1128.

Geissmann F, Jung S, Littman DR, 2003. Blood monocytes consist of two principal subsets with distinct migratory properties. Immunity, 19(1):71-82.

Gibbings SL, Thomas SM, Atif SM, et al, 2017. Three unique interstitial macrophages in the murine lung at steady state. Am J Respir Cell Mol Biol, 57(1):66-76.

Ginhoux F, Jung S, 2014. Monocytes and macrophages: developmental pathways and tissue homeostasis. Nat Rev Immunol, 14(6):392-404.

Gu BJ, Sun C, Fuller S, et al, 2014. A quantitative method for measuring innate phagocytosis by human monocytes using real-time flow cytometry. Cytometry A, 85(4):313-321.

Gu BJ, Wiley JS, 2012. Broad applications of multi-colour time-resolved flow cytometry. Rijeka: InTech.

Hamers AAJ, Dinh HQ, Thomas GD, et al, 2019. Human monocyte heterogeneity as revealed by high-dimensional mass cytometry. Arterioscler Thromb Vasc Biol, 39(1):25-36.

Hildner K, Edelson BT, Purtha WE, et al, 2008. Batf3 deficiency reveals a critical role for CD8alpha+ dendritic cells in cytotoxic T cell immunity. Science, 322(5904):1097-1100.

Hopkinson-Woolley J, Hughes D, Gordon S, et al, 1994. Macrophage recruitment during limb development and wound healing in the embryonic and foetal mouse. J Cell Sci, 107 (Pt 5):1159-1167.

Huizinga TW, de Haas M, Kleijer M, et al, 1990. Soluble Fc gamma receptor Ⅲ in human plasma originates from release by neutrophils. J Clin Invest, 86(2):416-423.

Iborra S, Martínez-López M, Khouili SC, et al, 2016. Optimal generation of tissue-resident but not circulating memory T cells during viral infection requires crosspriming by DNGR-1(+) dendritic cells. Immunity, 45(4):847-860.

Ingersoll MA, Platt AM, Potteaux S, et al, 2011. Monocyte trafficking in acute and chronic inflammation. Trends Immunol, 32(10):470-477.

Jakubzick C, Gautier EL, Gibbings SL, et al, 2013. Minimal differentiation of classical monocytes as they survey steady-state tissues and transport antigen to lymph nodes. Immunity, 39(3):599-610.

Jakubzick CV, Randolph GJ, Henson PM, 2017. Monocyte differentiation and antigen-presenting functions. Nat Rev Immunol, 17(6):349-362.

Janssen WJ, Barthel L, Muldrow A, et al, 2011. Fas determines differential fates of resident and recruited macrophages during resolution of acute lung injury. Am J Respir Crit Care Med, 184(5):547-560.

Jung S, Unutmaz D, Wong P, et al, 2002. *In vivo* depletion of CD11c+ dendritic cells abrogates priming of CD8+ T cells by exogenous cell-associated antigens. Immunity, 17(2): 211-220.

Kim TS, Braciale TJ, 2009. Respiratory dendritic cell subsets differ in their capacity to support the induction of virus-specific cytotoxic CD8+ T cell responses. PLoS One, 4(1): e4204.

Kim TS, Gorski SA, Hahn S, et al, 2014. Distinct dendritic cell subsets dictate the fate decision between effector and memory CD8+ T cell differentiation by a CD24-dependent mechanism. Immunity, 40(3):400-413.

Kratofil RM, Kubes P, Deiset JF, 2017. Monocyte conversion during inflammation and injury. Arterioscler Thromb Vasc Biol, 37(1):35-42.

Langlet C, Tamoutounour S, Henri S, et al, 2012. CD64 expression distinguishes monocyte-derived and conventional dendritic cells and reveals their distinct role during intramuscular immunization. J Immunol, 188(4):1751-1760.

Liu K, Waskow C, Liu X, et al, 2007. Origin of dendritic cells in peripheral lymphoid organs of mice. Nat Immunol, 8(6):578-583.

Mcfarlin BK, Williams RR, Venable AS, et al, 2013. Image-based cytometry reveals three distinct subsets of activated granulocytes based on phagocytosis and oxidative burst. Cytometry A, 83(8):745-751.

Mills CD, Kincaid K, Alt JM, et al, 2000. M-1/M-2 macrophages and the Th1/Th2 paradigm. J Immunol, 164(12):6166-6173.

Mosser DM, Edwards JP, 2008. Exploring the full spectrum of macrophage activation. Nat Rev Immunol, 8(12):958-969.

Murphy TL, Grajales-Reyes GE, Wu X, et al, 2016. Transcriptional control of dendritic cell development. Annu Rev Immunol, 34:93-119.

Murray PJ, 2017. Macrophage polarization. Annu Rev Physiol, 79:541-566.

Nakano H, Lin K L, Yanagita M, et al, 2009. Blood-derived inflammatory dendritic cells in lymph nodes stimulate acute T helper type 1 immune responses. Nat Immunol, 10(4): 394-402.

Patel AA, Zhang Y, Fullerton JN, et al, 2017. The fate and lifespan of human monocyte subsets in steady state and systemic inflammation. J Exp Med, 214(7):1913-1923.

Plantinga M, Guilliams M, Vanheerswynghels M, et al, 2013. Conventional and monocyte-derived CD11b(+) dendritic cells initiate and maintain T helper 2 cell-mediated immunity to house dust mite allergen. Immunity, 38(2):322-335.

Randolph GJ, Jakubzick C, Qu C, 2008. Antigen presentation by monocytes and monocyte-derived cells. Curr Opin Immunol, 20(1):52-60.

Rantakari P, Jäppinen N, Likka E, et al, 2016. Fetal liver endothelium regulates the seeding of tissue-resident macrophages. Nature, 538(7625):392-396.

Scott CL, Henri S, Guilliams M, 2014. Mononuclear phagocytes of the intestine, the skin, and the lung. Immunol Rev, 262(1):9-24.

Serbina NV, Pamer EG, 2006. Monocyte emigration from bone marrow during bacterial infection requires signals mediated by chemokine receptor CCR2. Nat Immunol, 7(3): 311-317.

Shapouri-Moghaddam A, Mohammadian S, Vazini H, et al, 2018. Macrophage plasticity, polarization, and function in health and disease. J Cell Physiol, 233(9):6425-6440.

Steinman RM, Witmer MD, 1978. Lymphoid dendritic cells are potent stimulators of the primary mixed leukocyte reaction in mice. Proc Natl Acad Sci U S A, 75(10):5132-5136.

Suk K, Somers SD, Erickson KL, 1993. Regulation of murine macrophage function by IL-4: IL-4 and IFN-gamma differentially regulate macrophage tumoricidal activation. Immunology, 80(4):617-624.

Tamoutounour S, Guilliams M, Montanana Sanchis F, et al, 2013. Origins and functional specialization of macrophages and of conventional and monocyte-derived dendritic cells in mouse skin. Immunity, 39(5):925-938.

Tamoutounour S, Henri S, Lelouard H, et al, 2012. CD64 distinguishes macrophages from dendritic cells in the gut and reveals the Th1-inducing role of mesenteric lymph node macrophages during colitis. Eur J Immunol, 42（12）:3150-3166.

Tsou CL, Peters W, Si Y, et al, 2007. Critical roles for CCR2 and MCP-3 in monocyte mobilization from bone marrow and recruitment to inflammatory sites. J Clin Invest, 117（4）: 902-909.

Turley SJ, Inaba K, Garrett WS, et al, 2000. Transport of peptide-MHC class Ⅱ complexes in developing dendritic cells. Science, 288（5465）:522-527.

Van Rijt LS, Jung S, Kleinjan A, et al, 2005. *In vivo* depletion of lung CD11c+ dendritic cells during allergen challenge abrogates the characteristic features of asthma. J Exp Med , 201(6):981-991.

Vandivier RW, Henson PM, Douglas IS, 2006. Burying the dead: the impact of failed apoptotic cell removal (efferocytosis) on chronic inflammatory lung disease. Chest, 129(6): 1673-1682.

Wolf AA, Yáñez A, Barman PK, et al, 2019. The ontogeny of monocyte subsets. Front Immunol, 10:1642.

Yona S, Kim KW, Wolf Y, et al, 2013. Fate mapping reveals origins and dynamics of monocytes and tissue macrophages under homeostasis. Immunity, 38(1):79-91.

第八章

淋巴细胞的流式检测

第一节 淋巴细胞概述

机体面对内外源微生物做出的反应称为免疫反应，该反应是机体集免疫器官、免疫细胞和免疫分子组成的免疫系统的力量协同产生的，随着对免疫系统组成成分的深入研究，研究者发现两种免疫类型，即固有免疫和适应性免疫。固有的即该种防御机制是编码在基因中代代相传的，对病原微生物的识别不具有选择性，且应答模式和强度保持不变，虽然可做出迅速的免疫应答，但是因为缺乏特异性和强度不够，并不能应对所有的微生物。适应性的即后天的、特异性的，它是机体对抗病原微生物的主力军，包括针对细胞外病原的体液免疫和针对细胞内病原的细胞免疫。固有免疫与适应性免疫之间、体液免疫与细胞免疫之间并不是孤立的，而是相互配合、各尽其能。吞噬细胞、树突状细胞、自然杀伤细胞（NK 细胞）、γδT 细胞、B1 细胞等固有免疫细胞经诱导后分泌多种促炎因子（如 TNF-α、IL-12、IL-16），从而诱导炎症发生、促进抗原提呈、启动适应性免疫，即固有免疫主要通过抗原提呈细胞（antigen presenting cell，APC），尤其是专业 APC 树突状细胞，激活诱导适应性免疫。介导体液免疫的 B 细胞在 Th 细胞的辅助下才能得以激活、增殖、分化。

淋巴细胞是介导免疫反应的主要效应细胞，既包括参与适应性免疫的 T、B 细胞，也包括参与固有免疫的 NK 细胞、γδT 细胞、B1 细胞、NKT 细胞和最近研究发现可直接或间接影响适应性免疫反应的固有淋巴细胞（ILC）。T 细胞、B 细胞、NK 细胞由于亲缘较近、作用交叉、功能强大，在血液学领域的相关研究报道渐多，是本章探讨的重点。

流式细胞技术的出现彻底改变了人们研究和解决科学问题的方式，目前已经成为世界上大多数医院和生物实验室的主流诊断分析工具之一，尤其是血液系统中关键基因突变引起的原发性免疫缺陷病（PID），以及其他免疫系统相关疾病。流式细胞仪对单个细胞的特征性参数进行检测，灵敏度高，分选速度快，操作性强，可进行综合分析，而且其检测的内容随着免疫荧光抗体的发展逐渐增多，从细胞表面抗原到细胞内核酸、蛋白、细胞因子、特定细胞器等。如果需要特定的细胞用于后续深度实验，还可以保持细胞活性，将其分选出来，并且对于检测细胞的来源也没有限制。

第二节 T淋巴细胞

一、T淋巴细胞的发育、亚群和功能

（一）发育

T淋巴细胞简称T细胞，起源于骨髓或胎肝淋巴样干细胞分化而来的早期T系前体（early T lineage precursor）或早期胸腺祖细胞（early thymic progenitor）。在胚胎发育早期，二者经血液运输至胸腺，直至其或其分化亚群离开胸腺前，均可称为胸腺细胞。胸腺细胞发育成熟后迁移至外周，参与体液免疫和细胞免疫（统称为适应性免疫或获得性免疫）。

胸腺是T细胞发育主要且极为重要的部位。迁移至胸腺的祖细胞在胸腺微环境的触发下经历一系列复杂的分化过程，包括增殖、分化和谱系选择。实际上，该过程并不是细胞自发产生的，而是胸腺微环境诱导进行的。该微环境由诸多类型的细胞共同营造，从胸腺浅皮质区、深皮质区到髓质区，每一部位的细胞因子、趋化因子（如IL-7）、配体（如Notch配体DL4）等微环境组成成分都不尽相同。正是由于周围环境的多样性，早期淋系祖细胞朝着不同谱系发育分化，并表达种类丰富的分化抗原及细胞受体，最终经过阳性选择筛选出能识别内源性、外源性抗原的SP（单阳）细胞$CD44^+$ $CD25^-$ $CD4^+$或$CD44^-$ $CD25^-$ $CD8^+$T细胞，以及阴性选择，排除与自身抗原肽-MHC复合体（pMHC）结合过于紧密的自身免疫性T细胞，避免自身免疫性疾病的发生。至于阳性选择、阴性选择发生的先后顺序，有学者提出了亲和力假说，即当胸腺细胞T细胞受体（TCR）与自身抗原肽-MHC复合体以较低亲和力结合时，诱导阳性选择，而以较高亲和力结合时，则诱导阴性选择。其中，皮质胸腺上皮细胞在胸腺微环境的建立中发挥了重要作用。发育成熟的SP T细胞即可在外界刺激下逐步迁移至机体各部位淋巴器官，发挥免疫调节和免疫杀伤作用。随着婴儿的降生，胸腺开始退化，其产生初始T细胞的水平也随之下降，而主要依靠记忆T细胞维持机体稳态，等到老年阶段，成体胸腺的质量仅为婴儿时期的1/10。

对淋巴细胞的造血发育及其发育选择机制的认知，大多数是在小鼠模型中使用胸腺切除术、骨髓重建和基因操作等方法获得的，但是这些操作是无法在健康人体内进行的，因此小鼠的实验发现是否适用于人，还有待进一步验证。而且不同于小鼠模型的研究，人体并不是单一、短暂地面对某一种特定的抗原，而是同时、长期地暴露于复杂的多种抗原环境中。随着医学的发展，胸腺切除手术、胸腺移植手术被用于临床疾病治疗，这也给研究人体胸腺造血、T细胞发育提供了新视角，为人、小鼠之间的造血发育差异比较提供了可能性。表8-1、表8-2显示了小鼠T细胞发育过程中每个阶段的表型。

表8-1 小鼠T、B细胞发育过程中的共同前体细胞表型（Rothenberg，2014）

细胞类型	全称	主要标志物	说明
HSC	造血干细胞	Lin^- Kit^{high} $Sca\text{-}1^{high}$ $Flt3^-$ $CD34^{low}$ $CD150^+$ $CD48^-$	
MPP	多潜能前体细胞或多能祖细胞	Lin^- Kit^{high} $Sca\text{-}1^{high}$ $Flt3^{-/+}$ $CD34^+$和（或）$CD150^-$ $CD48^+$	仍具巨核/红系发育潜能

续表

细胞类型	全称	主要标志物	说明
LMPP	淋系偏向的多潜能前体细胞或淋系偏向的多能祖细胞	$Lin^- Kit^{high} Sca\text{-}1^{high} Flt3^{very\ high}$ $CD27^+ Vcam\text{-}1^-$	$Vcam^- Flt3^{very\ high}$ 对维持淋系前体细胞的活性非常重要
ELP	早期淋巴样前体细胞	末端转移酶（与 LMPP-ALP 相似，由 Ragl 报告转基因定义）	Ragl 在 LMPP/ALP 中瞬时低表达
CLP 或“ALP”	淋系共同祖细胞或共同淋巴样前体细胞“A”型	$Lin^- Kit^{low} Sca\text{-}1^{low} Flt3^{very\ high}$ $CD27^+ IL\text{-}7R^+ Ly6d^-$	属于真正的“共同”前体细胞

表 8-2 小鼠 T 细胞发育各阶段细胞表型（Rothenberg，2014）

细胞类型	全称	主要标志物	说明
thymus settling	胸腺定居细胞（未被较好地定义）	$CD4^{+/-} CD8^- CD24^{int} CD25^-$ $CD44^{high} c\text{-}Kit^{very\ high} Ccr9^+ CD27^{high}$，$Flt3^+$	为推断表型
ETP	早期 T 细胞前体（early T-cell precursor）	$CD4^{+/-} CD8^- CD24^{int} CD25^-$ $CD44^{high} c\text{-}Kit^{very\ high} CD27^{high}$	
DN2a	双阴细胞 2a（double negative cell 2a）	$CD4^- CD8^- CD24^+ CD25^+$ $CD44^{high}$ $c\text{-}Kit^{very\ high} CD27^{high}$	尚未定型；具有发育为 TCRγδ 和 TCRαβ 的良好潜力
DN2b	双阴细胞 2b（double negative cell 2b）	$CD4^- CD8^- CD24^+ CD25^+ CD44^+$ $c\text{-}Kit^{int} CD27^{high}$，内部 $TCR\beta^-$	T 系偏向；具有发育为 TCRγδ 和 TCRαβ 的良好潜力
DN3a	双阴细胞 3a（double negative cell 3a）	$CD4^- CD8^- CD24^+ CD25^+ CD44^- c\text{-}Kit^{low}$ $CD27^{low}$，内部 $TCR\beta^-$	TCRβ 基因重排；细胞偏向于 TCRγδ 分化
DN3b	双阴细胞 3b（double negative cell 3b）	$CD4^- CD8^- CD24^+ CD25^+ CD44^- c\text{-}Kit^{low}$ $CD27^{high} CD28^+ TCR^-$，内部 $TCR\beta^+$	TCRβ 基因重排成功后，产生大量增殖的中间过渡细胞
DN4	双阴细胞 4（double negative cell 4）	$CD4^- CD8^- CD24^+ CD25^- CD44^- c\text{-}Kit^{low}$ $CD28^+$，表面 TCR^-，内部 $TCR\beta^+$	大量增殖的中间过渡细胞
ISP	未成熟单阳细胞（immature single positive cell）	$CD8^+$ 或 $CD4^+$，$CD24^+ CD28^+ TCR^-$，内部 $TCR\beta^+$	大量增殖的中间过渡细胞
DP	双阳细胞（double positive cell）	$CD4^+ CD8^+ TCR\beta^+ CD24^+$	该类细胞在 DP 阶段获得 TCRα 链和细胞表面成熟的 TCR 复合物
CD4 SP	$CD4^+$ 单阳细胞（CD4 single positive cell）	$CD4^+ CD8^- TCR\alpha\beta^+ CD24^+$ 至阴性	
CD8 SP	$CD8^+$ 单阳细胞（CD8 single positive cell）	$CD4^- CD8^+ TCR\alpha\beta^+ CD24^+$ 至阴性	
iNKT	不变的 NK T 细胞（invariant NK T cell）	$CD4^{+/-} CD8^- TCR\alpha\beta^{low} CD24^- CD44^+ NK1.1^+$	TCR 不变；NK 标志物的表达取决于等位基因
Treg	天然（胸腺来源）调节性 T 细胞 [natural（thymus-derived）regulatory T cell]		用 Foxp3 报告基因进行有效识别

（二）亚群

从胸腺输出至外周的成熟 T 细胞是异质性群体，每种亚群的表型、生物学特性及免疫学功能各不相同。

（1）根据 T 细胞的分化状态分为初始 T 细胞（naïve T cell）、效应 T 细胞（effector T cell）和记忆 T 细胞（memory T cell）（详见表 8-3）。

处于外周淋巴组织（如淋巴结、脾脏）中的成熟 T 细胞在未接受抗原分子刺激前相对静止状态的细胞即为初始 T 细胞，其 TCR 结构具有高度异质性，可识别结合不同的特异性抗原，高表达 CD45RA 和 L- 选择素（$CD62L^{high}$），且参与淋巴细胞的再循环。初始 T 细胞接受抗原刺激后，分化为效应 T 细胞和记忆 T 细胞，两者均表达 CD45RO，相较于 $CD4^+$ 初始 T 细胞，$CD8^+$ 初始 T 细胞更易分化为效应 T 细胞。

效应 T 细胞存活时间短，免疫应答结束后即诱导凋亡，不参与淋巴细胞的再循环，高表达 IL-2 受体。

记忆 T 细胞存活时间较长，生理状态下处于静息状态，鉴于 CCR7 的表达差异，可将记忆 T 细胞再细分为中央型记忆 T 细胞（central-memory T cell，T_{cm}；$CD45RA^-$ $CCR7^+$）、效应型记忆 T 细胞（effector-memory T cell，T_{em}；$CD45RA^-$ $CCR7^-$）、干细胞样记忆 T 细胞（stem-cell memory T cell，T_{scm}；$CD45RA^+$ $CCR7^+$ $CD95^+$ $CD122^+$）（表 8-3）。T_{cm} 和 T_{em} 激活后都表达 IL-2 及效应细胞因子，只是 T_{cm} 表现出淋巴归巢的特征及高增殖能力，而 T_{em} 则产生更多的效应细胞因子。T_{cm} 主要存在于血液、脾脏和淋巴组织，接触抗原后较慢做出免疫应答，T_{em} 主要存在于血液、脾脏和非淋巴组织，受到相同抗原刺激时可快速做出反应。T_{scm} 是一群相对罕见的细胞群体，具有高增殖力和自我更新能力，但是没有效应功能。

表 8-3 人初始 T 细胞、记忆 T 细胞、效应 T 细胞表型比较

细胞亚群	细胞表型
初始 T 细胞	$CD45RO^-$ $CCR7^+$ $CD45RA^+$ $CD62L^+$ $CD27^+$ $CD28^+$ $CD127^+$（$IL\text{-}7R\alpha^+$）$CD95^-$ $CD103^-$
干细胞样记忆 T 细胞	$CD45RO^-$ $CCR7^+$ $CD45RA^+$ $CD62L^+$ $CD27^+$ $CD28^+$ $CD127^+$（$IL\text{-}7R\alpha^+$）$CD95^+$ $CD103^-$
中央型记忆 T 细胞	$CD45RO^+$ $CCR7^+$ $CD45RA^-$ $CD62L^+$ $CD27^+$ $CD28^+$ $CD127^+$（$IL\text{-}7R\alpha^+$）$CD95^+$ $CD103^-$
效应型记忆 T 细胞	$CD45RO^+$ $CCR7^-$ $CD45RA^-$ $CD62L^-$ $CD27^{-/+}$ $CD28^{-/+}$ $CD127^{-/+}$（$IL\text{-}7R\alpha^{-/+}$）$CD95^+$ $CD103^+$
效应 T 细胞	$CD45RO^-$ $CCR7^-$ $CD45RA^+$ $CD62L^-$ $CD27^-$ $CD28^{-/+}$ $CD127^-$（$IL\text{-}7R\alpha^-$）$CD95^+$ $CD103^-$

（2）根据 TCR 分子组成不同分为 αβT 细胞（αβT 细胞就是常说的 T 细胞）和 γδT 细胞。两者均为 $CD2^+$ $CD3^+$T 细胞。外周的成熟 T 细胞中 90% ～ 99% 为 αβT 细胞（多为 $CD4^+$ 或 $CD8^+$ SP T 细胞），参与适应性免疫应答。γδT 细胞（多为 $CD4^-$ $CD8^-$T 细胞，少数为 $CD8^+$T 细胞）是非传统淋巴细胞，具有固有免疫细胞的特性，占成人外周血中循环淋巴细胞的 1% ～ 10%，广泛分布于非淋巴样组织，构成了某些上皮表面的大部分免疫细胞，它们参与上皮屏障的维持，产生广泛的细胞因子参与免疫反应，也对感染和转化细胞发挥高细胞毒性活性。

（3）根据是否表达 CD4 或 CD8 分子分为 $CD4^+$T 细胞和 $CD8^+$T 细胞。外周淋巴组织中 65% 为 $CD4^+$T 细胞，35% $CD8^+$T 细胞。$CD4^+$T 细胞识别并结合抗原肽 -MHC Ⅱ复合体，进而促进 B 细胞、T 细胞及其他免疫细胞的增殖和分化，协调免疫细胞之间的相互作用，根据其活化后分泌的细胞因子不同，可将 $CD4^+$T 细胞进一步划分为不同的亚群。$CD8^+$T 细胞识别并结合抗原肽 -MHC Ⅰ复合体，该群体主要包括细胞毒性 T 细胞（CTL 或 Tc）和抑制性 T 细胞（Ts）。按发挥功能不同，Tc 可进一步分为 Tc1（分泌 IL-2、TNF-β、IFN-γ 等，主要介导细胞毒性 T 细胞的细胞毒性）和 Tc2（分泌 IL-4、IL-5 等，辅助 B 细胞）。Ts 对自身反应性 $CD4^+$T 细胞具有抑制作用。

（4）根据免疫应答中的功能不同分为辅助性 T 细胞、细胞毒性 T 细胞和调节性 T 细胞。辅助性 T 细胞（helper T lymphocyte，Th 细胞）辅助 T、B 细胞应答，较早的研究认为 Th 细胞前体（Th cell precursor，Thp）在抗原刺激下，分化为中间阶段的 Th0，然后在不同因素（细胞因子、细胞膜表面分子、抗原种类和剂量、抗原提呈细胞及胞内调控因子等）影响下向 Th1、Th2、Th17 或滤泡辅助性 T 细胞（Tfh 细胞）等偏移、分化（表 8-4）。其中，Th1 细胞参与细胞介导的免疫，Th2 细胞参与体液免疫，Th17 细胞参与黏膜免疫和炎症反应，Treg 细胞抑制效应 T 细胞以防过度应答。

表 8-4 Th 细胞亚群的调节及功能

类别	极化细胞因子	转录调控因子	效应细胞因子	功能
Th1	IL-12、IL-18、IFN-γ	T-bet	IFN-γ、TNF	增强抗原细胞活力，促进细胞毒性 T 细胞激活，清除细胞内感染的病原体，参与自身免疫
Th2	IL-4	GATA-3	IL-4、IL-5、IL-13	抗细胞外感染病原体，参与超敏反应
Th17	IL-6、IL-1、IL-23	RORγ	IL-17A、IL-17F、IL-22	抵抗某些真菌和细菌感染，参与炎症反应、自身免疫
Tfh	IL-6、IL-21	Bcl6	IL-4、IL-21	参与 B 细胞发育
Treg	TGF-γ、IL-2	Foxp3	IL-10、TGF-γ	抑制炎症反应

细胞毒性 T 细胞以前体形式存在于静息状态下，在抗原刺激信号和抗原提呈细胞共同作用下分化成熟。

调节性 T 细胞（regulatory T cell，Treg 细胞）具有免疫抑制作用（表 8-5）。在其表面标志物、产生的细胞因子及作用机制的不同基础上，可进一步分为 $CD4^+$ $CD25^+$ Treg 细胞（高表达 CD25、Foxp3，占人、小鼠外周血、脾脏中 $CD4^+$T 细胞的 5% ～ 10%，具免疫无能、免疫抑制功能）、Treg1 细胞（属 $CD4^+$T 细胞，具旁观者抑制效应、免疫记忆功能）和 Th3 细胞（属 $CD4^+$T 细胞，主要分泌 TGF-β，可抑制 Th1、Th2 细胞）等。也可根据其来源分为自然调节 T 细胞和适应性调节 T 细胞，前者是由胸腺中与抗原肽 -MHC Ⅱ复合体中等结合的 T 细胞分化而来，占外周血 $CD4^+$T 细胞的 5% ～ 10%；后者是由外周初始 $CD4^+$T 细胞在某些细胞因子、缺乏第二信号刺激、未成熟的树突状细胞提呈抗原等多种因素下诱导形成的，主要负责外来抗原刺激引起的免疫应答。

表 8-5 各类调节性 T 细胞的比较

特点	$CD4^+CD25^+$Treg 细胞	Treg1 细胞	Th3 细胞
归类	自然调节 T 细胞（nTreg）		适应性调节 T 细胞（iTreg）
诱导部位	胸腺	外周	外周
CD25 表达	+	+	+
转录因子 Foxp3	+	+	+
产生的细胞因子	TGF-β、IL-10、IL-35	IL-10、TGF-β	TGF-β
抗原特异性	自身抗原		组织特异性抗原、外来抗原
发挥效应的方式	细胞接触、分泌细胞因子		主要依赖细胞因子、细胞接触
功能	抑制自身反应性 T 细胞应答	抑制炎症性自身免疫反应、移植排斥反应	在口服耐受、黏膜免疫中发挥作用

（三）功能

T 细胞介导的对抗病原体或肿瘤的保护性免疫对机体至关重要，并经常参与自身免疫性疾病等病理反应。T 细胞反应可大致分为早期、中期和后期功能。早期功能包括细胞内的钙通量调节和关键信号蛋白中的丝氨酸、苏氨酸或酪氨酸残基的磷酸化。中期功能包括脱颗粒、细胞毒性和细胞因子的产生。T 细胞分化产生的细胞因子包括 IL-2 和 Th1 细胞因子（如 TNF-α）、Th2 细胞因子（如 IL-4、IL-5、IL-13）或调节细胞因子（如 TGF-β、IL-10）。后期功能包括增殖、细胞凋亡或激活诱导的细胞死亡。

二、流式细胞术在 T 细胞功能研究中的应用

（一）亚群鉴定

一套 28 色流式检测方案，用于检测健康人外周血中 T 细胞的亚群（γδT 细胞、αβT 细胞、初始 T 细胞、效应 T 细胞、记忆 T 细胞、Th 细胞、Treg 细胞）。γδT 细胞特异性表达 γδ TCR，而传统 T 细胞不表达（图 8-1A）。综合分析效应 T 细胞功能和 Treg 细胞特征将增强研究者对免疫稳态和免疫调节机制之间相互作用的理解。Treg 细胞是一群独特的 $CD4^+$ 亚群，高表达转录因子 Foxp3，大量表达高亲和力 IL-2 受体（由 CD25、CD122 和 γ 链构成），与其他 T 细胞争夺 IL-2，IL-2 在 Th1、Th2、Th17 和记忆 $CD8^+$T 细胞的分化和稳态中发挥重要作用，此外，Treg 细胞表达 CD39 和 CD73（图 8-1A、B）。根据 CCR7、CD27、CD28、CD45RO 和 CD95 的表达描绘外周血中初始和记忆 T 细胞亚群（图 8-1C）。活化的 T 细胞发生增殖并上调 Ki67，Ki67 通常用作最近增殖的标志物（图 8-1D）。使用肽等体外刺激剂以检测被激活的 T 细胞，借助激活标志物 CD69 以提高检测细胞因子表达细胞的特异性。CD137 是 TNF 家族的成员，提供共刺激信号，可增强 $CD4^+$T 细胞的反应和 $CD8^+$T 细胞的毒性，且在激活的 Treg 细胞上高表达，似乎与免疫抑制有关（图 8-1E）。共刺激分子 CD154（CD40L）在激活的 $CD4^+$T 细胞中上调，CD154 和 CD40 之间的相互作用对 B 细胞的激活和高亲和力抗体的产生至关重要（图 8-1F）。TNF 和 IL-2 在激活后被 $CD4^+$ 和 $CD8^+$ 记忆 T 细胞广泛表达，并常被用作效应 T 细胞的标志物。

CD4⁺T 细胞可分化为不同的 Th 亚群，包括 Th1、Th2、Th9、Th17、Th17、Th22 和 Tfh，不同的亚群分泌独特的细胞因子，如 Th1 细胞分泌 IFN-γ，Th2 细胞分泌 IL-13，Th17 细胞分泌 IL-17，Th22 细胞分泌 IL-22，Tfh 细胞分泌 IL-21，从而分析不同效应 T 细胞亚群在免疫反应中的作用（图 8-1F）。IL-8（即 CXCL8），是一种促炎趋化因子，可激活和招募表达 CXCR1 或 CXCR2 的细胞，如中性粒细胞和单核细胞，但是产生 IL-8 的 T 细胞的来源和功能未知（图 8-1F）。淋巴颗粒中的颗粒酶 B 和穿孔素，是细胞毒性 T 细胞直接发挥杀细胞作用的重要分子，可在脱颗粒时分泌，而在刺激过后无法检测到。细胞囊泡中的 CD107a（LAMP-1），在激活依赖性脱颗粒时瞬时位于细胞表面，可用于检测脱颗粒的 T 细胞（图 8-1G）。

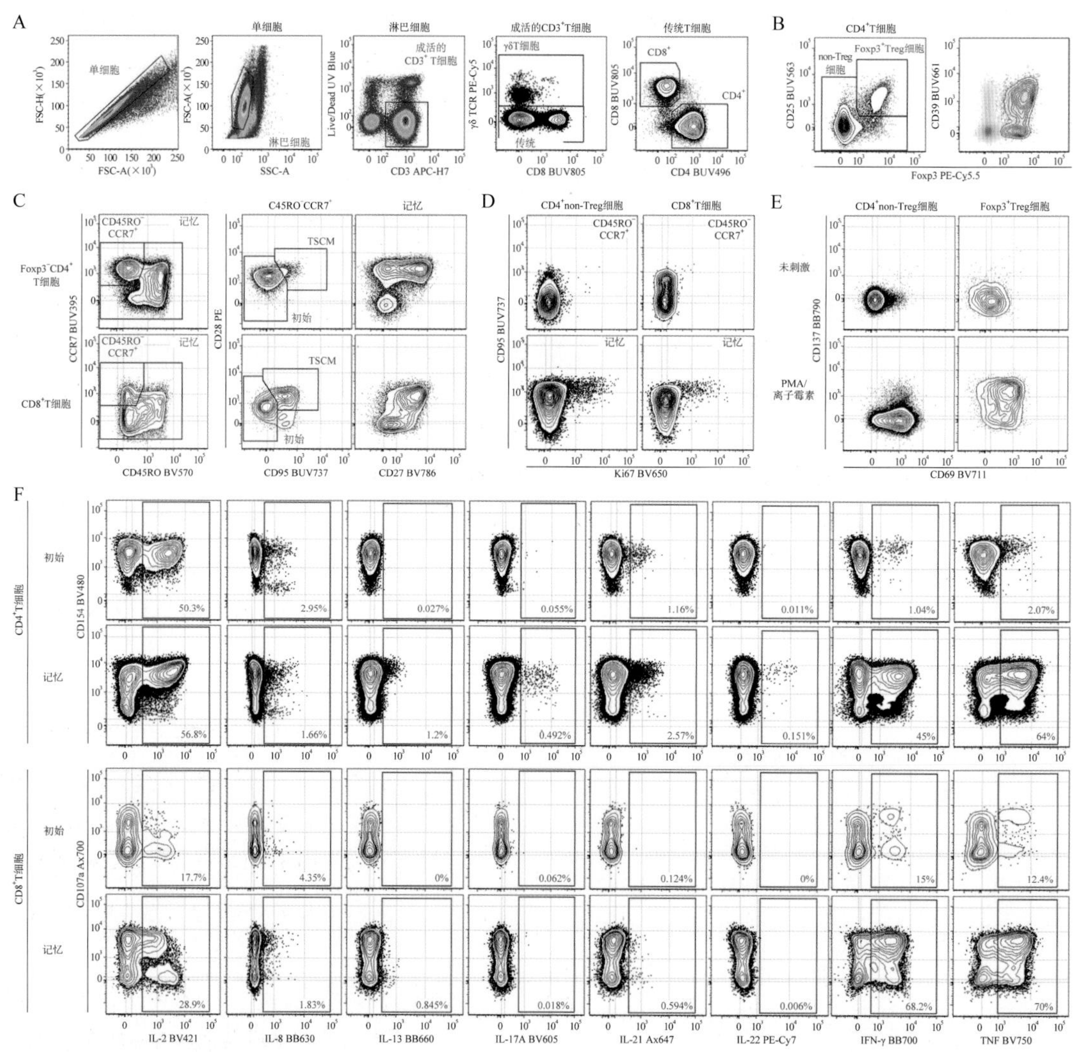

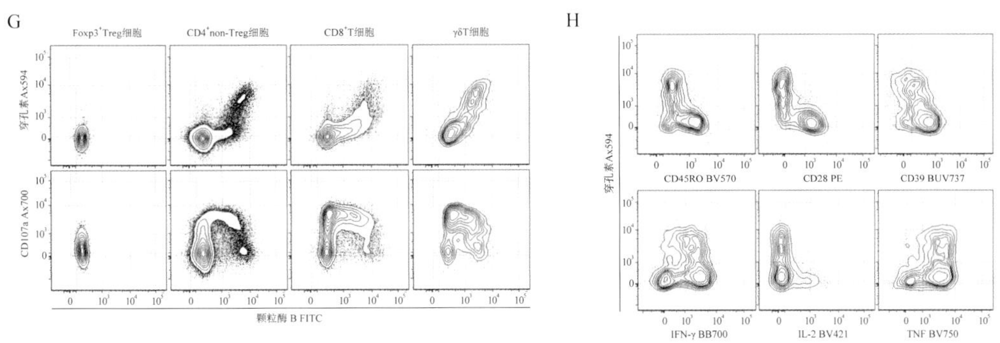

图 8-1 人外周血单个核细胞中 T 细胞亚群

文献来源：Liechti T，Roederer M. 2019. OMIP-060：30-parameter flow cytometry panel to assess T cell effector functions and regulatory T cells. Cytometry A，95：1129-1134.

（二）T 细胞反应早期

T 细胞反应早期功能包括细胞内的钙通量调节和关键信号蛋白中的丝氨酸、苏氨酸或酪氨酸残基的磷酸化。

1. 胞内钙增加

钙离子介导信号转导蛋白的磷酸化、细胞因子的释放、细胞增殖，对早期 T 细胞的功能非常重要。以前使用荧光染料 indo-1、fluo-3 通过流式或图像细胞仪在单细胞水平检测钙浓度，现在可以通过钙染料和图像细胞仪检测囊泡中钙的实时变化，不局限于单个细胞。

2. 关键信号蛋白磷酸化

磷酸蛋白的流式细胞学分析已被用于评估激活 T 细胞的 MAPK 通路、分析白血病和淋巴瘤的疾病状态、评估药物和免疫调节剂的药效学。例如，在 U937 组织细胞性淋巴瘤细胞系中，用 GM-CSF、G-CSF、IL-3、IFN-γ 激活 STAT3、STAT5、STAT6、STAT1、P38、ERK1/2，观察它们的磷酸化情况，可以预测癌症发展状况，并可基于此对癌症进行分类。

3. 代谢增强

无论是正常细胞（除部分淋巴细胞）对于氧化磷酸化的需求，还是癌细胞对于有氧糖酵解的需求，都是其增殖、分化所必需的，新陈代谢的改变可以显著影响正常的 T 细胞功能。而且不同的 T 细胞亚群能量来源不同，效应 T 细胞的生长、分化是葡萄糖依赖性的，Treg 细胞则是脂代谢依赖性的，磷脂酰肌醇 3 激酶（PI3K）/mTOR 通路在糖代谢中发挥了重要作用。目前流式术能检测的代谢指标包括葡萄糖摄取、线粒体质量、线粒体膜电位、活性氧。

（1）线粒体质量与自噬：在流式分析中，用绿色荧光线粒体染色来检测线粒体质量。为了研究不同淋巴细胞亚群的线粒体功能，线粒体质量（MM）、线粒体膜电位（MMP）、活性氧（ROS）和线粒体自噬等指标被用于进一步分析。图 8-2A、B 分别为不同淋巴细胞亚群的线粒体质量、线粒体膜电位、活性氧和线粒体自噬检测结果，显示了 B 细胞、T 细胞和 NK 细胞的线粒体功能水平。总体上，四种淋巴细胞的线粒体功能水平由高到低依次为 B 细胞、NK 细胞、CD4$^+$T 细胞和 CD8$^+$T 细胞，CD4$^+$T 细胞的线粒体质量、线粒体膜电位、活性氧水平显著高于 CD8$^+$T 细胞。B 细胞的线粒体膜电位水平显著高于另外三类细胞，B 细胞和 NK 细胞的活性氧水平分别显著高于 CD4$^+$T 细胞和 CD8$^+$T 细胞，B 细胞的线粒体自噬水平显著高于 CD4$^+$T 细胞和 CD8$^+$T 细胞，NK 细胞的线粒体自噬水平显著高于 CD8$^+$T 细胞。

为了深入了解小鼠淋巴细胞的自噬相关基因表达程序，将来源于 NCBI 数据库的单细胞基因表达分析结果与流式细胞术相结合进行基因表达水平的探讨。热图综合反映淋系造血分化过程中不同类型造血细胞的自噬相关基因的表达水平，为探索小鼠淋巴细胞继承 HSC 的线粒体通路的异质性奠定了基础（图 8-2C）。这一结果表明，Pink1/Park2、BNIP3/NIX 和 FUNDC1 通路在造血干 / 祖细胞和淋巴细胞不同群体的线粒体自噬过程中普遍存在，通过招募自噬相关蛋白参与自噬过程。自噬相关基因如 *Bcl2l13*、*Nbr1*、*Optn*、*Park2*、*Pink1*、*Tax1bp1*、*Drp1*、*FUNDC1* 和 *Bcl2* 的表达在不同群体中存在明显的差异（图 8-2D）。其中，Bcl2l13、Nbr1、Optn、Park2、Pink1 和 Tax1bp1 主要参与 Pink1/Park2 通路，Drp1 和 FUNDC1 主要参与 FUNDC1 通路，Bcl2 主要参与 BNIP3/NIX 通路。这一结果表明在淋系分化过程中，造血干 / 祖细胞和淋巴细胞的线粒体自噬异质性不仅体现在线粒体自噬发生的数量上，也可能体现为不同细胞发生线粒体自噬的优势通路的异质性。

对淋系分化不同阶段的造血细胞自噬相关基因表达水平的统计分析表明，LT-HSC 的 Optn 表达水平显著高于 CLP、CD4$^+$T 和 CD8$^+$T 细胞，ST-HSC 的 Optn 表达水平显著高于 CD8$^+$T 细胞，B 细胞的 Optn 表达水平显著高于 CD4$^+$T 和 CD8$^+$T 细胞。同时，Tax1bp1 作为自噬受体在受损线粒体选择性自噬清除过程中将泛素底物连接到自噬体膜上。CD4$^+$T 细胞的 Tax1bp1 表达水平显著低于 LT-HSC、ST-HSC 和 MPP。这一结果表明与 CD4$^+$T 细胞、CD8$^+$T 细胞和 NK 细胞相比，B 细胞在参与 Pink1/Park2 通路的程度上与 LT-HSC 和 ST-HSC 更为相近，更多地继承了 HSC 的自噬通路特征。而与 B 细胞、CD8$^+$T 细胞和 NK 细胞相比，CD4$^+$T 细胞参与这一自噬通路的程度较弱，较少地继承了 HSC 的自噬通路特征。对 BNIP3/NIX 通路来说，LT-HSC 和 ST-HSC 的 Bcl2 表达水平分别显著低于 CLP 和 B 细胞，表明与 CLP 和 B 细胞相比，HSC 参与 BNIP3/NIX 通路的程度较弱。通过对这些数据集的生物信息学整合分析表明，造血干 / 祖细胞和淋巴细胞的转录分布具有异质性和亚群特异性，自噬基因表达的统计分析显示了细胞群体间显著的异质性。

（2）线粒体膜电位：使用一些亲脂性阳离子染料 JC-1、TMRM、DOC6（3）、rhodamine123，可结合到线粒体基质，其荧光强弱或颜色深浅说明线粒体内膜电负性增高或降低。为了研究不同 B 细胞亚群的线粒体功能，线粒体质量、线粒体膜电位、活性氧和线粒体自噬等指标被用于进一步分析。图 8-3A、B 分别为不同 B 细胞亚群的线粒体质量、线粒体膜电位、活性氧和线粒体自噬检测结果，显示了祖 B 细胞、前 B 细胞、未成熟 B 细胞和成熟 B 细胞的线粒体功能水平。在 B 细胞分化过程中，祖 B 细胞的线粒体质量、线粒体膜电位水平显著高于前 B 细胞，祖 B 细胞的线粒体质量显著高于未成熟 B 细胞，未成熟 B 细胞的线粒体质量显著高于成熟 B 细胞。这一结果表明与相对分化的 B 细胞亚群相比，相对原始的亚群具有更高的线粒体质量。线粒体自噬结果显示，前 B 细胞在 B 细胞亚群中具有较高的线粒体自噬水平，显著高于祖 B 细胞和成熟 B 细胞，成熟 B 细胞具有较低的线粒体自噬水平，显著低于祖 B 细胞、前 B 细胞和未成熟 B 细胞。这一结果表明与相对原始的亚群相比，成熟 B 细胞具有较低的线粒体自噬水平。

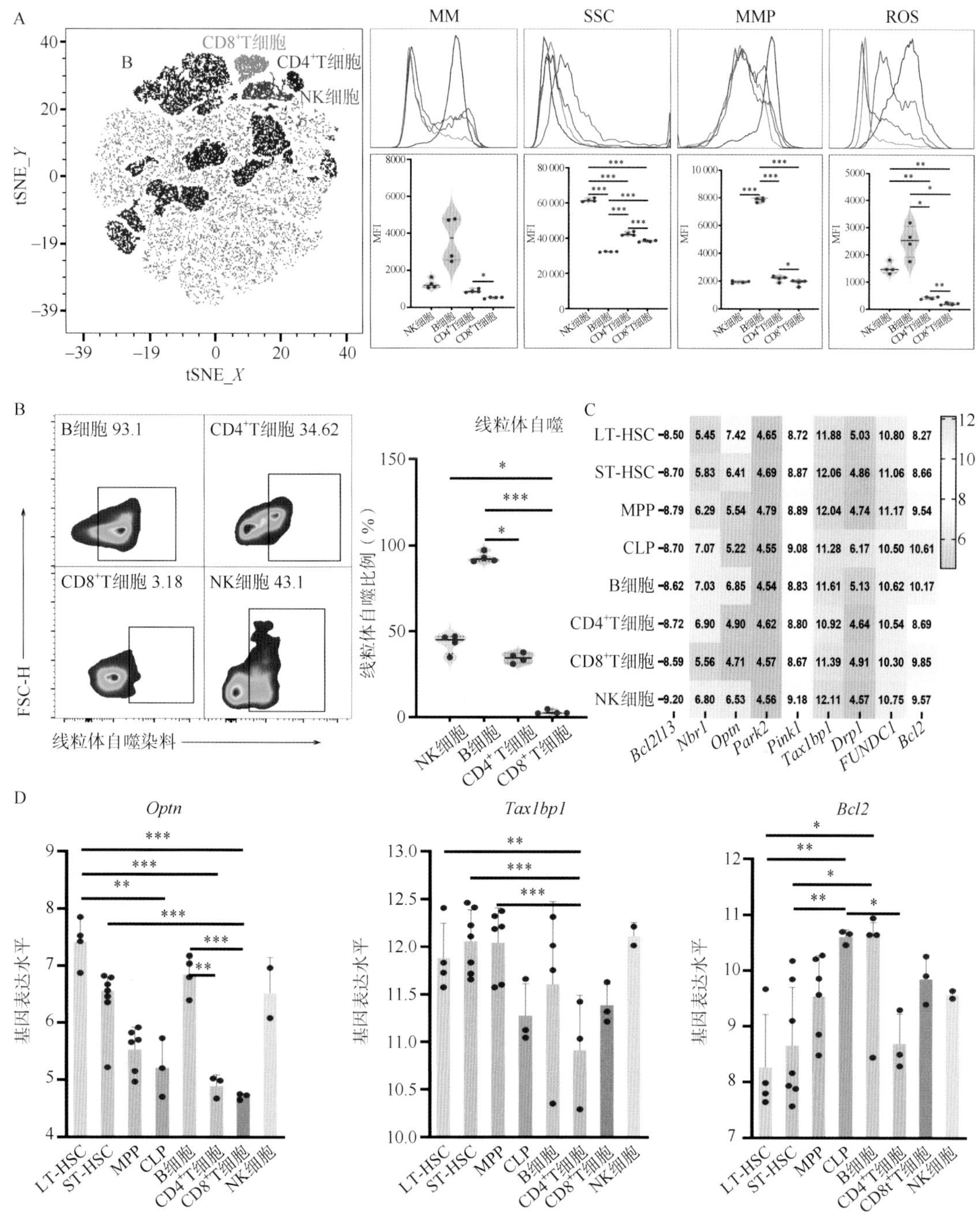

图 8-2 淋巴细胞的线粒体功能检测结果

A. B 细胞、$CD4^+T$ 细胞、$CD8^+T$ 细胞和 NK 细胞的 tSNE、MM、SSC、MMP 和 ROS 结果；B. B 细胞、$CD4^+T$ 细胞、$CD8^+T$ 细胞和 NK 细胞的线粒体自噬结果；C. 淋系造血分化过程中不同类型的造血细胞自噬相关基因的表达水平热图；D. 自噬相关基因的表达水平统计。$^*P<0.05$，$^{**}P<0.01$，$^{***}P<0.001$

对 B 细胞分化不同阶段的造血细胞的自噬相关基因表达水平的统计分析表明，LT-HSC 的 Optn 表达水平显著高于 MPP、CLP 和祖 B 细胞。Pink1 是一种丝氨酸 / 苏氨酸激酶，能够特异性地在去极化的线粒体上定位，通过磷酸化泛素激活 Parkin，并通过招募自噬受体诱导线粒体自噬的发生。ST-HSC 的 Pink1 表达水平显著低于未成熟 B 细胞，祖 B 细胞的 Tax1bp1 表达水平显著低于 LT-HSC、ST-HSC、MPP 和前 B 细胞。这一结果表明与前 B 细胞、未成熟 B 细胞和成熟 B 细胞相比，祖 B 细胞在参与 Pink1/Park2 通路方面继承 HSC 的特征最少。对 BNIP3/NIX 通路来说，CLP 的 Bcl2 表达水平显著高于 LT-HSC、ST-HSC、祖 B 细胞、前 B 细胞和未成熟 B 细胞，表明 CLP 参与 BNIP3/NIX 通路的程度较强（图 8-3C、D）。

（3）活性氧（ROS）：近年来，人们越来越多地认识到线粒体状态、氧化应激和 T 细胞功能之间的关系。在初始 T 细胞遇到抗原、效应细胞和记忆细胞分化时需要与线粒体特征变化和氧化应激反应相关的代谢重新编程。然而，当抗原特异性 $CD8^{+}$T 细胞在某些癌症和慢性感染 [如小鼠淋巴细胞脉络丛脑膜炎病毒（LCMV）感染和乙型肝炎病毒（HBV）感染] 时，功能耗尽，呈现出代谢状态广泛失调的迹象，如线粒体质量高、线粒体膜电位改变，以及氧化应激产生的活性氧物质的积累。因此，可以通过直接针对线粒体失调和氧化压力通路来克服癌症和慢性感染的耗竭。

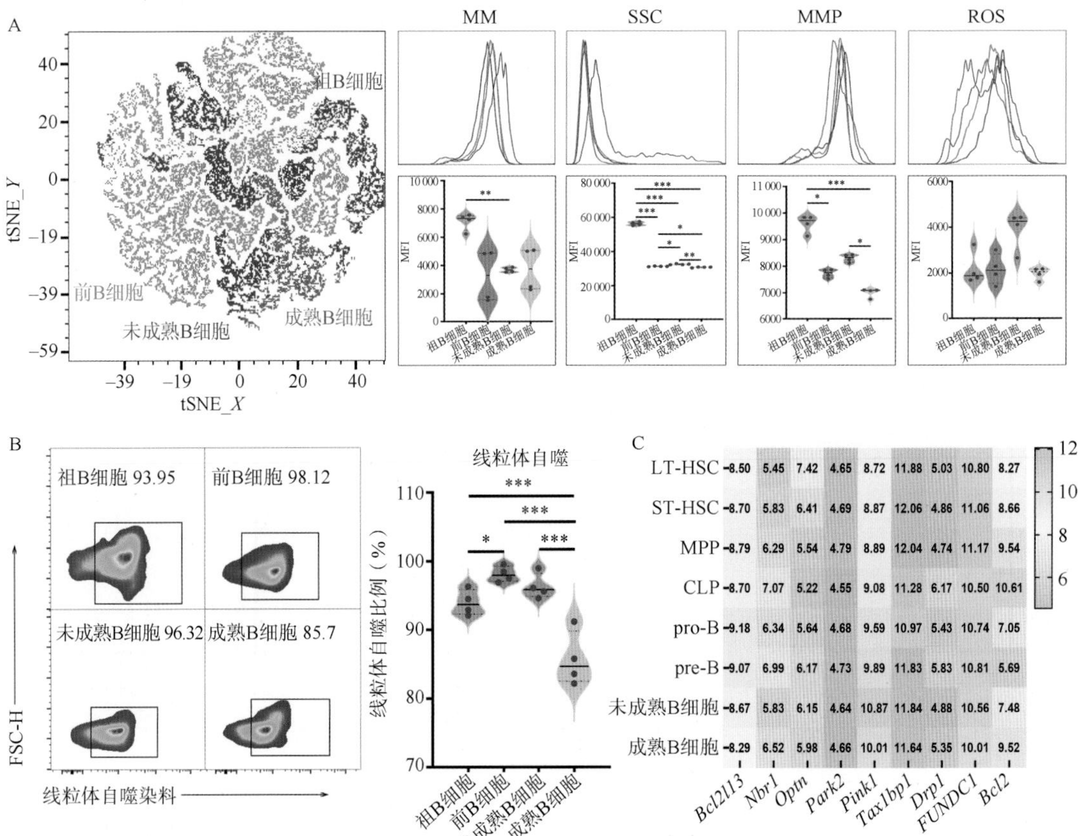

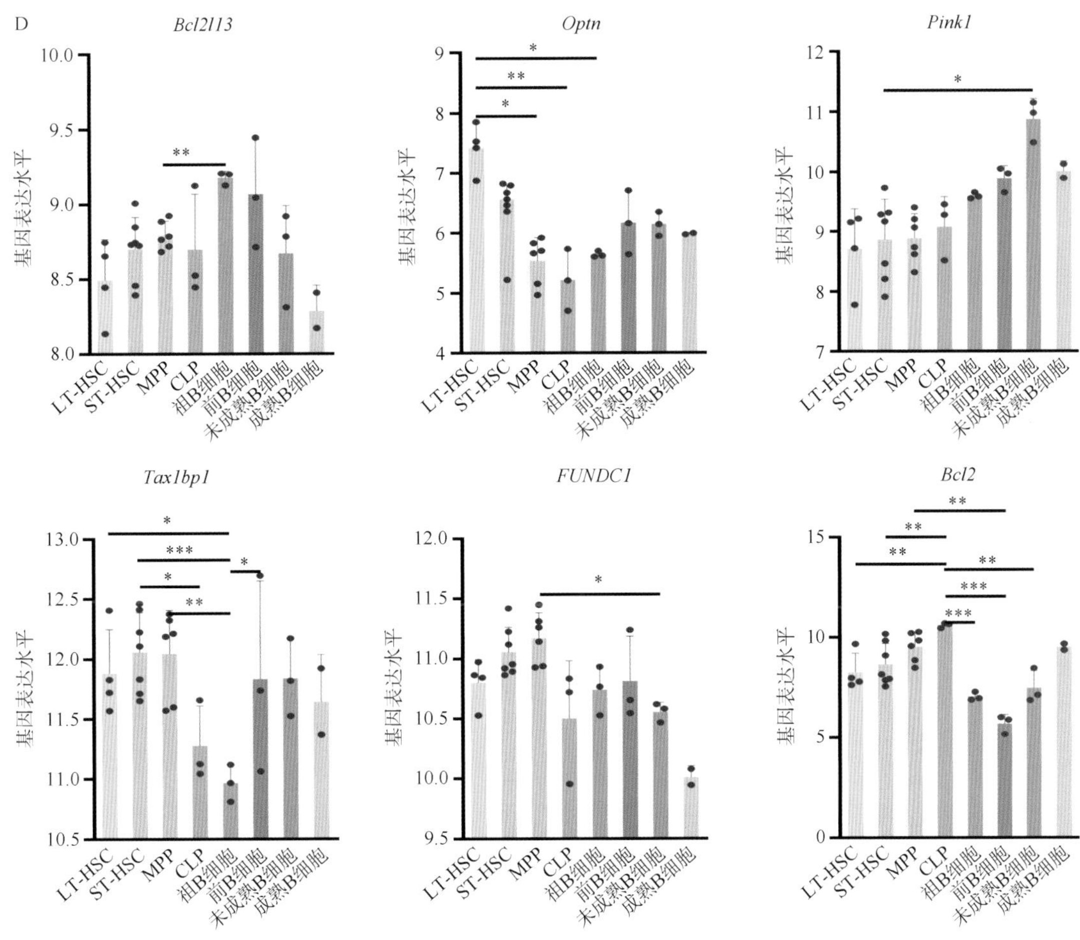

图 8-3 B 细胞亚群的线粒体功能检测结果

A. 祖 B 细胞、前 B 细胞、未成熟 B 细胞和成熟 B 细胞的 tSNE、线粒体质量、侧向角散射、线粒体膜电位和活性氧结果；B. 祖 B 细胞、前 B 细胞、未成熟 B 细胞和成熟 B 细胞的线粒体自噬结果；C. B 细胞分化的不同阶段造血细胞的自噬相关基因表达水平热图；D. 自噬相关基因的表达水平统计。$^*P<0.05$，$^{**}P<0.01$，$^{***}P<0.001$

为了研究不同 $CD4^+T$ 细胞亚群的线粒体功能，线粒体质量、线粒体膜电位、活性氧和线粒体自噬等指标被用于进一步分析。图 8-4A、B 分别为不同 $CD4^+T$ 细胞亚群的线粒体质量、线粒体膜电位、活性氧和线粒体自噬检测结果，显示了初始 $CD4^+T$ 细胞、记忆 $CD4^+T$ 细胞和 nTreg 细胞的线粒体功能水平。在 $CD4^+T$ 细胞分化过程中，初始 $CD4^+T$ 细胞的线粒体质量、线粒体膜电位、活性氧和线粒体自噬水平显著高于记忆 $CD4^+T$ 细胞和 nTreg 细胞，nTreg 细胞的线粒体膜电位水平显著高于记忆 $CD4^+T$ 细胞，而 nTreg 细胞的线粒体自噬水平显著低于记忆 $CD4^+T$ 细胞。这一结果表明与相对分化的 T 细胞亚群相比，初始 $CD4^+T$ 细胞亚群具有更高的线粒体质量、线粒体膜电位、活性氧和线粒体自噬水平。对 $CD4^+T$ 细胞分化和活化不同阶段造血细胞的自噬相关基因表达水平的统计分析表明，LT-HSC 和 ST-HSC 的 Optn 表达水平分别显著高于初始 $CD4^+T$ 细胞、记忆 $CD4^+T$ 细胞和 nTreg 细胞，nTreg 细胞的 Tax1bp1 表达水平显著低于 LT-HSC、ST-HSC 和 MPP，ST-HSC 的 Tax1bp1 表达水平显著高于初始 $CD4^+T$ 细胞。这一结果表明与初始 $CD4^+T$ 细胞、记忆

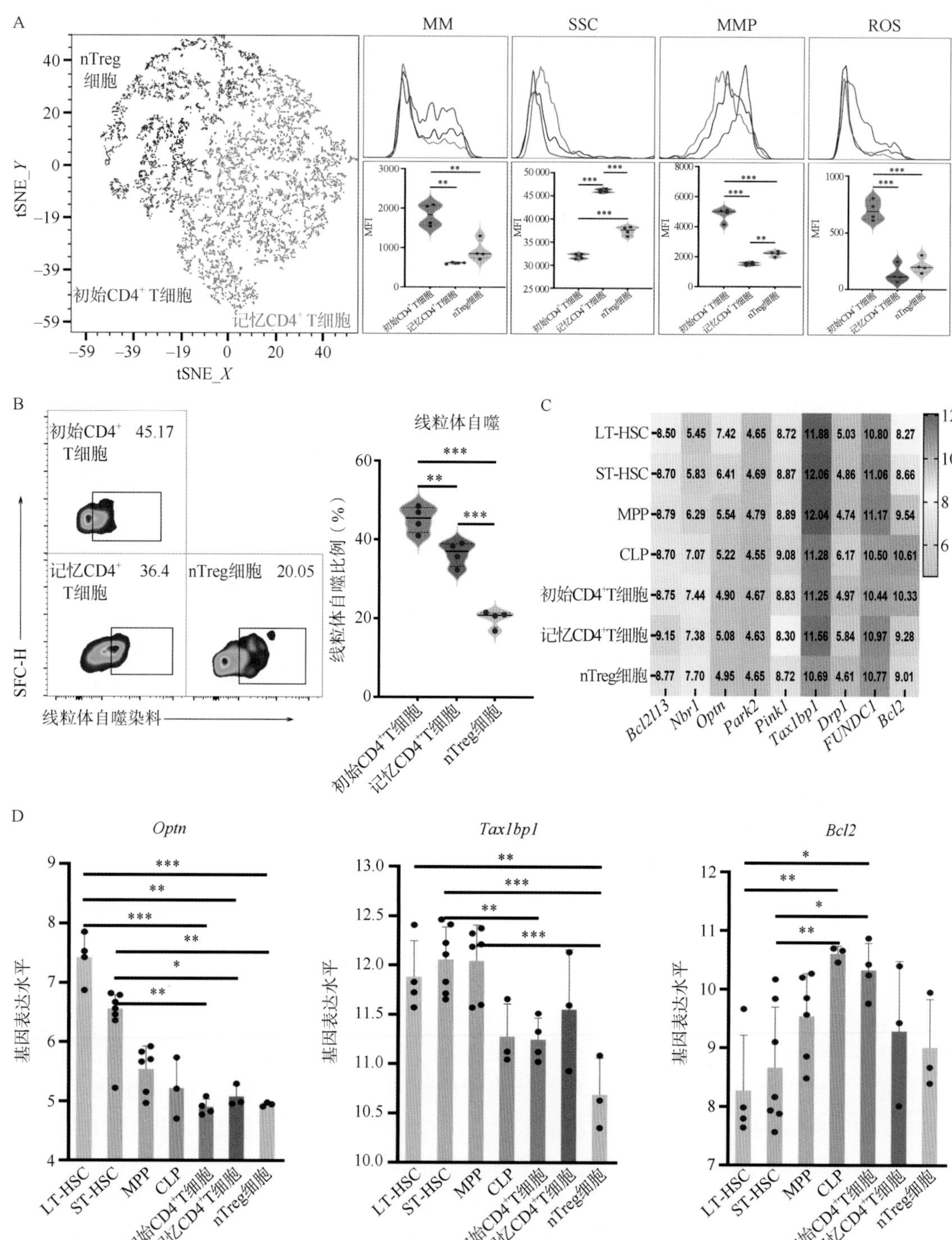

图 8-4 CD4^{+}T 细胞亚群的线粒体质量（MM）、线粒体膜电位（MMP）、活性氧（ROS）和线粒体自噬检测和基因表达结果

A. 初始 CD4^{+}T 细胞、记忆 CD4^{+}T 细胞和 nTreg 细胞 tSNE、MM、SSC、MMP 和 ROS 结果；B. 初始 CD4^{+}T 细胞、记忆 CD4^{+}T 细胞和 nTreg 细胞的线粒体自噬结果；C.CD4^{+}T 细胞分化和活化不同阶段造血细胞的自噬相关基因的表达水平热图；D. 自噬相关基因的表达水平统计。$^{*}P<0.05$，$^{**}P<0.01$，$^{***}P<0.001$

CD4$^+$T 细胞相比，nTreg 细胞在参与 Pink1/Park2 通路方面继承 HSC 的特征最少。对 BNIP3/NIX 通路来说，初始 CD4$^+$T 细胞的 Bcl2 表达水平显著高于 LT-HSC 和 ST-HSC，表明与 CLP 相类似，初始 CD4$^+$T 细胞参与 BNIP3/NIX 通路的程度较强（图 8-4C、D）。

为了研究不同 CD8$^+$T 细胞亚群的线粒体功能，线粒体质量、线粒体膜电位、活性氧和线粒体自噬等指标被用于进一步分析。图 8-5A、B 分别为不同 CD8$^+$T 细胞亚群的线粒体质量、线粒体膜电位、活性氧和线粒体自噬检测结果，显示了中央型记忆 CD8$^+$T 细胞、效应型记忆 CD8$^+$T 细胞和效应 CD8$^+$T 细胞的线粒体功能水平。在 CD8$^+$T 细胞活化过程中，中央型记忆 CD8$^+$T 细胞、效应型记忆 CD8$^+$T 细胞和效应 CD8$^+$T 细胞的线粒体质量依次减少，并且两两之间差异具有统计学意义。这一结果表明与相对分化的 B 细胞亚群相比，相对原始的亚群具有更高的线粒体质量。中央型记忆 CD8$^+$T 细胞的线粒体膜电位显著高于效应 CD8$^+$T 细胞，效应型记忆 CD8$^+$T 细胞的活性氧水平显著高于效应 CD8$^+$T 细胞。效应 CD8$^+$T 细胞的线粒体自噬水平显著高于中央型记忆 CD8$^+$T 细胞和效应型记忆 CD8$^+$T 细胞，表明活化的 T 细胞亚群具有更高的线粒体自噬水平。

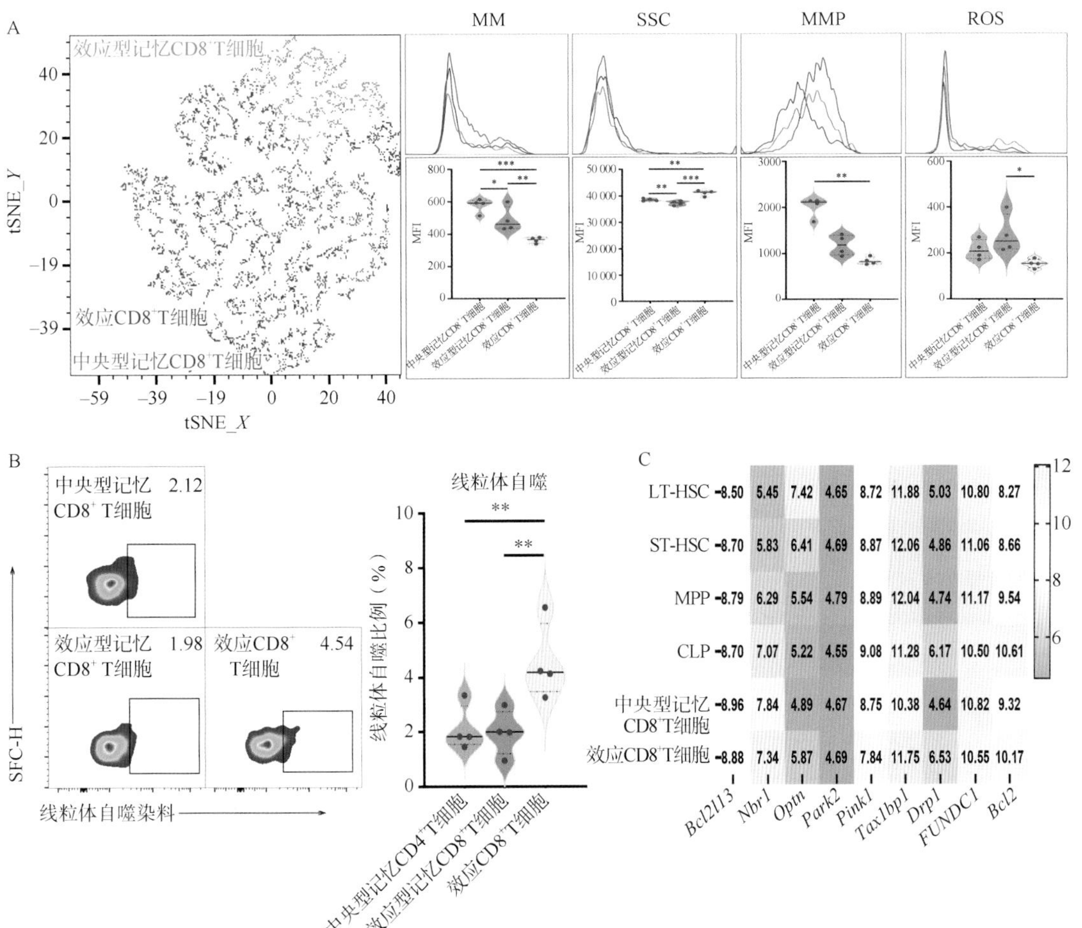

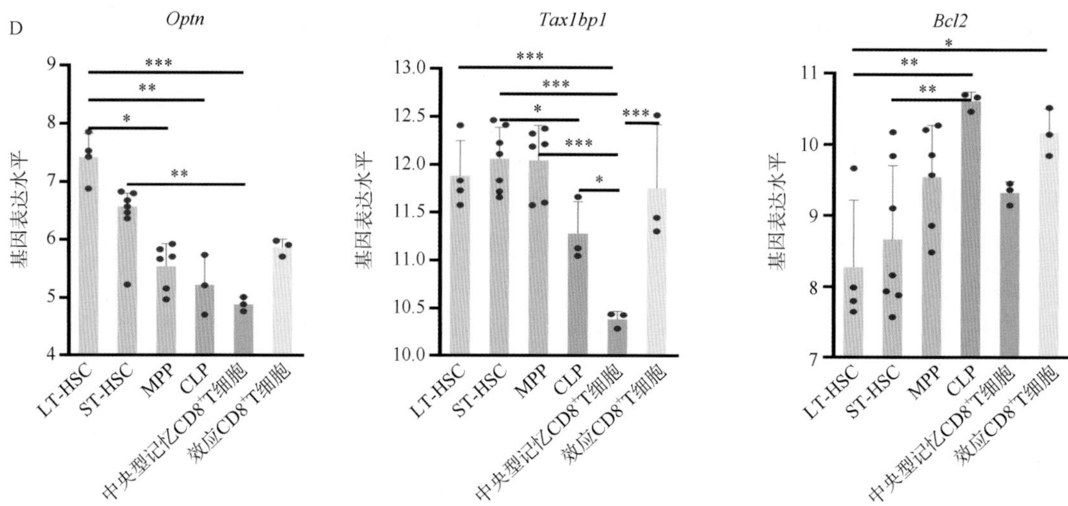

图 8-5 CD8$^+$T 细胞亚群的线粒体质量（MM）、线粒体膜电位（MMP）、活性氧（ROS）和线粒体自噬检测和基因表达结果

A. 中央型记忆 CD8$^+$T 细胞、效应型记忆 CD8$^+$T 细胞和效应 CD8$^+$T 细胞的 tSNE、MM、SSC、MMP 和 ROS 结果；B. 中央型记忆 CD8$^+$T 细胞、效应型记忆 CD8$^+$T 细胞和效应 CD8$^+$T 细胞的线粒体自噬检测结果；C.CD8$^+$T 细胞分化和活化不同阶段造血细胞的自噬相关基因的表达水平热图；D. 自噬相关基因的表达水平统计。$^*P<0.05$，$^{**}P<0.01$，$^{***}P<0.001$

对 CD8$^+$T 细胞分化和活化不同阶段造血细胞的自噬相关基因表达水平的统计分析表明，LT-HSC 和 ST-HSC 的 Optn 表达水平分别显著高于中央型记忆 CD8$^+$T 细胞，中央型记忆 CD8$^+$T 细胞的 Tax1bp1 表达水平显著低于 LT-HSC、ST-HSC、MPP 和效应 CD8$^+$T 细胞。这一结果表明与 CLP 和效应 CD8$^+$T 细胞相比，中央型记忆 CD8$^+$T 细胞在参与 Pink1/Park2 通路方面继承 HSC 的特征最少。对 BNIP3/NIX 通路来说，效应 CD8$^+$T 细胞的 Bcl2 表达水平显著高于 LT-HSC（$P < 0.05$），表明与 CLP 相类似，效应 CD8$^+$T 细胞参与 BNIP3/NIX 通路的程度较强（图 8-5C、D）。

相关研究表明，在淋巴细胞亚群代谢中，CD4$^+$T 细胞亚群（初始 CD4$^+$T 细胞、记忆 CD4$^+$T 细胞和 nTreg 细胞）的 ACAC、ASS1、ATP5A、CPT1A 和 PRDX2 表达水平高于 B 细胞亚群（祖 B 细胞、前 B 细胞、未成熟 B 细胞和成熟 B 细胞）和 CD8$^+$T 细胞亚群（中央型记忆 CD8$^+$T 细胞、效应型记忆 CD8$^+$T 细胞和效应 CD8$^+$T 细胞）。这一结果表明 CD4$^+$T 细胞亚群的合成代谢、分解代谢和抗氧化能力高于 B 细胞亚群和 CD8$^+$T 细胞亚群。中央型记忆 CD8$^+$T 细胞的 G6PD 表达水平显著低于成熟 B 细胞和记忆 CD4$^+$T 细胞，表明中央型记忆 CD8$^+$T 细胞中磷酸戊糖途径代谢水平较低。中央型记忆 CD8$^+$T 细胞的 GLUT1 表达水平显著低于记忆型 CD4$^+$T 细胞和 nTreg 细胞，表明中央型记忆 CD8$^+$T 细胞的葡萄糖摄取水平相对较低。初始 CD4$^+$T 细胞的 HK1 表达水平显著高于 B 细胞亚群和 CD8$^+$T 细胞亚群的各类细胞，表明初始 CD4$^+$T 细胞的糖酵解水平相对较高。CD4$^+$T 细胞亚群的 IDH2 表达水平高于 CD8$^+$T 细胞亚群，成熟 B 细胞的 IDH2 表达水平显著高于 CD8$^+$T 细胞亚群，表明成熟 B 细胞和 CD4$^+$T 细胞亚群中三羧酸循环代谢相对旺盛（图 8-6）。Met-Flow 的结果与表达谱数据的结果具有一致性，表明 CD4$^+$T 细胞亚群细胞具有相对较高的代谢活性（图 8-6）。

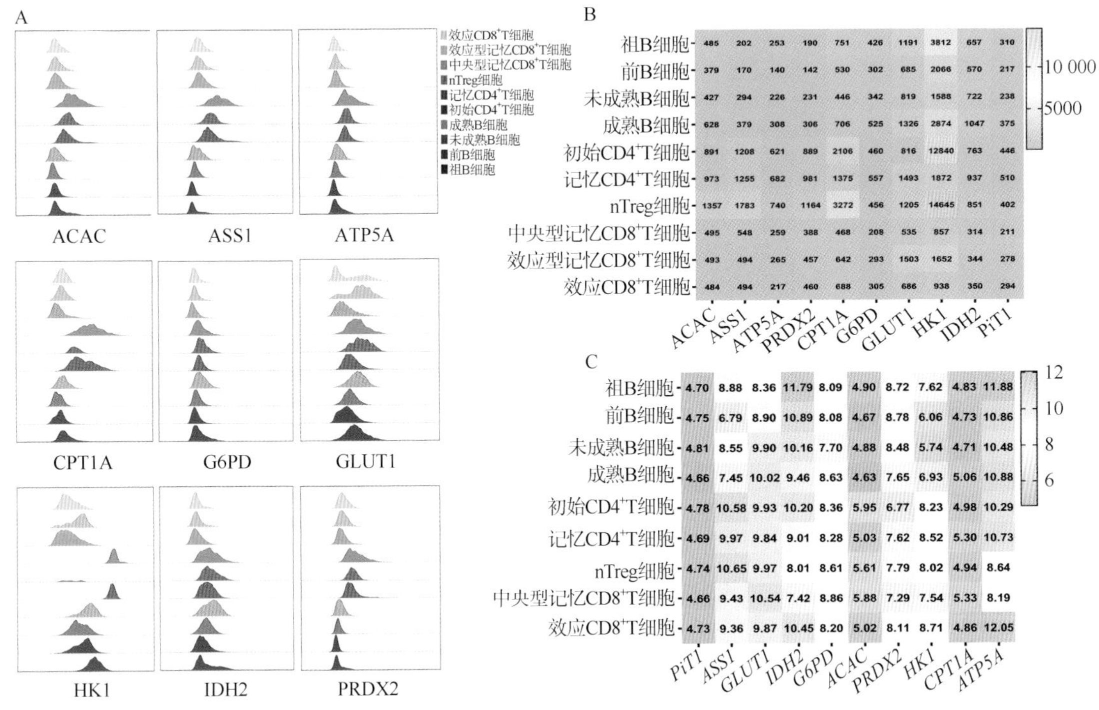

图 8-6 淋巴细胞亚群的流式代谢分析

（三）T 细胞反应中期

T 细胞应答到了中间阶段主要包括脱颗粒、细胞毒性发挥和细胞因子分泌等功能，其中细胞因子主要包括 IL-2 和 Th1 细胞因子（如 TNF-α）、Th2 细胞因子（如 IL-4、IL-5、IL-13）或调节细胞因子（如 TGF-β、IL-10）。

1. 脱颗粒

CD107a 是细胞溶解颗粒中的一种整体膜蛋白，可作为肿瘤刺激后脱颗粒的标志物。由于细胞毒性 T 细胞的脱颗粒和靶细胞的杀伤是相关的，因此 CD107 动员试验可代替 ^{51}Cr 释放测定。加上 CD107 动员测定不需要细胞固定性和渗透性，故其也可以用于活细胞的分选。CD107a 检测的一个关键优点是能够在不知道其 pMHC 靶点的情况下检测肿瘤反应性的 $CD8^+$T 细胞。

2. 细胞毒性作用

免疫细胞的重要效应功能之一是杀伤靶细胞，即细胞毒性作用，主要分为两类：CTL、NK 细胞、淋巴因子激活的杀伤细胞（LAK 细胞）及 TIL 直接杀伤靶细胞；NK 细胞、单核 / 巨噬细胞和粒细胞，在抗体的帮助下间接杀伤靶细胞，即抗体依赖细胞介导的细胞毒作用（ADCC）。根据待检验效应的细胞选用相应的靶细胞，如肿瘤细胞，病毒感染、抗原荷载细胞及红细胞等。细胞毒性作用对靶细胞的杀伤机制基本相同，包括细胞裂解和凋亡，该实验基本可概括为三个方面：形态学观察、细胞裂解所释放细胞内容物的测定、细胞凋亡状态的检测，可用于检测细胞免疫功能，也可用于肿瘤免疫、病毒感染、T 细胞表型分析等研究。

3. 产生细胞因子

免疫细胞的效应和调节功能很大一部分是通过分泌和释放一些生物活性分子实现的，包括 B 细胞分泌抗体、CTL 释放穿孔素和颗粒酶系统、肥大细胞与碱性粒细胞脱颗粒释放和分泌生物活性介质、各种免疫细胞分泌细胞因子等。细胞因子的水平是判断机体免疫功能的一个重要指标，其测定有助于了解其在免疫调节中的作用，鉴定淋巴细胞的类型，并在临床上有助于许多疾病的诊断、病程观察、疗效判断及细胞因子监测等。目前检测细胞因子水平的策略有三种：检测活性分子 mRNA 的生成、用抗原 - 抗体特异性结合的方法测定所分泌的分子、根据所分泌分子的生物活性或化学特性进行测定。

通过实时荧光定量 PCR 即可检测活性分子的 mRNA 或 DNA。

JAK 家族包括 JAK1、JAK2、JAK3 和酪氨酸激酶 2（TYK2）。JAK 与Ⅰ型和Ⅱ型细胞因子受体结合，传递细胞外细胞因子信号，激活信号转导及转录活化因子（signal transducer and activator of transcription，STAT），进入细胞核，调控效应基因的转录。例如，用多种细胞因子刺激不同类型细胞中的 STAT，选择流式直方图展示 STAT 磷酸化情况，以此判断细胞因子的活性情况。

（四）T 细胞反应后期

T 细胞反应后期的功能包括调节增殖、细胞凋亡或激活诱导的细胞死亡，这些指标的流式检测对于 B 细胞、NK 细胞也是适用的，这里不再赘述。

1. T 细胞数量

在临床上，无论是由免疫系统紊乱导致的疾病，如系统性红斑狼疮、类风湿关节炎等自身免疫系统疾病，或者其他疾病影响免疫系统而产生的并发症，如骨髓移植后出现的移植物抗宿主病（GVHD）或者宿主抗移植物病等，还是在实验室中建立的各种疾病小鼠模型，T 细胞数量都是一个很常用、很直观的评价指标，数量多少及其升高降低的程度，对于疾病转变的预测、术前术后用药的指导、动物疾病模型的评价具有重要意义，当然具体的变化范围需要根据所研究的疾病类型确定。

从实验室的角度，检测细胞数量常用的方法有以下几种：

（1）光学显微镜下直接计数：镜下计数往往带有主观性，样本少时灵活方便，但是样本量多时就比较耗时费力，而且误差大。

（2）半自动细胞计数仪自动计数（可以显示总细胞或者按体积 1 ∶ 1 加 0.4% 台盼蓝计活细胞数）：目前半自动计数仪使用并不广泛，就血液学研究所而言，也只有几个课题组使用，该仪器原理同光学显微镜，一次计数仪器会数五个小孔内的细胞数并将平均值显示在屏幕上，一次取样可以重复计三次，排除了人为主观因素，但是会存在稀释取样不均匀的问题，虽然可以多次取样，但是样本量多就会大大增加工作量及成本。

（3）全自动模块血液体液分析仪（血细胞仪）微量计数动物血液体液中各细胞：该方法有固定的上样体积和稀释倍数要求，其计数原理同流式细胞分析，只是仅能根据收集的 FSC 和 SSC 大致判断细胞类型，即分别根据细胞大小和细胞内部颗粒识别特定类型的细胞并计数，由于很多 T 细胞亚型只存在细微的差别，该方法无法精确分辨，因而无法满足精确实验的要求。

（4）流式细胞仪直接检测 T 细胞荧光标志物，用所收集细胞总数（可以由半自动计数仪所得或者按照流式仪 record 总数）与 T 细胞群所占比例进行计算得出：正如其原理所示，该方法是分析和收集单个细胞的多参数信息，精确度高、可信度高，检测过程中基本不受主观因素的影响。构建半相合 GVHD 模型时，需将 CD45.1 小鼠的脾细胞移植至 CD45.2 小鼠中，然后在 CD45.2 小鼠中分析 CD45.1、CD45.2 细胞淋系分化的情况。首先通过 FSC 和 SSC 排除细胞碎片，圈出主群细胞；再用荧光通道的 *H*（高度）/*A*（面积）去除粘连细胞，可以通过 FSC 或 SSC 或者两者的 *H*/*A* 来圈出主群细胞；在此基础上去除死细胞，圈出 $DAPI^-$ 群，即活细胞群；再在活细胞群中先圈 $CD3^+$ 细胞群，继而用十字门圈出 $CD4^-CD8^-$ DN（双阴）T 细胞群、$CD4^+$ SP（单阳）T 细胞群、$CD8^+$ $CD4^+$DP T 细胞群、$CD8^+$SP T 细胞群；在 $CD4^+$ SP T 细胞门再圈出 $CD25^+$，即 Treg（$CD3^+CD4^+CD25^+$）细胞。使用 FlowJo v10 软件进行划门优化后，以表格形式导出，在表格中筛选并整合各群细胞比例，根据已测出的活细胞总数计算各群细胞绝对数。以 CD45.2 中 Treg 细胞为例，具体计算方式如下：

Treg 细胞占活细胞门比例 =$CD4^+CD25^+$ 细胞占 $CD4^+$ SP T 细胞比例 ×$CD4^+$ SP T 细胞占 $CD3^+$ 细胞比例 ×$CD3^+$ 占 $DAPI^-$ 比例

Treg 细胞绝对数 =Treg 细胞占活细胞门比例 × 所收集活细胞总数

使用同样的方法统计 T 细胞其他亚群占活细胞比例和绝对数，使用数据统计软件（Excel、Prism、SPSS 等）统计并比较各组各 T 细胞亚群占活细胞比例和绝对数差异。

2. 细胞增殖

细胞增殖是生物体重要的生命特征，细胞以分裂的方式进行增殖，直接测定 DNA 合成是一种高敏、高精确的方法。5- 溴 - 脱氧尿嘧啶核苷（BrdU）是一种胸腺嘧啶核苷类似物，当细胞处于细胞周期中的 DNA 合成期（S 期）时，BrdU 可以掺入到新合成的 DNA 中，利用抗 BrdU 的单克隆抗体荧光染色，即可通过流式技术检测其含量，从而定量细胞群体的增殖情况。

用流式技术检测细胞增殖所用的荧光染料，根据其结合的细胞部位不同可进行如下分类：

（1）DNA 结合荧光染料：主要有噻唑橙、H33342。噻唑橙可被 488nm 氩离子激光器激发，在淋巴细胞中仅存在几小时，很少用。H33342 可在淋巴细胞中存在几天，仅限于短期迁移研究，耐淬火，紫外线光谱范围内被吸收，其所在通道仍可测量其他荧光，但是有研究表明 H33342 的结合会抑制淋巴细胞增殖。

（2）细胞质荧光染料：主要是钙黄绿素、CFSE。钙黄绿素不影响淋巴细胞的功能，可用于短期细胞迁移实验。CFSE 是一种膜渗透荧光染料，与胞内氨基结合稳定，反应速度快，且从细胞中消退慢，是具有长期追踪能力的淋巴细胞常用染料。

（3）共价耦合荧光染料：主要是 FITC 和四甲基异硫氰酸罗丹明（TRITC），两者在使用过程中虽然不会对淋巴细胞的活性有影响，但是干扰了淋巴细胞正常迁移至淋巴器官的能力，而且其标记效率不及钙黄绿素、CFSE，随着荧光染料的发展，使用逐渐减少。

（4）膜嵌入式荧光染料：多为亲脂碳氰酸染料衍生物，常用于淋巴细胞迁移追踪。

除了追踪染料，丝裂原等刺激物也能非特异性刺激淋巴细胞增殖，其效应与抗原相似。使用不同的刺激物可刺激不同类型的淋巴细胞活化增殖，反映了其对抗抗原的识别和发生免疫应答的能力。例如，丝裂原可与淋巴细胞表面的丝裂原受体结合，刺激淋巴分裂增殖，其中植物血凝素（PHA，较适用于人）和刀豆蛋白（ConA，较适用于小鼠）能刺激T细胞，细菌LPS可刺激B细胞，美洲商陆（PWM）能刺激T、B细胞。这些非特异性刺激既可以检测机体细胞免疫或体液免疫的功能状态，也可用于观察淋巴细胞的活化状态。

除了流式检测，还有许多其他方法可以用于检测淋巴细胞增殖，如放射性核素掺入法、MTT法。

3. 细胞凋亡

去除死细胞是日常流式检测的必要步骤，这样可以减少死细胞碎片对流式分析的干扰，但是凋亡和坏死不同。判断细胞凋亡主要依据凋亡过程发生的一系列变化，包括一些凋亡蛋白的出现和增多；胱天蛋白酶（caspase）被激活；DNA被胞内的核酸内切酶在其核小体之间随机降解并产生中低分子量DNA（凋亡初期断裂成较大片段，凋亡晚期核小体也开始断裂，监测到180～200bp的小片段）；早期细胞膜丢失，即磷脂酰丝氨酸（PS）分布发生变化，从细胞膜内层转移至外层；细胞体积缩小、核固缩及形成凋亡小体等形态学特征。需要注意的是，坏死的细胞膜损坏、功能丧失，而凋亡早期细胞膜仍然完整，至凋亡晚期细胞膜破坏，PI才能进入细胞对DNA进行染色。因此，检测早期凋亡细胞排除了“活力测定”染料——DAPI、PI，但是使用PI和H33342结合染色的方法可以区分活细胞、死细胞和凋亡细胞。

借助流式细胞术检测细胞凋亡主要是依据DNA含量及PS的变化。针对PS，主要有凋亡早期染料膜联蛋白Ⅴ、凋亡晚期染料PI。针对DNA碎片，主要是TUNEL（TdT mediated dUTP nick end labeling，脱氧核苷酸末端转移酶介导的dUTP缺口末端标记法），可以检测到任何大小的DNA碎片。另外，也可根据凋亡细胞由于核断裂呈亚二倍体，通过流式细胞术检测亚二倍体数目来检测细胞凋亡情况。

细胞凋亡检测化合物可能是在早期评估细胞介导的细胞毒性的有用工具。荧光探针SYTO16和死细胞标记物7AAD已成功用于测量早期细胞凋亡和细胞死亡。

第三节 B淋巴细胞

一、B淋巴细胞的发育分化与功能

（一）发育分化

B淋巴细胞即B细胞，因最早发现于禽类特有的淋巴器官法氏囊而得名。在哺乳动物体内，B细胞的发育部位不同于T细胞，始于胎肝，胚胎发育至晚期及出生后，骨髓成为主要的发育场所，骨髓中未成熟B细胞迁出骨髓后在外周血、脾脏中成熟。

胎肝或骨髓中的长周期造血干细胞生成多能祖细胞（MPP）和淋巴偏向的多能祖细胞（LMPP），LMPP分化生成淋系共同祖细胞（CLP），CLP包括所有淋系祖细胞（all lymphoid progenitor，ALP）和B细胞偏向的淋系祖细胞（B-cell-biased lymphoid progenitor，BLP），ALP可生成B细胞、T细胞、NK细胞、淋系树突状细胞，BLP主要分化生成B系细胞。淋巴细胞分化生成的每个过程涉及的一系列转录调控因子已经被很好地定义。

由于 T、B 细胞在发育分化上具有许多共同之处，为避免分开讲述引起的混乱，以下所讲内容两者均涉及。

T、B 细胞共享一个体细胞基因重排机制，可以组装编码其抗原受体（TCR、BCR）和发育途径的基因，共享螺旋环状 E 蛋白是这些共同特征的基础，但是在 T、B 细胞基因调控程序中，它们嵌入的转录因子网络在成员身份和结构上都是不同的，正是由于这些差异的存在，T、B 细胞向不同的谱系分化。另外，与 B 细胞的基因调控网络相比，用于效应细胞分化的 T 细胞基因调控网络结构已经足够模块化，E 蛋白的输入可以被排除。完整的“T 细胞样”效应细胞分化可以在 E 蛋白被中和时正常进行，产生 NK 细胞和固有淋巴样细胞。T、B 细胞可能是目前哺乳动物体内唯一使用的 Rag1/Rag2 介导的基因重排的细胞类型，可以形成能够识别多种特异性抗原的具有高度相似性的免疫球蛋白超家族。虽然它们的发育过程几乎同时进行，但是各自的分化途径从祖细胞开始就已经不同，即具有各自的特征，研究表明，其根本原因在于使用不同转录调控网络的组合。

关于 T、B 细胞的主要发育阶段，目前基本达成共识，并且每个阶段所包括的细胞类型的表型也已基本确定（表 8-6）。未定型造血前体细胞可以在骨髓龛或胎肝中发育成未成熟 B 细胞，但是对 T 细胞发育而言，发育分化至未定型前体细胞即需迁移至胸腺以获得触发 T 细胞发育所需的信号通路，其中属 Notch 通路最重要。免疫球蛋白（Ig）和 T 细胞受体（TCR）的基因重排，使用相同的基因产物：Rag1 和 Rag2 识别和裂解重组底物，TdT 用于裂解末端的突变，DNA-PK（PRKDC）、Artemis、Ku70、Ku80 及 DNA 连接酶Ⅳ用于重新连接。在这些基因中，*Rag*1、*Rag*2 和 *TdT* 基因的表达是淋巴细胞发育所特有的，且 T 系和 B 系共用。抗原受体基因产物，包括 T 细胞的 CD3γ、δ、ε，TCRζ 链（分别为 CD3g、CD3d、CD3e、CD247）和 B 细胞的 Igα 和 Igβ 链（分别为 mb-1=CD79a 和 B29=CD79b），以及短暂表达的免疫受体“替代链”，T 细胞的前 TCRα、β 细胞的 V_{pre-B} 与 λ5（IgLL 1）结合的假性轻链，与其他成分共同组成信号复合物协助细胞通过发育检测点，进而发育成各类成熟淋巴细胞。这些基因产物既是各细胞类型转变的检测点，也是各类细胞表面标志物定义的依据。不同阶段检测点不同，诱导的基因产物也是特异的，也就是说是具有谱系特异性的。

表 8-6 小鼠 B 细胞发育各阶段细胞表型（Rothenberg，2014）

细胞类型	主要标志物	说明
B 细胞偏向的淋系祖细胞（BLP）	$Lin^- Kit^{low} Sca\text{-}1^{low} Flt3^{int} CD27^+ IL\text{-}7R^+ Ly6d^+$	该阶段 Rag1 表达上调，λ5 转基因开始被激活，早期 B 细胞因子（EBF）1 被打开
前 - 祖 B 细胞	$B220^+ CD43^+ CD19^- Kit^{low} Flt3^{low} IL\text{-}7R^+ Ly6d^+$	从 B220 上调、EBF1 和 Pax5 上调的 BLP 晚期开始，连续不断地进行；注意没有 Ly6d，NK 细胞也有类似的表型
祖 B 细胞	$B220^+ CD43^+ CD19^+ Kit^{low} CD27^- Flt3^{low/-} IL\text{-}7R^+ Ly6d^+$，$IgH^-$	Pax5 信号；Ig 重链重排；Flt3 和 CD27 脱落
大前 B 细胞	$B220^+ CD19^+ CD43^-$，胞内 IgH^+，表面 IgM^-	增殖活跃；Kit 关闭；细胞的 IgH 重排周期良好
小前 B 细胞	$B220^+ CD19^+ CD43^-$，胞内 IgH^+，表面 IgM^-	静息状态；细胞停止增殖，Igκ 和 λ 重排
B 细胞	$B220^+ CD19^+ CD43^-$，表面 IgM^+	

从未成熟细胞（主要来自骨髓）到成熟细胞（一般认为B细胞最终在脾脏中成熟）经历过多个中间过渡阶段，此阶段细胞称为过渡期B细胞，然而不同的学者对于过渡期未成熟B细胞的分类标准不尽相同。对于BCR依赖性分化成熟机制来讲，成熟与未成熟B细胞主要区别为是否表达分泌型IgG，IgG的表达与否就决定了BCR受到抗原刺激并与之特异性结合后未成熟B细胞的命运走向——若未成熟B细胞表达IgG则结合抗原后走向成熟，否则诱导凋亡。至于IgG在其中所起的作用则观点不一。与T细胞发育过程类似，B细胞发育成熟过程中也存在阴性选择和阳性选择。所谓阴性选择就是在发育早期，接触自身抗原之后能与其结合的B细胞诱导其凋亡，而不结合的B细胞则诱导其成熟；而阳性选择就是在接触外源抗原后仍以较低亲和力结合甚至不结合的B细胞则诱导其凋亡。通过以上两种选择筛选出能识别自我和非我的成熟B细胞。而BCR非依赖性成熟机制中，各类细胞因子（如NF-κB、BLyS）的组合将起到决定性作用。

（二）功能

B细胞主要通过分泌抗体参与体液免疫发挥抗病毒、抗肿瘤等作用，不同的抗体类型承担不同的免疫功能，IgG可以结合到各种激活性FcγR以促进抗体依赖的细胞毒性和调理，或者结合到抑制性FcγR、FcγR Ⅱ b以发挥免疫调节作用，该类型抗体是血清中的主要类型，存活时间可达3周之久；IgE可与肥大细胞和嗜碱性粒细胞高表达的高亲和力受体FcεR Ⅰ结合，从而促进这些细胞脱颗粒、快速释放炎症介质，它在血清中含量最少、存活时间也短；IgA可结合人细胞上表达的FcαR Ⅰ发挥免疫效应，是血清中含量仅次于IgG的一种抗体。

除此之外，B细胞还介导了维持稳态的其他过程，如启动T细胞免疫应答、分泌免疫抑制细胞因子IL-10维持免疫。当然，若B细胞功能障碍或先天缺陷，也会导致诸多疾病，如人们熟知的自身抗体分泌紊乱引起的系统性红斑狼疮、天疱疹等自身免疫疾病，或者过敏性疾病、慢性淋巴细胞白血病，也就是说，B细胞发挥的功能与机体所处的环境有很大的关系。

二、流式细胞术在B淋巴细胞功能研究中的应用

（一）炎症监测

B细胞是预防和控制感染的重要细胞类型，主要通过产生抗体、提呈抗原及分泌细胞因子发挥作用。尽管已知B细胞是HBV感染期间的重要细胞类型，但仍不清楚其功能在急性感染中是如何失效的，以至于5%～10%的成人和90%～95%的儿童发展为慢性感染。于是有研究者开发了一种流式panel以提供一个全面的工具来研究HBV感染期间的全局性和抗原特异性B细胞。

如图8-7A所示，设计一个排除通道，可以将$CD3^+$T细胞、$CD14^+$单核细胞和死细胞排除在外，并且排除CD39、CD43上的一些染料聚集体，之后圈出$CD19^+CD20^{+/-}$B细胞，$CD10^-$B细胞为成熟B细胞，$CD10^+$B细胞为过渡阶段B细胞。如图8-7B所示，成熟B

细胞可以进一步分为 $CD24^-CD38^{high}$ 浆细胞及余下的非浆细胞。在受到感染或接种疫苗后，浆细胞在外周短暂出现。而非浆细胞包括基于 IgD 和 IgM 表达或缺乏的未转换和类转换 B 细胞（IgM^-IgD^-）。类转换 B 细胞可指示生发中心来源的记忆 B 细胞，可诱导产生抗体介导的效应功能。相反，未转换 B 细胞可分为初始 B 细胞（$IgM^+IgD^+CD27^-$）、仅 IgM^+ 记忆细胞、IgD^+CD27^+ 的一些细胞群，其中 IgD^+CD27^+ 细胞群包括边缘带 B 细胞（IgM^+）或记忆 B 细胞（IgM^-IgD^+）。对于 HBV 长期感染者或者疫苗注射健康人，体内 HBV 特异性 B 细胞的数量及比例对于监测治疗效果或疫苗效果是一个重要的指标。如图 8-7C 所示，使用双标记抗原特异性探针策略可以提高对 HBV 特异性 B 细胞的识别效率。在非浆细胞群中圈出双阳细胞群，发现 HBV 特异性 B 细胞主要为未转换 B 细胞内的初始 B 细胞（图 8-7D）。在非浆细胞中还有一类非经典的 B1 B 细胞，这类细胞被认为是先天样细胞，分泌 IL-10 参与免疫抑制，但这类细胞并未完全定义，主要根据 $CD27^+CD43^+$ 进行圈门，然后根据 IgM、IgD 的表达进一步细分。CD5 并不特异性表达于 B1 B 细胞，还表达于其他 B 细胞，所以并不用于定义 B1 B 细胞，但是发现 CD5 的高表达可指示 BCR 信号的下调，以此来监测慢性 HBV 感染者的病情（图 8-7E）。

如图 8-7F 所示，使用 CD21、CD27 将传统类转换记忆 B 细胞功能亚群细分为中间型记忆 B 细胞（IM，$CD21^+CD27^-$）、静息记忆 B 细胞（RM，$CD21^+CD27^+$）、激活记忆 B 细胞（AM，$CD21^-CD27^+$）及非典型记忆 B 细胞（AtM，$CD21^-CD27^-$。相对于其他记忆细胞功能减弱），这种记忆 B 细胞的分类方法常用于慢性感染中，如结核杆菌（TB）、人类免疫缺陷病毒（HIV）、丙肝病毒（HCV）、HBV 感染。急性感染发展为慢性感染的原因除了 T 细胞的耗竭外，现在越来越多的学者开始关注 B 细胞的耗竭，尤其是免疫功能减弱的 AtM B 细胞。因此，监测慢性感染中各普通 B 细胞和抗原特异性 B 细胞的功能很有必要。为了评估 B 细胞在感染时向炎症部位趋化的能力，就需要检测 B 细胞表面细胞因子受体的表达。

CXCR5 与树突状细胞分泌的配体 CXCL13 结合，识别同源抗原并对病原体产生免疫应答；CXCR3 和炎症组织部位的成纤维细胞和单核细胞分泌的配体 CXCL9-11 结合。B、T 细胞衰减因子（BTLA）在 B 细胞上表达，配体结合后招募负调节剂 SHP-1，从而减少下游 BCR 信号转导。CD39 是外激酶，和 CD73 共同促进抑制性分子腺苷（ADO）、IL-10 的产生，CD39 可用来表征 Breg 细胞表型。如图 8-7G ～ I 所示，使用 CD86 来表征激活状态的 B 细胞，用 BTLA 和 CD39 来表征抑制状态的 B 细胞，用耗竭标志物 PD-1、FcRL5、CD11c、CD22、CD32 来定义 AtM B 细胞，通过此 panel 可以对普通 B 细胞和抗原特异性 B 细胞在感染过程中的动力学进行综合分析。

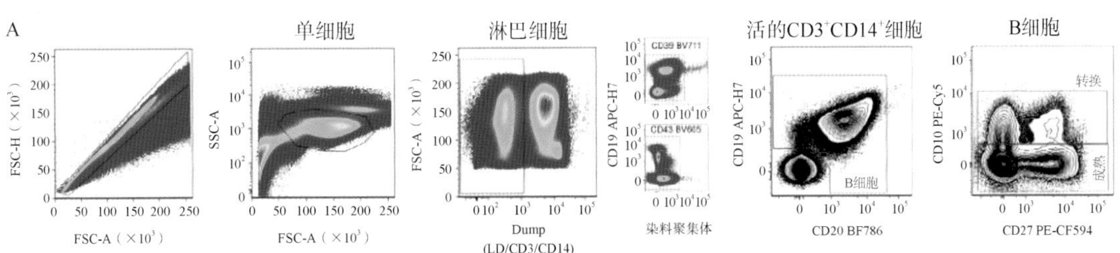

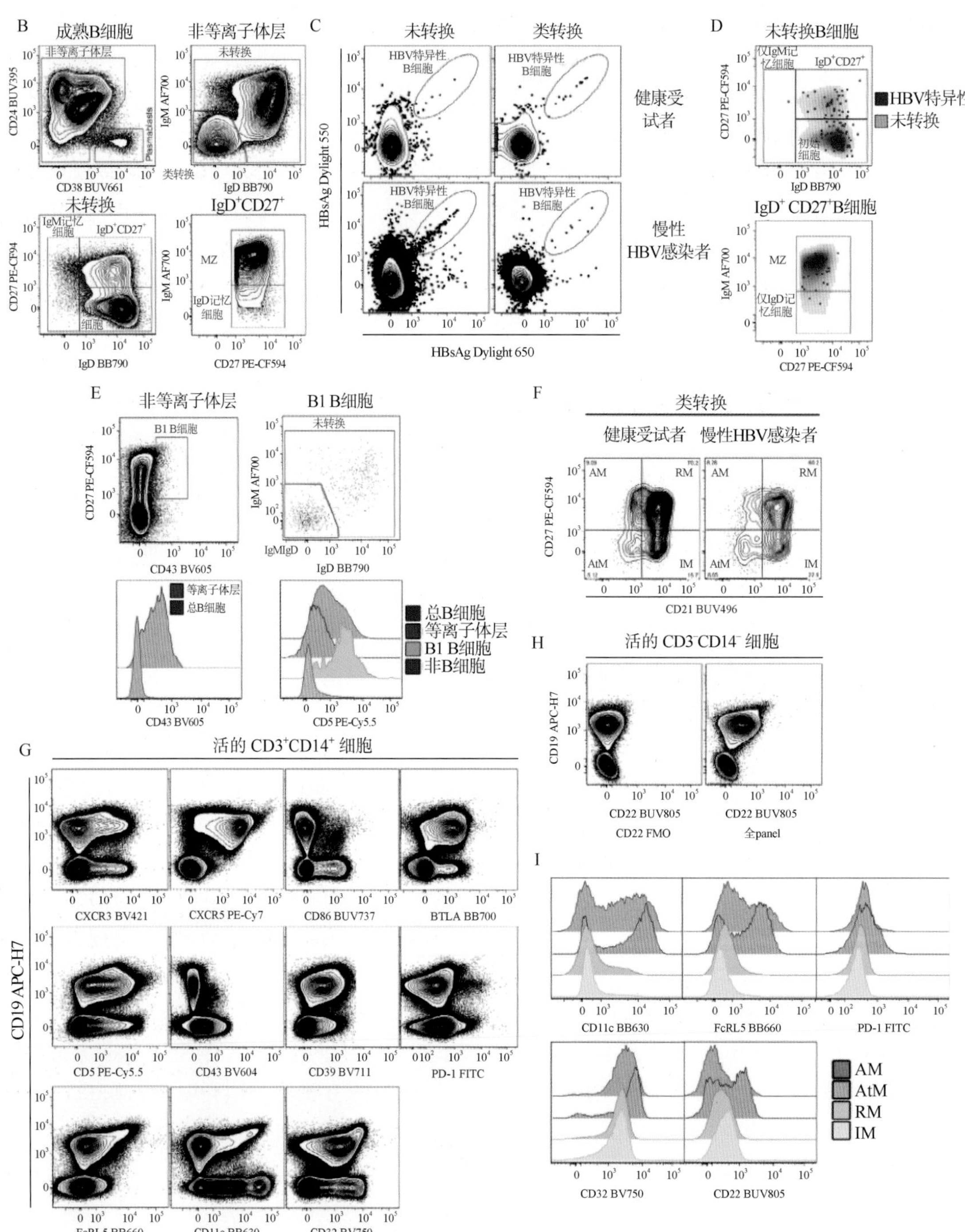

图 8-7 HBV 感染期间的全局性和抗原特异性 B 细胞检测结果

文献来源：Cascino K，Roederer M，Liechti T. 2020. OMIP-068：high-dimensional characterization of global and antigen-specific B cells in chronic infection. Cytometry Part A，97：1037-1043.

（二）抗体检测

抗体分泌细胞（antibody secreting cell，ASC）也就是人们熟悉的浆细胞，它是体液免疫的主要贡献者，通常分布在淋巴组织和外周循环中。因为免疫应答结束后它们便会耗竭，故生理情况下其比例数量并不高，病理情况下会短暂升高。因此，在任意一个流式方案中，收集足够的细胞数量都将成为一个难题（表 8-7）。

由于所处的解剖学位置不同，ASC 表型也会有所变化，虽然至今已有很多方法来鉴定 ASC，但其中最为重要的是依据免疫球蛋白（Ig）的合成和分泌，Ig 分为胞质内（抗体）和表面（BCR）两种，通过酶联免疫斑点试验（ELISpot 试验）可证明这两者比例相当。ASC 还高表达外激酶 CD38，TNF 家族受体 CD27 呈阳性，成熟 B 细胞（磷酸裂解蛋白 CD19、CD20 阳性）分化为 ASC 时 CD20 下调，而 CD19 在不同组织中呈现不同的变化。

初始 B 细胞一般表达 IgM 或 IgD，该类免疫球蛋白缺乏明显的胞内结构域，不能进行信号转导，之后通过抗体类别转换产生 IgG、IgA 或 IgE。抗原不同，特异性产生的抗体类别往往也不同，故可以通过检测抗原特异性 B 细胞免疫反应后的抗体类别，对 B 细胞的表达和功能进行分析。

表 8-7 检测 ASC 及 Ig 流式方案（Carrell et al., 2018）

标志物	荧光素	功能
CD20	BV421	B 细胞分化
CD27	BV786	B 细胞分化
CD19	APC	B 细胞分化
CD38	BUV395	ASC 的主要识别标志物
IgD	PerCP-CyC5.5	B 细胞成熟
CD3、CD14、CD15、CD193	BV510	去除
死细胞	Fixable Blue	去除
IgM	FITC	胞质 Ig
IgG	FITC	胞质 Ig
IgA	FITC	胞质 Ig
Ki67	PE	分化状态
CD138	PE	ASC 的另一识别标志物
HLA-DR	PE	成熟相关

第四节 NK 细 胞

一、NK 细胞的发育分化与功能

（一）发育分化

NK 细胞即自然杀伤细胞，与 T、B 细胞均属于淋巴细胞，一直以来被认为是固有免疫细胞成员之一，面对外源细胞和体内感染细胞不需要预先刺激与活化即可识别并杀伤靶细胞，但是存活期短。目前越来越多的来自小鼠和人的研究证据表明，与适应性免疫应答中的 T、B 细胞相似，NK 细胞在发育过程中也接受“教育”、表达抗原特异性受体、经历感染期间的克隆性扩张，且能产生可长期生存的记忆细胞。大量克隆分析结果表明，绝大多数 NK 细胞克隆表达了针对自身 HLA Ⅰ类分子的抑制性受体，少数不能正常表达该种抑制性受体的 NK 细胞将走向“无能”。另外，激活的杀伤细胞免疫球蛋白样受体（KIR）表现出相反的功能行为，若 NK 细胞识别自身等位基因将导致细胞的低反应性，这就是 NK 细胞发育过程中所接受的“教育”。

NK 细胞起源于 $CD34^+$HSC，胎肝是胚胎时期产生 NK 细胞前体（NKP）的活跃部位，出生及成年后骨髓成为产生 NKP 及走向成熟的主要场所。与 T 细胞发育不同的是，胸腺对于 NK 细胞并不必要，骨髓中的基质细胞及其基质微环境（如 IL-7、IL-15、SCF、Flt3 配体）才是其命运选择的关键，如 IL-15，在 NK 细胞的发育过程中起关键作用。IL-15 和 IL-7、Flt3、SCF 共同发挥作用，HSC 本身不表达 IL2/IL-15 受体的共同亚单位 β 链、γ 链（分别为 CD122、CD132），因而无法直接对 IL-15 做出应答，但是若接触 Flt3 和 SCF，HSC 即可表达这两种分子从而对 IL-15 做出反应，进而促进其向 NK 细胞偏向的分化。

近年来有体外研究显示，胸腺、淋巴结、肝脏、肠道、脾脏等或许可作为一小部分 NK 细胞的发育来源，只要培养恰当，从不同部位（如外周血、脐带血）分离的 $CD34^+$ 细胞可以分化为成熟的 NK 细胞，如胸腺来源的 $CD127^+$NK 细胞和淋巴结内检测到的 $CD56^{high}$ NK 细胞。只是这群细胞本质上是异质性群体还是只是来源于骨髓的不太成熟的群体，并不完全确定。单从细胞因子层面而言，由于 IL-7、IL-15、SCF、Flt3 配体等细胞因子也可由骨髓外的单核细胞、树突状细胞、T 细胞分泌，因而这些细胞对于骨髓外的 NK 细胞发育也可能存在促进作用。HSC 分化至 CLP 之后，NK 细胞即开始一条不同于 T、B 细胞的发育途径。

有关 NK 细胞发育的研究不似 T、B 细胞的研究成熟，更多的体外实验可以帮助研究者更好地了解其发育过程。根据最早提出的两步走模型，将 NK 细胞的发育分为三个阶段：初始阶段，即从 HSC 到 NKP，HSC 和 CLP 在细胞因子 c-Kit 配体、Flt3 配体协助下分化为 NKP，具有 NK 系分化的潜能；中间阶段，即成熟 NK 细胞生成，主要是获得成熟 NK 细胞表型（小鼠：NK1.1、DX5、Ly49；人：CD161、CD56、CD16、免疫球蛋白样受体 KIR）（表 8-8）；终末阶段，即成熟 NK 细胞迁移至外周组织，并形成稳定的 NK 细胞池，之后在不同的病理条件下通过稳态增殖和再循环进行改变。起初，NKP 是根据 T、B 细胞发育过程中 ETP、BLP 类比出来的概念，但是随着细胞因子不同组合的体外培养实验，确定了一个表达 IL-2 受体 β 链（IL-2Rβ）的亚群，并将其假定为 NKP，后来也在小鼠胚胎胸腺和成体骨髓中确定了这群细胞：$CD3^-CD19^-Gr\text{-}1^-Ter119^-$，其表达 IL-2 受体 β 链，不表达成熟 NK 细胞表面标志物，如 NK1.1、DX5、Ly49 受体。Montaldo 等学者也在体外验证了使用含有 SCF、Flt3、IL-7、IL-15 等因子的培养条件可将 $CD34^+$ 细胞分化为成熟 NK 细胞。

表 8-8 突变及其对小鼠和人 NK 细胞的影响

突变蛋白	初始阶段：骨髓	中间阶段：骨髓		终末阶段：脾脏		
	NKP	iNK 细胞	NK 细胞	NK 细胞	细胞因子	细胞毒性
细胞因子和受体						
IL-2、IL-2Rα	正常	正常	N.D.	正常	N.D.	↓↓（正常）
IL-2Rβ	正常	↓↓↓	↓↓↓	↓↓↓	N.D.	↓↓↓
IL-15、IL-15Rα	正常	↓↓↓	↓↓↓	↓↓↓	N.D.	↓↓↓
IL-7、IL-7Rα	正常	正常	正常	正常	N.D.	正常
γC	正常	↓↓↓	↓↓↓	↓↓↓	↓↓↓	↓↓↓
c-Kit 配体、c-Kit	↓	↓	↓	↓	N.D.	↓
Flt3 配体、Flt3	N.D.	N.D.	↓	↓↓	N.D.	↓↓
IL-21R	N.D.	N.D.	N.D.	正常	N.D.	正常
LTα、LTβR	N.D.	N.D.	N.D.	↓↓	N.D.	↓↓↓
转录因子						
IKaros	N.D.	N.D.	N.D.	↓↓↓	N.D.	↓↓↓
ETS1（I）	N.D.	N.D.	↓↓↓	↓↓	↓↓	↓↓↓
PU.1（I）	↓↓	N.D.	↓↓	↓↓↓	N.D.	正常
ID2（I）	↓↓	N.D.	N.D.	↓↓↓	N.D.	↓↓
MEF（I）	N.D.	N.D.	N.D.	↓↓	↓↓	↓↓↓
MITF（I）	N.D.	N.D.	N.D.	正常	N.D.	↓↓
CEBPγ（I）	N.D.	N.D.	N.D.	正常	↓↓↓	↓↓
IRF1（E）	N.D.	N.D.	正常	↓↓↓	N.D.	↓↓↓
IRF2（I）	N.D.	N.D.	正常	↓↓	N.D.	↓↓
NEMO（I）	N.D.	N.D.	N.D.	正常	N.D.	↓↓

注：N.D. 表示未检出。

文献来源：Colucci F，Caligiuri MA，Di Santo JP. 2003. What does it take to make a natural killer? Nat Rev Immunol，3：413-425。

（二）功能

NK 细胞是固有淋巴样细胞的重要成员之一，在肿瘤免疫监测、抗病毒防御和固有免疫监测中起着不可替代的作用。NK 细胞是由几个激活受体和共受体共同激活的，这些共受体能够识别病毒感染或肿瘤细胞上的配体。为了防止健康细胞的自我攻击，NK 细胞也具有强效抑制性受体（KIR 和 NKG2A），它可以识别靶细胞上的 HLA Ⅰ类分子，并感知其表达水平，杀死 HLA Ⅰ类分子低表达的靶细胞。NK 细胞是否激活成功并发挥作用，取决于其表面抑制性受体和激活性受体的比例。在肿瘤环境中，除了直接的细胞毒性作用之外，NK 细胞还能产生细胞因子和趋化因子，来调节肿瘤局部微环境，以及招募其他免疫细胞。当然肿瘤细胞也会通过抑制性可溶性因子 / 细胞因子或免疫检查点分子（如 PD-1-PD-L1）等途径来抑制 NK 细胞的抗肿瘤作用，从而逃脱免疫反应。随着近年来对免疫检查点的研究深入，抗肿瘤疗法也有了新的思路。

此外，在造血干细胞移植中，输注供者来源的自身反应性 NK 细胞可以减少肿瘤复发和移植物抗宿主病的发生，同时增加对受者白血病细胞的识别和杀伤。由于 NK 细胞的杀伤作用更加普遍，具有不受 MHC 分子限制的优点，其有望被制成通用型 CAR 细胞，代替 CAR-T 细胞疗法，扩大 CAR 细胞疗法的适应证、减轻患者经济负担，虽然目前仍存在体内存活时间短、需定期输注等问题，但是相信在不久的将来会有更多的 CAR-NK 细胞疗法被纳入临床试验，最终走向临床治疗。

二、流式细胞术在 NK 细胞功能研究中的应用

（一）亚群鉴定

和其他类型的细胞一样，NK 细胞也根据细胞表型和功能特性（如细胞毒性、分泌细胞因子）进行定义，不同的表面分子或受体在每个发育分化阶段呈现不同的功能，在表型和功能上具有较大的异质性。例如，CD161 在 NK 细胞分化早期作为激活受体可以促进细胞因子 IL-8 等的分泌，而 2B4 作为成熟 NK 细胞激活的共受体在其成熟早期发挥很强的抑制作用。

CD56 是一种神经细胞黏附分子，对 NK 细胞非常重要。根据表达水平高低可将 NK 细胞分为 $CD56^{bright}$ 和 $CD56^{dim}$，其中 $CD56^{bright}$ 主要负责分泌细胞因子，而 $CD56^{dim}$ 主要负责发挥细胞毒性效应。根据 NKG2A 和 KIR 的表达，$CD56^{dim}$ 可以大致分为成熟中（$NKG2A^{pos}KIR^{neg}LIRBI^{neg}$）、DP（$NKG2A^{pos}KIR^{pos}LIRBI^{pos}$）、成熟（$NKG2A^{neg}KIR^{pos}LIRBI^{pos}$）NK 细胞，后者中最成熟 $KIR^{pos}CD16^{bright}$ NK 细胞同时表达 $CD57^{pos}$，并且被认为是终末分化的细胞。$CD56^{bright}$ 和 $CD56^{dim}$NK 细胞由于其表达的表面细胞因子受体类型不同，组织分布也有所不同。前者主要表达 CCR7、CD62L，受到一些次级淋巴器官产生的 CCL19、CCL21 的吸引；后者主要表达 CXCR1 和 CX3CR1，并对细胞因子、IL-8 和 CX3CL1 产生应答，向炎性外周组织迁移。

另一重要分子为 CD16，起初 NK 细胞作为大颗粒淋巴细胞被研究者所认识时，由于该细胞表面的 CD16 分子能够响应 ADCC，与抗体结合并激活该细胞，才有后来“NK 细胞”这个称呼。现在常常使用 CD16、CD56 来定义 NK 细胞及其亚群。NK 细胞主要分布于肺脏和肝脏（占淋巴细胞总数的 10% ～ 30%）、外周血（PB，约占淋巴细胞总数的 10%）。在生理情况下，10% 的 PB NK 细胞为 $CD56^{brigh}$ $CD16^{-/bright}$，并且表达高亲和力 IL-2Rα 链（CD25）、NKp44、CD117/c-Kit，而其他 90% 为 $CD56^{dim}$ $CD16^{+}$，只表达中等亲和力 IL-2Rβ、γ 链（CD122、CD132）和 $NKp44^{neg}$、$CD117/c\text{-}Kit^{neg}$。依据 CD16、CD56 将 NK 细胞大致分为早期 NK 细胞（$CD16^{-}CD56^{++}$）、成熟 NK 细胞（$CD16^{+}CD56^{+}$）、终末 NK 细胞（$CD16^{++}CD56^{-}$），这足够常规流式分析使用。

（二）免疫功能检测

NK 细胞由于其广泛性杀伤外源微生物、肿瘤细胞而被研究者熟知，因此不难想

象，它们的进化和功能专门化主要由刺激源决定。正如有文献报道，在接受 HLA 半相合移植的患者中，往往能检测到针对肿瘤的病毒（巨细胞病毒）感染的大量扩增的 $NKG2D^+$NK 细胞，以及在 $HCMV^+$ 个体中发现的针对 $PD\text{-}L1^+$ 肿瘤细胞的 $PD\text{-}1^+$NK 细胞。这是 NK 细胞在不同机体环境中所表现出来的异质性。

通过前面的描述可以了解 NK 细胞的细胞毒性作用及分泌细胞因子和趋化因子、调节免疫作用等，在流式分析中，首先需要定位到发挥某一特定功能的 NK 细胞亚群，然后再检测其所分泌的因子或表达的功能性受体，检测方法和 T、B 细胞检测方法很相似，NK 细胞相关的亚群表型、特异性细胞因子、功能受体前文已介绍，在此不再赘述。

结语

本章概括介绍了淋巴细胞（T、B、NK 细胞）的发育分化、组织分布、免疫功能与表型等基础性知识，并展示了流式细胞术在淋巴细胞相关研究中的应用案例，涉及流式细胞术如何检测细胞表面抗原、胞内分子，如何检测细胞的周期、凋亡、增殖、活性、DNA 和 RNA 含量，如何使用流式技术进行细胞计数等。

然而，需要明确的一点是，流式检测结果并不一定正确，假阳性、假阴性不仅在应用其他技术时会出现，流式检测也是如此。如果想获得可信度高的数据，调电压、调补偿、设置对照管等必不可少。若要检测胞内抗原，对操作者的技术稳定性要求更高。

（徐　惠　付伟超　于文颖　梁昊岳）

参考文献

Anderson G, Takahama Y, 2012. Thymic epithelial cells: working class heroes for T cell development and repertoire selection. Trends Immunol, 33:256-263.

Bertho AL, Santiago MA, Coutinho SG, 2000. Flow cytometry in the study of cell death. Mem Inst Oswaldo Cruz, 95(3):429-433.

Bonelli M, Goschl L, Bluml S, et al, 2016. Abatacept (CTLA-4Ig) treatment reduces T cell apoptosis and regulatory T cell suppression in patients with rheumatoid arthritis. Rheumatology (Oxford), 55(4):710-720.

Carrell J, Groves CJ, 2018. OMIP-043: identification of human antibody secreting cell subsets. Cytometry A, 93(2):190-193.

Cascino K, Roederer M, Liechti T, 2020. OMIP-068: high-dimensional characterization of global and antigen-specific B cells in chronic infection. Cytometry Part A, 97(10):1037-1043.

Cherrier DE, Serafini N, Di Santo JP, 2018. Innate lymphoid cell development: a T cell perspective. Immunity, 48(6):1091-1103.

Colucci F, Caligiuri MA, Di Santo JP, 2003. What does it take to make a natural killer? Nat Rev Immunol, 3(5):413-425.

Cyster JG, Allen CDC, 2019. B cell responses: cell interaction dynamics and decisions. Cell, 177(3):524-540.

Deguit CDT, Hough M, Hoh R, et al, 2019. Some aspects of CD8+ T-cell exhaustion are associated with altered T-Cell mitochondrial features and ROS content in HIV infection. J Acquir Immune Defic Syndr, 82(2):211-219.

Del Zotto G, Antonini F, Pesce S, et al, 2020. Comprehensive phenotyping of human PB NK cells by flow cytometry. Cytometry A, 97(9):891-899.

Del Zotto G, Marcenaro E, Vacca P, et al, 2017. Markers and function of human NK cells in normal and pathological conditions. Cytometry B Clin Cytom, 92(2):100-114.

Foley B, Cooley S, Verneris MR, et al, 2012. Human cytomegalovirus (CMV)-induced memory-like NKG2C(+) NK cells are transplantable and expand *in vivo* in response to recipient CMV antigen. J Immunol, 189(10): 5082-5088.

Frutoso M, Mair F, Prlic M, 2020. OMIP-070: NKp46-based 27-color phenotyping to define natural killer cells isolated from human tumor tissues. Cytometry A, 97(10): 1052-1056.

Gattinoni L, Lugli E, Ji Y, et al, 2011. A human memory T cell subset with stem cell-like properties. Nat Med, 17(10): 1290-1297.

Gerriets VA, Rathmell JC, 2012. Metabolic pathways in T cell fate and function. Trends Immunol, 33(4): 168-173.

Girotra M, Thierry AC, Harari A, et al, 2019. Measurement of mitochondrial mass and membrane potential in hematopoietic stem cells and T-cells by flow cytometry. J Vis Exp, (154).

Good Z, Borges L, Vivanco Gonzalez N, et al, 2019. Proliferation tracing with single-cell mass cytometry optimizes generation of stem cell memory-like T cells. Nat Biotechnol, 37(3): 259-266.

Irish JM, Hovland R, Krutzik PO, et al, 2004. Single cell profiling of potentiated phospho-protein networks in cancer cells. Cell, 118(2): 217-228.

Keir ME, Butte MJ, Freeman GJ, et al, 2008. PD-1 and its ligands in tolerance and immunity. Annu Rev Immunol, 26: 677-704.

Kumar BV, Connors TJ, Farber DL, 2018. Human T cell development, localization, and function throughout life. Immunity, 48(2): 202-213.

LeBien TW, Tedder TF, 2008. B lymphocytes: how they develop and function. Blood, 112(5): 1570-1580.

Lee GH, Hwang KA, Choi KC, 2019. Effects of fludioxonil on the cell growth and apoptosis in T and B lymphocytes. Biomolecules, 9(9):500.

Létourneau S, Krieg C, Pantaleo G, et al, 2009. IL-2- and CD25-dependent immunoregulatory mechanisms in the homeostasis of T-cell subsets. J Allergy Clin Immunol, 123(4): 758-762.

Liang H, Dong S, Fu W, et al, 2022. Deciphering the heterogeneity of mitochondrial functions during hematopoietic lineage differentiation. Stem Cell Rev Rep, 18(6):2179-2194.

Liang H, Fu W, Yu W, et al, 2022. Elucidating the mitochondrial function of murine lymphocyte subsets and the heterogeneity of the mitophagy pathway inherited from hematopoietic stem cells. Front Immunol, 13:1061448.

Liechti T, Roederer M, 2019. OMIP-060: 30-parameter flow cytometry panel to assess T cell effector functions and regulatory T cells. Cytometry A, 95(11): 1129-1134.

Ma CS, Tangye SG, 2019. Flow cytometric-based analysis of defects in lymphocyte differentiation and function due to inborn errors of immunity. Front Immunol, 10: 2108.

Mayer CT, Gazumyan A, Kara EE, et al, 2017. The microanatomic segregation of selection by apoptosis in the germinal center. Science, 358(6360):eaao2602.

McInnes IB, Byers NL, Higgs RE, et al, 2019. Comparison of baricitinib, upadacitinib, and tofacitinib mediated regulation of cytokine signaling in human leukocyte subpopulations. Arthritis Res Ther, 21(1): 183.

Montaldo E, Del Zotto G, Della Chiesa M, et al, 2013. Human NK cell receptors/markers: a tool to analyze NK cell development, subsets and function. Cytometry, 83(8): 702-713.

Murre C, 2018. 'Big bang' of B-cell development revealed. Genes Dev, 32(2):93-95.

Palmer AE, Jin C, Reed JC, et al, 2004. Bcl-2-mediated alterations in endoplasmic reticulum Ca^{2+} analyzed with an improved genetically encoded fluorescent sensor. Proc Natl Acad Sci USA, 101(50): 17404-17409.

Parish CR, 1999. Fluorescent dyes for lymphocyte migration and proliferation studies. Immunol Cell Biol, 77(6): 499-508.

Rothenberg EV, 2014. Transcriptional control of early T and B cell developmental choices. Annu Rev Immunol, 32: 283-321.

Rubio V, Stuge TB, Singh N, et al, 2003. *Ex vivo* identification, isolation and analysis of tumor-cytolytic T cells. Nat Med, 9(11): 1377-1382.

Sallusto F, Lenig D, Förster R, 1999. Two subsets of memory T lymphocytes with distinct homing potentials and effector functions. Nature, 401(6754): 708-712.

Shiromizu CM, Jancic CC, 2018. γδ T lymphocytes: an effector cell in autoimmunity and infection. Front Immunol, 9: 2389.

Sonnenberg GF, Hepworth MR, 2019. Functional interactions between innate lymphoid cells and adaptive immunity. Nat Rev Immunol, 19(10): 599-613.

Sun JC, Lanier LL, 2011. NK cell development, homeostasis and function: parallels with CD8(+) T cells. Nat Rev Immunol, 11 (10): 645-657.

Suni MA, Maino VC, Maecker HT, 2005. *Ex vivo* analysis of T-cell function. Curr Opin Immunol, 17(4): 434-440.

Telford WG, Miller RA, 1996. Detection of plasma membrane Ca^{2+}-ATPase activity in mouse T lymphocytes by flow cytometry using fluo-3-loaded vesicles. Cytometry, 24(3): 243-250.

Westers TM, Houtenbos I, Schuurhuis GJ, et al, 2005. Quantification of T-cell-mediated apoptosis in heterogeneous leukemia populations using four-color multiparameter flow cytometry. Cytometry A, 66(1): 71-77.

Willinger T, Freeman T, Hasegawa H, et al, 2005. Molecular signatures distinguish human central memory from effector memory CD8 T cell subsets. J Immunol, 175(9): 5895-5903.

Yang J, Reth M, 2016. Receptor dissociation and B-cell activation. Curr Top Microbiol Immunol, 393: 27-43.

Yatim KM, Lakkis FG, 2015. A brief journey through the immune system. Clin J Am Soc Nephrol, 10(7): 1274-1281.

第九章

树突状细胞的流式检测

第一节 树突状细胞概述

一、树突状细胞的来源

1973 年，加拿大科学家拉尔夫 · 斯坦曼在小鼠脾脏中发现了一类细胞膜伸出许多类似于神经细胞树突的特殊细胞，因此命名此类细胞为树突状细胞（dendritic cell，DC）。

DC 是一类具有抗原提呈功能且该功能最强的细胞，它的最大特点是能够刺激初始 T 细胞的活化和增殖，DC 除了具有摄取、加工处理并提呈抗原的功能外，还在机体多种生理和病理过程中起作用。它是特异性免疫反应的始动者。

DC 起源于多能造血干细胞，大多数来源于骨髓，由骨髓进入外周血液，再分布到全身各组织。骨髓中的粒 - 单核祖细胞（GMP）可以分化为粒细胞、单核细胞及 DC，其中单核细胞在 Flt3L、TNF-α 和 GM-CSF 存在的条件下也可以分化为单核细胞来源的 DC，这两种 DC 为髓样 DC；另外一些由淋系共同祖细胞（CLP）分化发育并存在于淋巴组织内的 DC，如胸腺内的 DC、小鼠脾脏和淋巴结内的某些 DC 亚群，为淋巴样 DC。

二、树突状细胞的分化发育

在正常情况下，绝大多数体内 DC 处于非成熟阶段，它们表达的刺激分子和黏附分子都是很低水平的，且具有较弱的体外激发混合淋巴细胞反应（MLR）能力，但具有极强的抗原内吞和加工处理能力。当 DC 受到某些刺激后，可以分化成熟，其 MHC 分子、辅助刺激分子、黏附分子的表达水平显著提高，并且增强了体外激发 MLR 的能力，同时其抗原摄取加工能力也随之降低。

DC 在成熟过程中，同时发生迁移，从外周组织开始，经过淋巴管和血液循环进入次级淋巴器官，然后激活 T 细胞相关的免疫应答。据此，可将髓系 DC 的分化发育分为四期：前体期、未成熟期、迁移期、成熟期，在各阶段 DC 都有不同的功能特点。

（一）前体期

从人胎肝、脐带血、外周血、骨髓及小鼠的骨髓和外周血中均分离出髓系前体，其都可以产生各种髓系的 DC。外周血单核细胞被认为是巨噬细胞和 DC 的共同前体，在体外能在某些细胞因子存在的条件下直接发育为DC，在体内可能趋化到炎症反应部位，并受炎症刺激因素及某些细胞因子的影响而分化发育为DC。

（二）未成熟期

表达多种趋化因子受体的来自骨髓造血干细胞的DC前体细胞能够经过血液进入各种实体器官和上皮组织，成为未成熟DC。未成熟DC主要存在于各组织器官，包括分布于皮肤和黏膜的朗格汉斯细胞、分布于多种非免疫器官组织间质的间质DC等。

（三）迁移期

在其他组织器官中，未成熟DC接触和摄取抗原或受到某些炎性刺激后可以表达特定的趋化因子受体，然后趋化因子对其迁移产生作用，使其由外周组织器官通过输入淋巴管和血液循环进入外周淋巴器官，此时未成熟DC在迁移过程中也逐渐成熟起来。

（四）成熟期

脾和淋巴结是成熟期DC的主要聚集地。趋化因子对这些器官产生作用后使得成熟DC归巢，迁移到T细胞区。同时伴随着一些趋化性细胞因子的分泌，这也使其能够与T细胞发生作用并保持接触。成熟DC高表达MHC Ⅱ类分子、MHC Ⅰ类分子、CD80、CD86、CD40、细胞间黏附分子（ICAM）-1和热休克蛋白（HSP）等免疫刺激分子，同时CD1a、CD11c及CD83也是成熟DC的标志物。成熟DC的形态是表面有许多树突样突起，功能方面模式识别受体的表达水平很低，并且对外源性抗原的识别和摄取能力较弱。但是它们能有效提呈抗原和激活T细胞，从而激活适应性免疫应答。

第二节　树突状细胞的共同起源与分类

树突状共同祖细胞在骨髓中产生浆细胞样树突状细胞（plasmacytoid DC，pDC）和经典的树突状细胞（conventional/classical DC，cDC），也称髓系树突状细胞（myeloid dendritic cell，mDC）。在特定的刺激条件下，单核细胞和pDC都可以分化成cDC，单核细胞还可以由环境决定，演化成巨噬细胞。

pDC来源于淋巴样干细胞，是DC的细胞亚群，因为在静息状态下其形态与浆细胞非常相似，可以通过TLR7和TLR9活化快速释放大量Ⅰ型干扰素，参与相关免疫反应的发生发展。单核细胞来源的DC是在病原体诱导或无菌炎症条件下，被募集到炎症部位的单核细胞原位分化成的表达DC标志物（CD11c和MHC Ⅱ类）的细胞，并表现出DC的一些功能特征，如向淋巴结的迁移及抗原提呈功能，因此通常把这类细胞也称为“炎性DC”。cDC来源于骨髓中的多能造血干细胞，广泛存在于淋巴器官（胸腺、脾脏和淋巴结）和非淋巴组织（肺、肠道和皮肤）中，主要执行抗原提呈功能及活化抗原特异性$CD4^+$T细胞、$CD8^+$T细胞、B细胞和NK细胞等。

DC分布十分广泛，但是数量极少，仅占人体外周血单个核细胞的1%以下，约占小鼠脾脏的0.3%。不同部位的DC具有不同的名称，如淋巴样组织中的并指状DC、滤泡

DC，非淋巴组织中的朗格汉斯细胞，体液中的循环 DC 等。

1. 并指状树突状细胞

并指状树突状细胞（interdigitating dendritic cell，IDC）主要存在于淋巴组织胸腺依赖区，由皮肤朗格汉斯细胞移行而来。IDC 的星状突起插入其他细胞之间，形似手指，因此得名。IDC 表面缺乏 FcR 和 C3bR，但含有很高水平的 MHC Ⅰ类和 MHC Ⅱ类抗原。它可以刺激抗原特异性 T 细胞，是淋巴结中主要的一类 APC。

2. 滤泡树突状细胞

滤泡树突状细胞（follicular dendritic cell，FDC）存在于淋巴结浅皮质区淋巴滤泡生发中心内。FDC 与抗原 - 抗体复合物结合并将其捕获。除此之外，FDC 对记忆 B 细胞的发育也起到重要作用，可以激发免疫应答，从而产生和维持免疫记忆效应。

3. 朗格汉斯细胞

朗格汉斯细胞（Langerhans cell，LC）位于表皮和胃肠道上皮，其胞质中含有柱状 Birbeck 颗粒，该颗粒参与 LC 发挥抗原提呈功能的每一个阶段。这类细胞高表达 FcγR、补体受体、甘露糖受体、TLR 等，也表达一定量的 MHC Ⅰ类和Ⅱ类分子。LC 是定居在皮肤中的 APC，占皮肤细胞总数的 5% ～ 10%，对接触性皮肤超敏反应具有重大影响。

4. 循环树突状细胞

循环树突状细胞（circulating dendritic cell，CDC）主要包括血液 DC 和淋巴 DC，前者主要是 DC 的前体细胞和 LDC 进入血液后的形式。LDC 均高表达 MHC Ⅱ类分子，抗原摄取能力较强，能在体外自发地与 T 细胞形成 DC-T 细胞簇，激活 T 细胞，从而启动并激活初次免疫反应。

第三节　小鼠和人树突状细胞的分布与分类

一、小鼠树突状细胞的分布及分类

在小鼠中，DC 大致可分为两大类：常驻 DC 和迁移 DC。在其整个生命周期中，常驻 DC 存在于次级淋巴器官中。在稳态下，常驻 DC 是不成熟的，共刺激分子的表达水平低。存在于周围组织和非淋巴器官中的 DC 之后会发生迁移，在迁移的过程中，它们不断成熟。因此，脾脏只具有常驻 DC，而淋巴结既具有常驻 DC，同时也包含迁移 DC，它们之间的标志物具有差异性，可将其区分开。

常见的树突状共同祖细胞（CDP）发生较早。前 cDC 和分化的 pDC 在血液中循环，并不断地在淋巴器官和周围组织中繁殖。前 cDC 分为依赖 IRF4 的（IRF4-d）DC 和依赖 BATF3 的（BATF3-d）DC。在某些组织（皮肤、黏膜）中，还存在自我更新的朗格汉斯细胞。组织 DC 迁移到引流淋巴结，在那里表现出成熟的表型。淋巴器官驻留 DC 显示不成熟的表型。

（一）pDC

pDC 被认为是常驻 DC。pDC 的发育受到 Flt3L 及 Bcl11A 和 E2-2 转录因子的调控。pDC 专门识别病毒衍生物和产生Ⅰ型干扰素。之前的研究表明，pDC 在抗病毒反应中发挥重要作用，但在抗原提呈中并没有起到主要的作用。

（二）cDC

cDC 的半衰期很短，并且经常被源自骨髓的前体所替代。转录组学分析表明，cDC 具有特定的分子标志物，可将其与 pDC 和其他髓样细胞群体区分开。特别地，转录因子 zbtb46 由 cDC 特异性表达。此外，利用 Clec9A 表达进行的遗传追踪已证实 cDC 代表了真正的造血系统。

cDC 可以进一步分为两个亚群：与 BATF3 相关的 DC 和与 IRF4 相关的 DC。这些亚群具有共同的个体发育和分子特征，包括 XC 趋化因子受体 1（XCR1）和 TLR3 的特异性表达。尽管 IRF4-d DC 可以交叉提呈（即在其 MHC Ⅰ类分子上提呈外源抗原）某些形式的抗原，但由于其胞吞途径的特定特征，BATF3-d DC 专门参与交叉提呈。此外，BATF3-d DC 的体内消融可消除可溶性或细胞相关膜型抗原和病原体来源或肿瘤抗原的交叉表达。IRF4-d DC 包括驻留 CD8$^-$ CD11b$^+$ DC 和迁移性 CD11b$^+$ DC。它们的发育取决于转录因子 RelB 和 IRF4。IRF4-d DC 专门参与 MHC Ⅱ限制的抗原提呈。过敏原激发或病原体感染后，IRF4-d DC 在引流淋巴结中诱导 Th17 或 Th2 反应（表 9-1）。

表 9-1 小鼠 DC 的表面标志物

标志物	pDC	BATF3-d DC	IRF4-d DC	朗格汉斯细胞	单晶体衍生物
CD11c	+	+	+	+	+
Siglec-H	+	–	–	–	–
BST2/CD317	+	–幼稚的 +成熟的	–幼稚的 +成熟的	–	–幼稚的 +成熟的
B220	+	–	–	–	–
XCR1	–	+	–	–	–
CIEC9A	低	+	–	–	–
CD8	异质的	+原位的 –迁移的	–	–	–
CD103	–	+	– +肠	–	–
CD11b	–	–	+	–	+
SIRP α/CD172a	–	–	+	+	+
MR/CD206	–	–	–原位的 +迁移的	–	+
Langerin/CD207	–	+	–	+	–
EpCAM/CD326	–	–	–	+	–
E-cadherin	–	–	–	+	–
FcεR Ⅰ	–	–	–	–	+
CD64	–	–	–	–	+
CD14	–	–	–	–	+

文献来源：Schlitzer A，Zhang W，Song M, et al. Recent advances in understanding dendritic cell development，classification，and phenotype. F1000Res，7：F1000 Faculty Rev-1558。

（三）朗格汉斯细胞

朗格汉斯细胞存在于皮肤表皮及口腔和阴道黏膜中。它们的个体发育明显不同于其他迁移 DC。朗格汉斯细胞具有自我更新能力，来源于出生前在组织中播种的胚胎单核细胞。CD115/M-CSFR 及其配体 IL-34 对它们的发育起重要作用。

尽管如此，朗格汉斯细胞仍具有 DC 的某些功能特性。朗格汉斯细胞可以迁移至淋巴结并将抗原提呈给 CD4 T 细胞。在白念珠菌感染皮肤中，朗格汉斯细胞对于诱导 Th17 反应至关重要。

（四）单核细胞来源的 DC

在病原体引起的或无菌的炎症过程中，一些单核细胞被募集到炎症部位并原位分化为表达 DC 标志物（CD11c 和 MHC Ⅱ）的细胞，这些细胞也就是单核细胞来源的 DC（moDC），也称炎性 DC。它们的发展取决于 CD115/M-CSFR。在没有炎症的情况下，也可以在外周组织（如肠道、肌肉或皮肤）中发现单核细胞来源的 DC。由于它们不是从 CDP 衍生而来的，因此最近有学者提出，将单核细胞来源的 DC 分类为单独的谱系，与 pDC 和 cDC 不同。值得注意的是，单核细胞来源的 DC 已显示表达转录因子 zbtb46。

单核细胞来源的 DC 既可以进行交叉提呈，也可以进行 MHC Ⅱ限制的提呈，并且可以根据所处的炎性环境诱导 Th1、Th2 或 Th17 反应。最近有研究表明，在组织中（而非在淋巴结中）单核细胞来源的 DC 可以刺激抗原特异性 T 细胞，即效应 T 细胞或记忆 T 细胞。

二、人树突状细胞的分布及分类

人 DC 分为血液 DC 与组织 DC。对于离体研究，血液一直是人类 DC 的主要来源。最近有研究表明，存在于血液中的 cDC 其实是 cDC 的前体形式，并没有发挥全部的功能，而血液中的 pDC 则可以发生最终分化。与此相符的是，最近有研究表明，血液中的 DC，而不是扁桃体 DC，具有在体外分化成朗格汉斯细胞样 DC 的潜力。

人体组织 DC 可以分为常驻 DC 和迁移 DC。与小鼠类似，迁移 DC 通过淋巴结迁移，并在到达淋巴结时显示出高水平的成熟标志物。

在人类研究中最初描述了 pDC。Flt3L 对 pDC 的发展具有一定作用，因为向健康志愿者注射 Flt3L 会增加循环中 pDC 的数量。对携带 E2-2 编码基因的单等位基因突变患者进行的体外实验和分析表明，转录因子 E2-2 对于 pDC 的发育至关重要。

和小鼠 pDC 一样，人 pDC 也专门分泌Ⅰ型干扰素。然而，人 pDC 还向 T 细胞提呈抗原。根据它们接收到的激活信号，pDC 可以诱导 Th1 极化或调节性 T 细胞分化。多项研究表明，人 pDC 可以有效地交叉提呈抗原，无论是可溶性抗原病毒还是细胞相关抗原。但是，pDC 无法交叉提呈坏死细胞衍生的抗原。

人 cDC 存在于血液、脾脏、扁桃体和淋巴结中，被分为两个亚群：BDCA1/CD1c$^+$ DC 和 BDCA3/CD141$^+$ DC。在肺、肝脏和肠道中已经描述了具有相似表型的 DC 群体。在皮肤中也发现了 CD141^{+} DC。cDC 的发展似乎依赖于 Flt3L，因为向健康志愿者注射 Flt3L 会增加血液中 cDC 的数量。一些表型标志在小鼠和人类 DC 亚群之间是保守的。前期的一些研究成果表明，BATF3 对 CD141^{+} DC 的发育起重要作用。

（一）朗格汉斯细胞

在人的皮肤表皮和黏膜组织中发现了类似鼠类朗格汉斯细胞的朗格汉斯细胞。人类朗格汉斯细胞代表不同于 DC 和单核细胞的谱系，因为受 *GATA2* 突变影响的患者保留正常数目的表皮朗格汉斯细胞，而缺乏血液单核细胞和所有 DC 亚群。朗格汉斯细胞是 CD4^{+} T 细胞的有效激活剂，可诱导 Th2 极化。皮肤朗格汉斯细胞也可以进行交叉表达，并有效诱导 CD8^{+}T 细胞增殖。

（二）单核细胞来源的 DC

单核细胞来源的 DC（炎性 DC，infDC）已经在银屑病、特应性皮炎等中被鉴定出来。肿瘤腹水中 infDC 表达的转录组特征与体外产生的单核细胞来源的 DC 相似，表明它们源自单核细胞而不是 DC 前体。

总之，在人类中 cDC 由两个主要亚群（cDC1 和 cDC2）组成，最初分别以 CD141（BDCA3）和 CD1c（BDCA1）的表达为特征。人类 cDC1 表达 TLR3 和 TLR10，识别病毒和细胞内抗原，并产生Ⅲ型干扰素；cDC2 表达 TLR2、TLR4、TLR5、TLR6 和 TLR8。另一组 DC 以所谓的 infDC 为代表，infDC 从外周血渗出的组织中分化而来。在稳定状态下，特别是在炎症状态下，在不同的组织中都可以检测到 infDC（表 9-2）。

表 9-2 人类 DC 的表面标志物

标志物	pDC	CD141^{+} DC	CD1c^{+} DC	组织 CD1a^{+} DC	组织 CD14^{+} DC	朗格汉斯细胞	单晶体衍生物
CD11c	−	+	+	+	+	低	+
BDCA2/CD303	+	−	−	−	−	−	−
BDCA4/CD304	+	−	−	−	−	−	−
CD123	+	−	−	−	−	−	−
XCR1	−	+	−	−	−	−	−
CLEC9A	−	+	−	−	−	−	−
BDCA3/CD141	−	+	低幼稚的 + 成熟的	−	+	−	−
BDCA1/CD1C	−	−	+	+	+	+	+
CD11b	−	−	+	+	+	+	+
SIRP-α/CD172a	−	−	+	+	+	+	+
MR/CD206	−	−	−	+	+	−	+
Langerin/CD207	−	−	−	−	−	+	−
EpCAM/CD326	−	−	−	−	−	+	−
CD1a	−	−	−	+	−	+	+

续表

标志物	pDC	$CD141^+$ DC	$CD1c^+$ DC	组织 $CD1a^+$ DC	组织 $CD14^+$ DC	朗格汉斯细胞	单晶体衍生物
DC-SIGN/CD209	-	-	-	-	+	-	异质的
FcεR Ⅰ	-	-	+ 血液 - 组织	-	-	-	+
CD64	-	-	低	-	?	-	+
CD14	-	-	-	-	+	-	+

文献来源：Schlitzer A，Zhang W，Song M. et al.2018. Recent advances in understanding dendritic cell development，classification，and phenotype. F1000Res，7：F1000 Faculty Rev-1558。

第四节 树突状细胞的生物学功能与调控

一、树突状细胞在外周免疫耐受中的作用

DC 通过膜结合模式识别受体（PRR）如 TLR，识别大量病原体相关分子模式（PAMP）和损伤相关分子模式（DAMP），其作用主要是处理和提呈抗原给 T 细胞以刺激其分化。

DC 是协调免疫反应对抗外来病原体的核心，需要在稳定状态下调节免疫系统，诱导免疫耐受。具体而言，DC 与胸腺髓质上皮细胞通过 MHC Ⅱ 向 $CD4^+$T 细胞提呈自身抗原，并在相互作用加强时促进其凋亡。

外周免疫耐受的其他机制有助于维持免疫系统的稳态，避免对“自我”或无害抗原的反应。同样，DC 也是这一过程的关键。具体而言，不成熟树突状细胞（iDC）具有比成熟树突状细胞（mDC）更低的交叉表达能力和更少的共刺激分子表达的表型，这使它们具有耐受性，并在外周耐受中发挥关键作用。

DC 也可以通过被称为外周交叉耐受的机制促进自身反应性 $CD8^+$T 细胞的外周耐受性，促进克隆清除、克隆无能、调节性 T 细胞（Treg 细胞）的分化。图 9-1 显示了 DC 群体的特征及 2- 脱氧 -d- 葡萄糖（2-DG）对酵母多糖吞噬作用和花生四烯酸释放的影响。

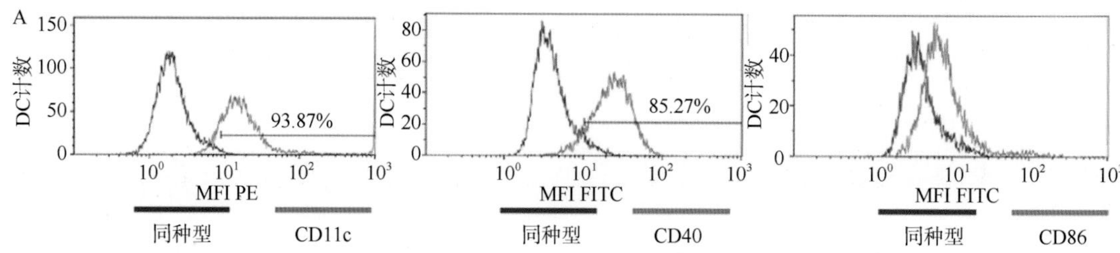

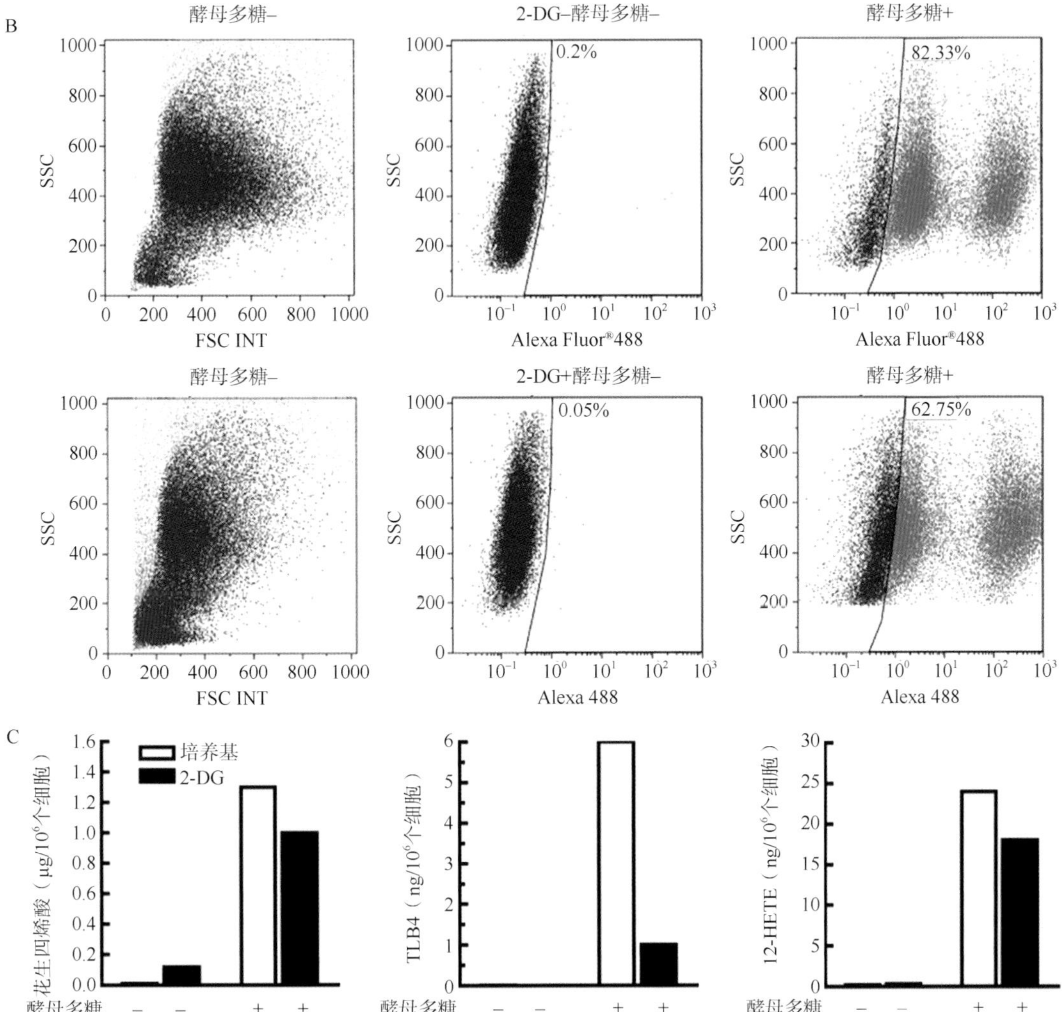

图 9-1　树突状细胞（DC）群体的特征及 2- 脱氧 -*d*- 葡萄糖（2-DG）对酵母多糖（zymosan）吞噬作用和花生四烯酸释放的影响

A. CD11c、CD40 和 CD86 在单核细胞来源 DC 中的表达。B. 2-DG 对 Alexa Fluor®488 染料偶联酵母多糖颗粒吞噬作用的影响。DC 在存在和不存在 10mmol/L 2-DG 的情况下孵育 1 小时，孵育结束后，以每个 DC 三个颗粒的浓度添加 Alexa Fluor®488 缀合的酵母多糖颗粒，然后通过流式细胞术测定酵母多糖粒子的摄取。散点图表示左侧面板中 SSC 与 FSC 强度的关系，以及中间和右侧面板中 SSC 强度与 Alexa Fluor®488 绿色荧光的关系。C. 在 2-DG 存在和不存在的情况下，用 1mg/ml 酵母多糖颗粒刺激 DC 1 小时，并收集上清液用于测定最丰富的类二十烷（12-HETE）。在这些条件下未检测到 PGE_2。LTB4：白三烯 B4

文献来源：Márquez S，Fernández JJ，Terán-Cabanillas E，et al. 2017. Endoplasmic reticulum stress sensor IRE1α enhances IL-23 expression by human dendritic cells. Front Immunol，8：639.

二、自身免疫和炎症性疾病的抗原特异性树突状细胞治疗

慢性炎症性疾病的特点是免疫稳态的破坏和由特定的内源性或外源性抗原触发的长期或反复炎症反应。目前的治疗方法包括使用免疫调节剂和免疫抑制剂，如甲氨蝶呤、单克隆抗体等。

单核细胞来源的耐受性树突状细胞（TolDC）治疗可能是一种极具前景的方案。单核细胞来源的 TolDC 可以在不干扰保护性免疫的情况下消除病理性自身免疫或炎症反应，使其趋向于平衡，因而这种疗法可以提供持久的治疗效果。

到目前为止，基于小鼠模型的 TolDC 已用于类风湿关节炎、1 型糖尿病、多发性硬化治疗和器官移植。有关 TolDC 生物学与耐受机制等方面的研究已经取得巨大进展，尤其是在转录组和表观基因组水平方面。在针对肿瘤的细胞治疗中，环境对特定治疗的成功起着关键作用，这表明需要更好地控制 TolDC 发挥作用的病理环境。此外，表观遗传学改变和基于表观遗传学的治疗可能为调节 TolDC 的适应性提供新的靶点。

三、树突状细胞疫苗的免疫作用

恶性肿瘤的主要治疗方法有手术切除、化学治疗和（或）放射治疗或其组合。尽管这些治疗方式取得了进步，但恶性肿瘤的预后普遍较差，因此有必要研究创新疗法。免疫治疗目前正在作为许多恶性肿瘤的第四种方式进行研究。APC 特别是 DC 的过继转移是一种免疫疗法，可能会增强宿主抗肿瘤免疫反应并改善患者的临床结局。

DC 可以用作肿瘤治疗性疫苗，以产生强大的体内肿瘤抗原特异性免疫力，从而诱导肿瘤消退和（或）根除。DC 通常是从外周单核细胞或 $CD34^+$ 造血祖细胞中收获的。使用富含细胞因子的培养物将 DC 与单核细胞区分开，然后将 DC 通过基因修饰的病毒系统体外暴露于肿瘤抗原，或者也可以将 DC 与肿瘤细胞融合。抗原加载后，未成熟的 DC 通过几种成熟方案之一进行离体成熟。最常用的是白细胞介素 -6（IL-6）、肿瘤坏死因子 -α（TNF-α）、IL-1β 和 PGE_2 的组合。另外，IL-1β、TNF-α、IFN-α、IFN-γ 和 poly I ：C 的组合也已显示出令人鼓舞的结果。然后可以将成熟的新鲜 DC 给予患者或冷冻以备将来接种。DC 疫苗可以通过静脉内、皮下、皮内、淋巴管内或肿瘤内途径给药，剂量范围从每剂 10^5 个 DC 到每剂大于 10^9 个。临床试验中所用剂量的总数和频率存在很大差异。

外源性递送的非脉冲 DC 引发抗肿瘤免疫反应的机制：①非脉冲外源性 DC（即不携带肿瘤抗原的 DC）激活 NK 细胞；② NK 细胞能够杀死肿瘤细胞，肿瘤细胞碎片（凋亡小体）可用于内源性 DC 获得和肿瘤抗原负载。激活后，NK 细胞也释放相关的细胞因子，其对出现的肿瘤特异性适应性免疫反应具有多种作用，如极化 1 型 T 细胞反应，诱导 DC 成熟。所有这些机制都是由于 DC 和 NK 细胞之间的相互作用，其为肿瘤特异性 T 细胞反应提供了辅助信号。这些最近的证据表明，在肿瘤环境中 DC 治疗可以诱导抗肿瘤免疫反应，而与转移的 DC 上的肿瘤特异性抗原负载无关。

四、树突状细胞的调控

尽管对细胞因子是否引导谱系分化尚有争议，但普遍认为，特定的细胞因子对于每种造血谱系的增殖和存活都是必不可少的。DC 的发展和动态平衡取决于 Flt3L、GM-CSF、M-CSF 和淋巴毒素 -β。

Fms 样酪氨酸激酶 3（Flt3）是一种首先在干细胞和定型淋巴样前体发现的酪氨酸激酶受体，然后克隆了配体 Flt3L。Flt3L 或其受体的缺乏会导致脾脏和淋巴结及周围组织中 pDC 和 cDC 的大量丢失。相反，如由于疟疾而注射 Flt3L 或提高血清 Flt3L 的水平会刺激体内 DC 的扩增。与对 Flt3L 的依赖性和响应一致，大多数 DC 祖细胞表达受体 Flt3。两组同时发现 CLP 和 CMP 是异质的，并且这些祖细胞中只有 $Flt3^{+}$ 馏分能够产生 DC。值得注意的是，在 MEP 中 Flt3 的异位表达可以赋予这些 DC 祖细胞电位，否则这些祖细胞将不会产生 DC。因此，Flt3L 是一种对发展 DC 谱系所必需的细胞因子。有趣的是，单核细胞和粒细胞独立于该程序。

GM-CSF 是一种具有刺激骨髓祖细胞形成髓样细胞集落能力的细胞因子。GM-CSF 在 DC 发育中的作用首先是通过体外研究推断的。在这些研究中，GM-CSF 足以促进造血祖细胞和循环单核细胞分化为形态、细胞表面标志物表达和刺激 T 细胞能力类似于 DC 的细胞。在缺乏 GM-CSF 或其受体的小鼠中，脾脏和淋巴结 cDC 正常发育，但外周非淋巴组织中的常驻 cDC 数量明显减少。在这些小鼠中，DC 能够分化，但由于线粒体裂变增加诱导的细胞凋亡小鼠存活受到影响。因此，尽管 GM-CSF 对脾脏和淋巴结 DC 没有影响，也没有 DC 祖细胞的分化，但它对非淋巴组织中常驻 DC 的功能起到了调节作用。

除了经过深入研究的 Flt3L 和 GM-CSF 外，其他几种细胞因子也参与了 DC 的发育和体内平衡。首先，当处于非炎症状态时，淋巴组织和非淋巴组织中的 DC 在死亡前会经历原位分裂。它们的分裂受 Flt3L 和淋巴毒素 -β 调控。淋巴毒素 -α1β2 的作用似乎仅限于 $CD11b^{+}$ 脾脏 DC，因为缺乏受体（LTβR）的小鼠显示 $CD11b^{+}$DC 的种群较少，分裂细胞较少。其次，在炎症过程中，单核细胞可以分化为 moDC。

第五节 人和鼠的树突状细胞检测方法

人类 DC 的发育与小鼠相似。最近有研究者建立了一种培养系统，以同时评估人粒细胞、单核细胞、DC 和淋巴样细胞在群体和单细胞水平上的分化。使用这种培养物进行 GMP 的克隆分析，揭示了克隆潜能的异质性：某些 GMP 似乎失去了粒细胞和单核细胞的潜能，促使 GMP 群体进一步分离。在 GMP 中分离出三个具有 DC 电位和顺序祖细胞 - 后代关系的不同亚群：一个具有粒细胞、单核细胞和 DC 电位的种群（hGMDP，相当于小鼠中的 $Flt3^{+}$ CMP）；在 hGMDP 的下游，仅产生单核细胞和 DC 且缺乏粒细胞潜能（hMDP）的种群；来自 hMDP 者是仅产生 DC 且缺乏单核细胞和粒细胞潜能（hCDP）的第三个种群。此外，hCDP 产生了 cDC 的定型前体（hpre-cDC），其存在于骨髓、血液和外周淋巴器官中。这表明前 cDC 从骨髓中移出，穿过血液进入扁桃体等外周淋巴器官并最终分化为 cDC。

在小鼠中，鉴定失去粒细胞潜能的巨噬 - 树突状祖细胞（MDP）是一个里程碑。MDP 是 Lin-Sca-Kithi$Flt3^{+}$ $CD115^{+}$ $CX3CR1^{+}$ 细胞，缺乏淋巴样、巨核细胞和粒细胞潜能，但可以产生单核细胞、巨噬细胞和 DC。因此，MDP 代表 DC 造血过程中的关键分叉点，即专用于产生桥接固有免疫和适应性免疫反应的 MPS 细胞的专门祖细胞。从 MDP 经两个不同的途径分别分支到单核细胞和 DC。沿着单核细胞途径，MDP 产生了一个普通的单核细胞祖细胞（cMOP），它缺少 Flt3，因此失去了 DC 电位，仅产生单核细胞。沿着 DC 路径，MDP 产生了一个树突状共同祖细胞（CDP）。CDP 保留了 Flt3 和 M-CSFR（CD115），但失去了单核细胞潜能，随后分流到两条途径分别产生 pDC 或 cDC。从 CDP 到 pDC 的过程中，CDP 产生了前 pDC，前 pDC 是保留 Flt3 但缺乏 M-CSFR 并产生 pDC 的祖细胞。在从 CDP 到 cDC 的途径中，CDP 似乎通过 Siglec-H^+ 期在骨髓中分化，此后它们又产生了 Siglec-H^- 前 CD4/CD11b DC 和前 CD8 DC。前 CD4/CD11b DC 和前 CD8 DC 从骨髓中移出，穿过血液进入脾脏和其他组织，在那里它们最终分化为 $CD11b^+$ cDC 和 $CD8^+$ cDC。因此，cDC 终末分化在空间上是分开的，分别发生在骨髓和周围组织中。

（李浩渊　付伟超　于文颖　梁昊岳）

参考文献

Anderson DA 3rd, Dutertre CA, Ginhoux F, et al, 2021.Genetic models of human and mouse dendritic cell development and function. Nat Rev Immunol, 21(2):101-115.

Anderson DA 3rd, Murphy KM, Briseño CG, 2018. Development, diversity, and function of dendritic cells in mouse and human. Cold Spring Harb Perspect Biol, 10(11):a028613.

Balan S, Saxena M, Bhardwaj N, 2019. Dendritic cell subsets and locations. Int Rev Cell Mol Biol, 348:1-68.

Banchereau J, Thompson-Snipes L, Zurawski S, et al, 2012. The differential production of cytokines by human Langerhans cells and dermal CD14(+) DCs controls CTL priming. Blood, 119(24):5742-5749.

Bigley V, Haniffa M, Doulatov S, et al, 2011. The human syndrome of dendritic cell, monocyte, B and NK lymphoid deficiency. J Exp Med, 208(2):227-234.

Bryant CE, Sutherland S, Kong B, et al, 2019. Dendritic cells as cancer therapeutics. Semin Cell Dev Biol, 86:77-88.

Cardoso CC, Matiollo C, Pereira CHJ, et al, 2021. Patterns of dendritic cell and monocyte subsets are associated with disease severity and mortality in liver cirrhosis patients. Sci Rep, 11(1):5923.

Clark GJ, Silveira PA, Hogarth PM, et al, 2019. The cell surface phenotype of human dendritic cells. Semin Cell Dev Bio, 86:3-14.

Collin M, Bigley V, 2018. Human dendritic cell subsets: an update. Immunology, 154(1):3-20.

Constantino J, Gomes C, Falcão A, et al, 2017. Dendritic cell-based immunotherapy: a basic review and recent advances. Immunol Res, 65(4):798-810.

Helft J, Ginhoux F, Bogunovic M, et al, 2010. Origin and functional heterogeneity of non-lymphoid tissue dendritic cells in mice. Immunol Rev, 234(1):55-75.

Klechevsky E, 2015. Functional diversity of human dendritic cells. Adv Exp Med Biol, 850:43-54.

Liu K, Nussenzweig MC, 2010. Origin and development of dendritic cells. Immunol Rev, 234(1):45-54.

Mair F, Prlic M, 2018. OMIP-044: 28-color immunophenotyping of the human dendritic cell compartment. Cytometry A, 93(4):402-405.

McIlroy D, Troadec C, Grassi F, et al, 2001. Investigation of human spleen dendritic cell phenotype and distribution reveals evidence of *in vivo* activation in a subset of organ donors. Blood, 97(11):3470-3477.

Merad M, Sathe P, Helft J, et al, 2013. The dendritic cell lineage: ontogeny and function of dendritic cells and their subsets in the steady state and the inflamed setting. Annu Rev Immunol, 31:563-604.

Merah-Mourah F, Cohen SO, Charron D, et al, 2020. Identification of novel human monocyte subsets and evidence for phenotypic groups defined by interindividual variations of expression of adhesion molecules. Sci

Rep, 10(1):4397.

Morante-Palacios O, Fondelli F, Ballestar E, 2021. Tolerogenic dendritic cells in autoimmunity and inflammatory diseases. Trends Immunol, 42(1):59-75.

Naik SH, Sathe P, Park HY, et al, 2007. Shortman K. Development of plasmacytoid and conventional dendritic cell subtypes from single precursor cells derived *in vitro* and *in vivo*. Nat Immunol, 8(11):1217-1226.

Palucka K, Banchereau J, 2012. Cancer immunotherapy via dendritic cells. Nat Rev Cancer, 12(4):265-277.

Patente TA, Pinho MP, Oliveira AA, et al, 2019. Human dendritic cells: their heterogeneity and clinical application potential in cancer immunotherapy. Front Immunol, 9:3176.

Robbins SH, Walzer T, Dembélé D, et al, 2008. Novel insights into the relationships between dendritic cell subsets in human and mouse revealed by genome-wide expression profiling. Genome Biol, 9(1):R17.

Schraml BU, Reis e Sousa C, 2015. Defining dendritic cells. Curr Opin Immunol, 32:13-20.

Segura E, 2016. Review of mouse and human dendritic cell subsets. Methods Mol Biol, 1423:3-15.

Segura E, Touzot M, Bohineust A, et al, 2013. Human inflammatory dendritic cells induce Th17 cell differentiation. Immunity, 38(2):336-348.

Silvano A, 2014. Dendritic cells: phenotypic and functional heterogeneity. Ital J Anat Embryol, 119(3):304-330.

Steinman RM, Nussenzweig MC, 1980. Dendritic cells: features and functions. Immunol Rev, 53:127-147.

Summers KL, Hock BD, McKenzie JL, et al, 2001. Phenotypic characterization of five dendritic cell subsets in human tonsils. Am J Pathol, 159(1):285-295.

Théry C, Amigorena S, 2001. The cell biology of antigen presentation in dendritic cells. Curr Opin Immunol, 13(1):45-51.

Villar J, Segura E, 2020. Decoding the heterogeneity of human dendritic cell subsets. Trends Immunol, 41(12):1062-1071.

Wakim LM, Waithman J, van Rooijen N, 2018. Dendritic cell-induced memory T cell activation in nonlymphoid tissues. Science, 319(5860):198-202 .

Wu L, Dakic A, 2004. Development of dendritic cell system. Cell Mol Immunol, 1(2):112-118.

第十章

各类非细胞成分的流式检测

第一节 细 胞 因 子

一、概述

细胞因子是免疫系统信号传递中发挥重要作用的 5 ～ 25kDa 的小分子蛋白，其作用途径包括自分泌、旁分泌和内分泌等。多种细胞（如巨噬细胞、B 细胞、T 细胞、肥大细胞等）在免疫原、丝裂原或其他刺激剂诱导下分泌细胞因子，通过与相应受体结合，参与造血细胞分化、血液细胞效应、造血微环境调控和异常造血。按照功能不同，细胞因子可分为白细胞介素（IL）、集落刺激因子、干扰素（IFN）、肿瘤坏死因子（TNF）、转化生长因子 β（TGF-β）家族、生长因子和趋化因子家族。

细胞因子具有如下共同特征。

1. 多向性

一种细胞因子常具有多种功能。例如，IL-4 不仅可以刺激 B 细胞生成 IgE，还可诱导 Th2 细胞生长和分化，刺激内皮细胞表达黏附分子 VCAM-1 等。

2. 多员性

多种细胞因子具有相同或相似的活性，如 IL-2、IL-4 和 IL-5 都可以刺激 B 细胞增殖。

3. 协同性

不同细胞因子相互协同共同发挥作用，如 IFN-γ 和 TNF 共同作用诱导细胞表面 MHC 表达。

4. 拮抗性

不同细胞因子相互拮抗发挥相反的作用，如 IFN-γ 可以激活巨噬细胞，而 IL-10 抑制巨噬细胞活化。

二、检测细胞因子的常用技术

（一）非流式细胞术检测细胞因子

1. ELISA 法检测细胞因子

酶联免疫吸附测定（ELISA）是 1971 年由 Engvall 和 Perlmann 首次描述的一种利

用高度特异的抗原 - 抗体反应和酶高效催化底物的检测方法，包括直接 ELISA、间接 ELISA、双抗体夹心法和竞争结合 ELISA（图 10-1）。

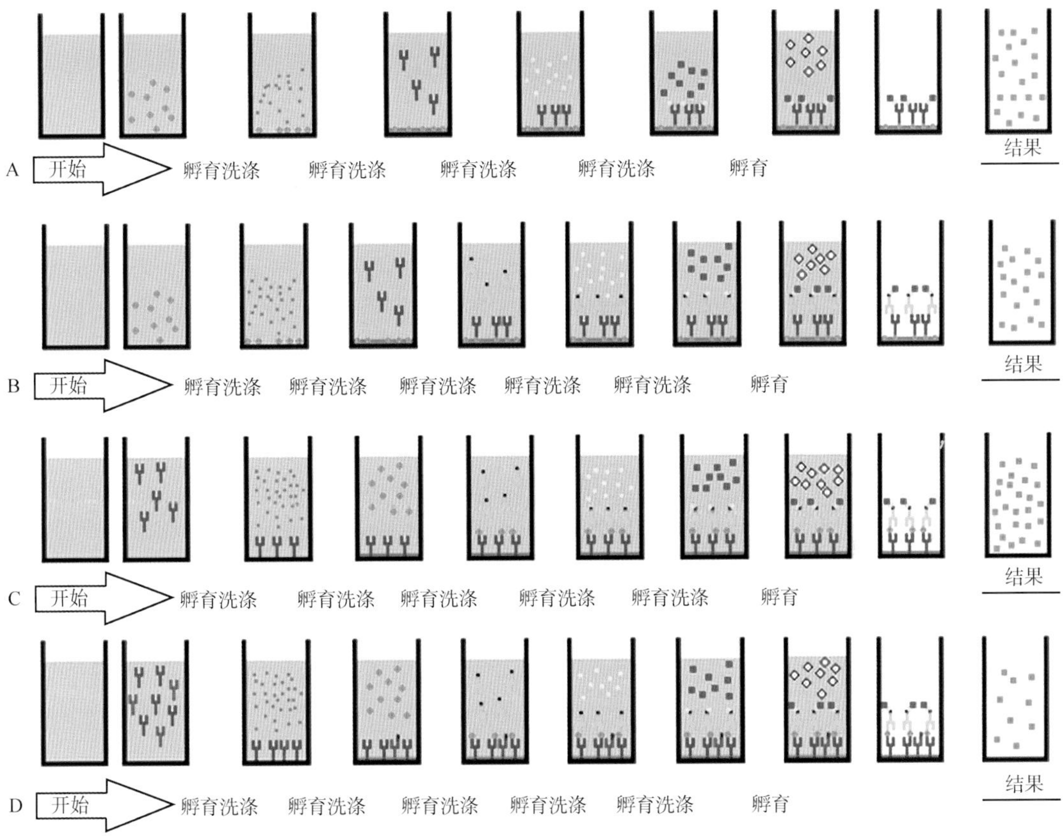

抗体 抗体 抗原 抗原 阻断 酶 结合物（生物素标记抗体） 产物 底物 终止

图 10-1 直接 ELISA（A）、间接 ELISA（B）、双抗体夹心法（C）和竞争结合 ELISA（D）的模式图

文献来源：Aydin S. 2015. A short history，principles，and types of ELISA，and our laboratory experience with peptide/protein analyses using ELISA. Peptides，72：4-15.

直接 ELISA 法又称为抗原筛选。直接 ELISA 法直接在固相表面包被抗体或抗原，用酶标记的抗体或抗原进行检测。孵育后从培养基中除去未结合的抗原或抗体，然后将适当的底物添加到反应体系中，通过显色产生信号。测量信号以确定抗原或抗体的量。

间接 ELISA 之所以为“间接”，是因为用于检测待测抗原的不是第一抗体，而是针对第一抗体不同抗原表位的酶标抗体。先将待检测抗体与固相包被抗原结合，洗去未结合的抗体；再加入针对抗体不同表位的酶标抗体，洗去未结合的抗体后加入底物，酶分解底物后产生有色物质。通过酶标仪检测有色物质的光密度值（OD 值）来计算含量。

双抗体夹心法与间接 ELISA 法原理相似，不过包被在固相的是抗体，故又称为抗体筛选。

在竞争结合 ELISA 中，固相表面包被特异性抗体，将要检测的样品和酶标记的抗原同时加入反应体系，二者竞争结合固相表面的特异性抗体。清洗后添加酶底物，通过检测有色物质光密度值可量化与抗体结合的酶标记抗原的浓度，待测样品抗原浓度和所产生的着色强度成反比。换言之，当待测抗原量低时，吸光度高；当待测抗原量高时，吸光度低。

ELISA 法检测细胞因子主要用于定量检测分泌到细胞外的处于游离状态的细胞因子。需要注意的是，ELISA 法并不能确定分泌该细胞因子的细胞来源和具有分泌功能的细胞比例。

2. 酶联免疫斑点试验

酶联免疫斑点试验的基本反应原理与 ELISA 法相同，是一种可从单细胞水平检测分泌细胞因子的细胞的免疫学检测技术。首先，利用待检测细胞因子的单克隆抗体包被 96 孔板，洗去未结合的抗体。其次，加入待检测的细胞悬液和刺激细胞分泌细胞因子的特异性抗原，受到特异性抗原刺激后的细胞分泌细胞因子，细胞因子与包被的特异性抗体结合。洗去细胞后，加入酶标抗体使其与细胞因子结合。通过底物显色反应，分泌细胞因子的细胞所在位置出现一个斑点，一个斑点代表一个细胞，利用读板机计算样品中分泌细胞因子的细胞数目。

3. 逆转录聚合酶链式反应

为了检测浓度较低的细胞因子和同时测定同一种样品中不同的细胞因子，可以使用逆转录聚合酶链式反应（reverse transcription-polymerase chain reaction，RT-PCR）检测细胞因子对应的 mRNA。

RT-PCR 检测细胞因子包括如下步骤：分离提取 RNA、逆转录 mRNA 为 cDNA、引物设计及 PCR 反应。PCR 反应后，可以通过 β-actin 等管家基因或其他内标作为内参计算细胞因子 mRNA 相对含量，亦可通过高效液相色谱法定量检测细胞因子 mRNA。

（二）CBA 法检测细胞因子

流式微球分析（cytometric bead assay，CBA）法是利用人工合成的微球直接定量检测胞外处于游离状态的细胞因子的方法。人工微球上包被有待检测细胞因子的抗体，并常偶联荧光素（如能被 PE-Cy5 通道检测的荧光素）。细胞因子与人工微球上包被的抗体结合后，通过针对细胞因子不同抗原表位的荧光素偶联抗体进行定量检测。

和 ELISA 法相比，CBA 法一次能够定量检测多种细胞因子，且需要的样品量较少。另外，CBA 法采用的荧光技术灵敏度高于采用酶系统的 ELISA 法，但由于 ELISA 法操作简便、费用低，所以 CBA 法更推荐在检测多种细胞因子或通过检测细胞因子确定细胞亚型时使用。

（三）胞内染色法检测细胞因子

上文所说的 ELISA 法和 CBA 法检测的主要是细胞分泌的游离细胞因子，可用于研究细胞是否分泌某种细胞因子及测定分泌量。那么如何测定能够合成某种细胞因子的细胞比例呢？

流式细胞术有其天然的优势。细胞内染色法检测细胞因子类似于检测细胞内部的抗原分子，固定细胞、打孔后，加入荧光素偶联抗细胞因子抗体以标记细胞内的细胞因子。具体包括使用多聚甲醛等固定剂固定细胞，使细胞形态在细胞膜破裂时仍能够得到维持，使用打孔剂打孔，荧光素偶联的抗细胞因子抗体通过孔道与细胞内的因子结合。

细胞因子一般在“皮摩尔 / 升”（pmol/L）即可有明显的生物学作用，并且由于细胞主动分泌细胞因子，位于细胞内的细胞因子很少，常不能达到流式细胞术检测的阈值，从而出现假阴性结果。为了避免这一问题，可以在培养结束前使用高尔基体阻断剂阻断细胞因子的分泌，但不影响细胞因子的合成，从而使合成的细胞因子储存在细胞内并达到流式细胞术检测的阈值。常用的高尔基体阻断剂主要有布雷菲德菌素 A（brefeldin A，BFA）和莫能菌素。莫能菌素是一种离子载体，可以选择性结合并转运 Na^+、K^+ 等单价阳离子至细胞膜内，破坏跨膜离子梯度，从而阻断高尔基体转运细胞因子至胞外。BFA 是一种真菌代谢物，可以使高尔基体很快被破坏，并融合到内质网上，而阻断囊泡自粗面内质网至高尔基体的转运，该过程呈现能量、温度和微管依赖性。由于和莫能菌素相比，BFA 阻断作用更强、对细胞毒性更低，所以更为常用，一般于培养结束前 6 小时加入。需要注意的是不同的高尔基体阻断剂对不同细胞因子的阻断效果不同，如莫能菌素不能阻断 IL-4 的分泌，IL-10 用胞内染色法检测较为困难等。

体内细胞因子的合成会受到体内多种因子的诱导，而体外培养时缺少体内因子的诱导，可导致分泌量下降，故体外研究时除了使用高尔基体阻断剂提升细胞内细胞因子浓度以便于检测外，还应使用刺激剂刺激细胞因子分泌。常用的刺激剂包括 PMA 和离子霉素。PMA 是甘油二酯类似物。离子霉素作为一种钙离子载体，可提高胞质内游离钙离子的水平。二者可以激活蛋白激酶 C，从而引起一系列下游反应，刺激细胞分泌细胞因子。但需要注意的一点是，PMA 和离子霉素只能使原本具有合成该细胞因子的细胞合成分泌的量增多，而不能使原本不能合成的细胞合成分泌该细胞因子。

三、细胞因子检测的应用

（一）细胞因子与造血细胞分化

造血干 / 祖细胞在造血微环境和多种因素的调节下，增殖、分化为各类血细胞，这个过程受到多种细胞因子的调控。虽然不同细胞因子激活的信号通路常有交互或重叠，但它们可介导产生特定的造血谱系。

细胞因子调控造血干 / 祖细胞存在两种模型：一种是直接影响祖细胞的分化方向（指引模型），另一种是细胞分化方向已被限定后通过影响细胞的存活而进行细胞命运选择（选择模型）。通过单细胞追踪和长时间生物成像，在 G-CSF 或 M-CSF 作用下，粒 - 单核祖细胞只分别分化成单一种类的粒细胞或巨噬细胞，整个分化过程没有发现细胞死亡，即细胞因子受体通过激活有关信号通路可以直接引导细胞分化。

1. 造血干 / 祖细胞调控

（1）IL-20：主要来源于外周血单个核细胞，在多能祖细胞水平对造血发育进行调控。在体外，IL-20 可以使 $CD34^+$ 细胞产生的混合集落数增加，但对粒 - 巨噬祖细胞、红系祖细胞和巨核系祖细胞无作用。

（2）IL-27：主要由活化的树突状细胞产生，可促进造血干细胞的早期分化。IL-27 转基因小鼠骨髓造血增强、髓外脾造血增强但髓内 B 细胞生成受损，提示 IL-27 是造血干细胞的重要调节因子。

（3）IL-31：主要来源于活化的 $CD4^+T$ 细胞，特别是 Th2 细胞，可调节髓系祖细胞的增殖。IL-31 受体敲除小鼠骨髓和脾中的造血干 / 祖细胞集落形成能力明显减弱，但不影响小鼠造血干细胞的长期重建能力。

（4）IFN-γ：是Ⅱ型干扰素的唯一成员。在 20 世纪 80 年代就有实验证明 IFN-γ 可以在体外抑制克隆集落形成，但尚未明确其对造血干细胞的作用。利用两步培养体系证明 IFN-γ 可以在早期抑制人类造血干细胞的扩增。IFN-γ 还可抑制小鼠造血干细胞的集落形成能力和体内移植后的长期重建能力。体内实验表明，在 IFN-γ 转基因鼠中过表达 IFN-γ 抑制了造血干细胞的克隆形成能力，而 IFN-γ 缺陷鼠的造血干细胞在稳态条件下与野生型小鼠相比具有更好的重建能力。

（5）TNF-α：包括膜型 TNF-α 和分泌型 TNF-α，主要由活化的巨噬细胞分泌。TNF-α 在造血调控中发挥重要作用。TNF-α 可以抑制人骨髓造血干细胞的集落形成能力和在免疫缺陷鼠的全系重建能力，但其对体内造血干细胞的功能维持作用仍然存在争议。

（6）TGF-β：在体外，TGF-β 是重要的造血干细胞生长抑制因子。它的造血调控作用最早发现于 1987 年，Ohta 等发现 TGF-β 对多能祖细胞具有生长抑制作用，但对更成熟的祖细胞无影响。TGF-β 对造血干细胞的作用因浓度不同而不同。低浓度的 TGF-β 刺激具有髓系分化倾向的造血干细胞增殖而抑制淋系造血干细胞增殖；高浓度 TGF-β 抑制所有亚群的造血干细胞增殖，通过 SMAD2/3-SMAD4 途径诱导造血干细胞进入静息状态。

2. 淋巴细胞分化相关细胞因子

（1）IL-7：主要由骨髓和胸腺基质细胞产生，亦可由角质细胞、树突状细胞、干细胞、神经元和上皮细胞产生，但正常的淋巴细胞不分泌 IL-7。IL-7 诱导多能干细胞分化为淋系祖细胞，维持 B 细胞和 T 细胞的发育。T 细胞通过结合 IL-7 受体维持记忆 T 细胞和初始 T 细胞之间的稳态。IL-7 或 IL-7 受体敲除小鼠表现为严重的淋系发育不良，包括 B 细胞和 T 细胞缺乏。

（2）IL-13：主要由 Th2 细胞产生，可以通过减少细胞周期的活跃程度来抑制前 B 细胞的生长。IL-13 是 IgE 合成的重要调节因子，可介导过敏性炎症。

（3）IL-15：主要由单核吞噬细胞分泌，其高亲和性的受体在 T 细胞、B 细胞、NK 细胞等表达。IL-15 可以刺激 T 细胞增殖，并与 IL-2 具有协同作用。IL-15 还可刺激活化 B 细胞的增殖，并与 CD40 配体协同作用，刺激活化的 B 细胞分泌 IgM、IgG1 和 IgA。IL-15 还在 NK 细胞的发育、增殖和活化中起到重要作用。IL-15 可诱导 $CD34^+$ 造血祖细胞分化为 NK 细胞，并促进 NK 细胞增殖和增强其杀伤作用。

（4）IL-18：主要由单核细胞和巨噬细胞产生，与 T 细胞的发育密切相关。IL-18 可以促进早期胸腺前体细胞分化至三阴性阶段，并与 IL-7 协同促进 T 祖细胞发育。

3. 髓系细胞分化相关细胞因子

（1）IL-17：与髓系细胞和红系细胞发育密切相关。将人造血干 / 祖细胞与成纤维细胞共培养，IL-17 可以促进人造血干 / 祖细胞增殖，并诱导其向中性粒细胞分化，还可刺激小鼠早期红系爆式集落形成单位（BFU-E）的形成和抑制晚期红系集落形成单位（CFU-E）的生长。

（2）IL-33：主要来源于上皮细胞和内皮细胞，参与调节骨髓细胞的生成和髓系细胞的活性。过表达 IL-33 的小鼠中可见中性粒细胞显著浸润，并可观察到贫血、血小板减少和骨髓增殖异常。

（3）粒细胞集落刺激因子（G-CSF）：主要由成纤维细胞、内皮细胞、单核细胞和巨噬细胞产生，是调控中性粒细胞产生的主要细胞因子。G-CSF 调控中性粒细胞的作用包括诱导粒系祖细胞增殖并向成熟粒细胞增殖分化，激活成熟的粒细胞，刺激其释放花生四烯酸、髓系过氧化物酶等并抑制其凋亡，促进粒细胞由骨髓进入外周血并增强其趋化作用、吞噬作用和氧化过程。

（4）巨噬细胞集落刺激因子（M-CSF）：主要由抗原刺激或丝裂原刺激下的 T 细胞产生，是单核 / 巨噬细胞的主要调节因子。M-CSF 可以刺激单核细胞增殖、活性维持和诱导其分化为巨噬细胞并增强巨噬细胞的吞噬和细胞毒性作用。

（二）细胞因子与血液细胞功能

辅助性 T 细胞（Th 细胞）的亚群分化和功能发挥与细胞因子密切相关。根据 Th 细胞种类和功能不同，将其分为如下四类：

1. Th1 细胞因子与细胞免疫

特异性抗原、IL-12、IL-18 和 IFN-γ 诱导 $CD4^+$T 细胞向 Th1 亚群分化。Th1 细胞分泌的细胞因子主要包括 IL-2、IFN-γ 和 TNF-β。Th1 细胞因子与 $CD8^+$ T 细胞的增殖、分化和成熟有关，介导细胞免疫和巨噬细胞依赖的炎症反应。

（1）IL-2：是介导 T 细胞增殖和分化为效应 T 细胞及记忆 T 细胞的主要细胞因子。基于此作用，IL-2 在临床上可用于肿瘤患者以增强其细胞免疫功能。除了激活 T 细胞增强免疫效应外，持续、低浓度的 IL-2 对 Treg 细胞功能的维持也是必需的，以控制免疫反应的强度。除了作用于 T 细胞，IL-2 还可促进 NK 细胞和 B 细胞的增殖和活化。

（2）IFN-γ：活化的 $CD4^+$T 细胞、$CD8^+$T 细胞和 NK 细胞均可产生 IFN-γ。IFN-γ 可促进向 Th1 细胞和 CTL 分化，增强 NK 细胞的杀伤作用，激活巨噬细胞使其杀伤被吞噬的病原微生物。IFN-γ 途径作为 NK 细胞的间接杀伤方式之一，通过检测 NK 细胞的 IFN-γ 水平可以间接反映 NK 细胞杀伤功能的强弱。图 10-2 为通过流式细胞术分析幼稚免疫活性和免疫缺陷小鼠血液中的 Th 细胞亚群显示免疫极化。

（3）TNF-β：又称为淋巴毒素，由活化的 T 细胞分泌，与 TNF-α 结合于相同的膜受体，激活下游通路。

2. Th2 细胞因子与体液免疫

特异性抗原和 IL-4 介导 $CD4^+$T 细胞向 Th2 亚群分化。Th2 细胞分泌的细胞因子主要包括 IL-4、IL-5、IL-6、IL-9 和 IL-13。Th2 细胞因子与 B 细胞的增殖、分化和成熟有关，可增强抗体介导的体液免疫反应（包括 IgE），但却抑制巨噬细胞的一些功能（巨噬细胞非依赖性炎症反应）。

（1）IL-4：主要由 Th2 细胞分泌，可促进 Th2 细胞的生长和分化，诱导 B 细胞发生抗体的 IgE 类别转换，上调 MHC Ⅱ类分子和促进边缘区巨噬细胞激活。

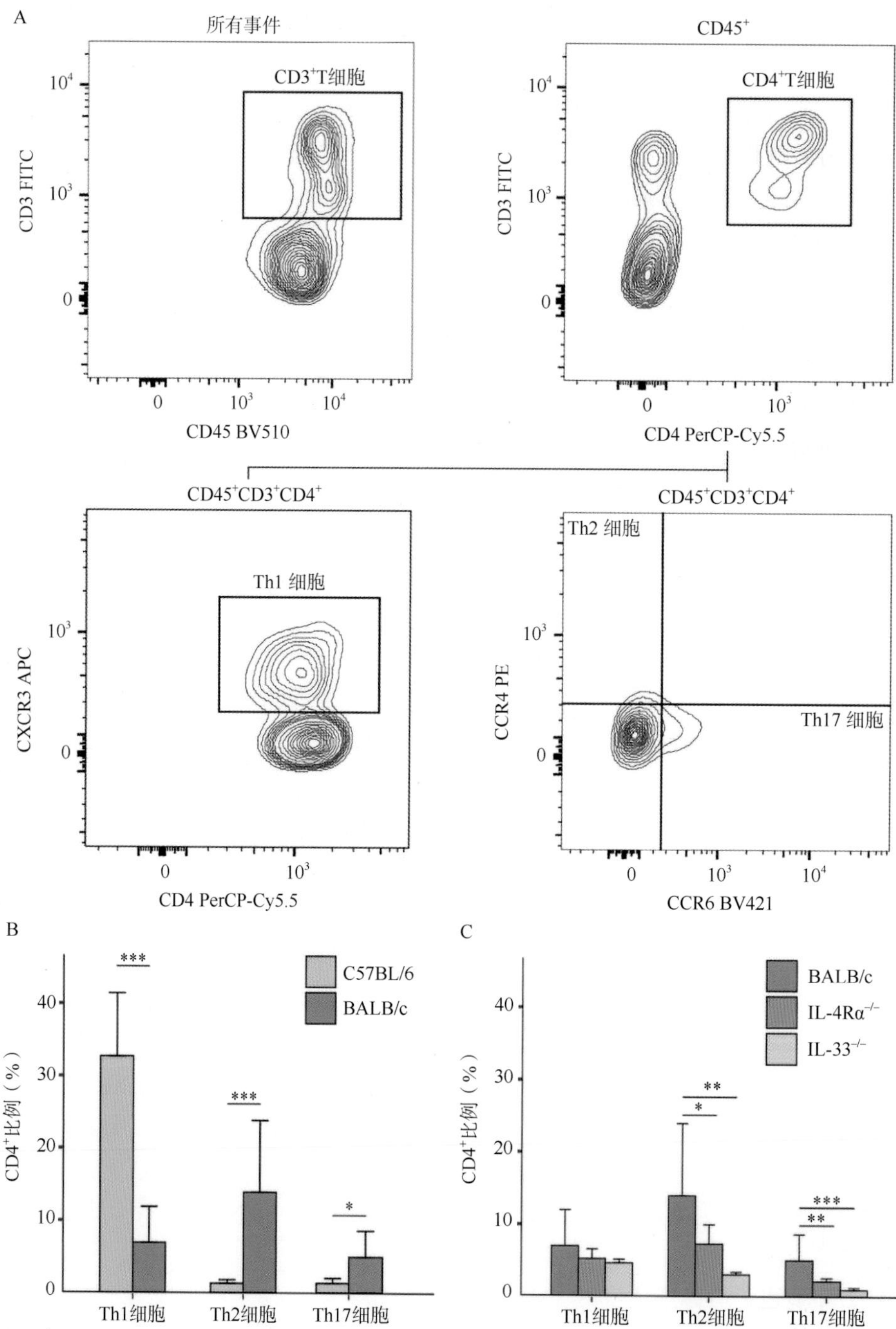

图 10-2 流式细胞术分析幼稚免疫活性和免疫缺陷小鼠血液中的 Th 细胞亚群显示免疫极化

A. T 细胞（$CD45^+/CD3^+/CD4^+$）的流式细胞术门控策略进一步区分为 Th1（$CXCR3^+/CCR4^-$）、Th2（$CCR4^+/CCR6^-$）和 Th17（$CCR6^+/CCR4^-$）细胞。B. C57BL/6 小鼠（绿色，n=16）是 Th1 极化的，而 BALB/c 小鼠（紫色，n=12）是 Th2 极化的，并且与 C57BL/6 小鼠相比显示出显著更高的 Th17 细胞比例。C. 与 IL-4Rα$^{-/-}$（蓝色，n=16）和 IL-33$^{-/-}$（浅蓝色，n=7）小鼠相比，BALB/c 小鼠显示出 Th2 极化，与敲除小鼠相比，这两种小鼠也显示了显著更高的 Th17 细胞水平。NSG 小鼠未观察到 T 细胞。$*P < 0.05$，$**P < 0.01$，$***P < 0.001$

文献来源：Van averbeke V，Berkell M，Mysara M，et al. 2022. Host immunity influences the composition of murine gut microbiota. Front Immunol，13：828016.

（2）IL-5：主要由 Th2 细胞和活化的肥大细胞分泌，与 IL-4 协同促进嗜酸性粒细胞生长、分化和成熟，增强 Th2 细胞介导的过敏反应。

（3）IL-13：主要由 Th2 细胞产生，与 IL-4 具有 20% ～ 25% 的同源性。IL-13 通过减少细胞周期的活跃程度来抑制前 B 细胞生长，并可诱导 B 细胞合成 IgG4 和 IgE。

3. Treg 相关细胞因子与免疫负调控

Treg 细胞为 $CD4^+CD25^+Foxp3^+$ T 细胞，在免疫耐受中发挥重要作用，包括抑制自身反应性 T 细胞作用的自然 Treg 细胞和抑制外来抗原刺激产生免疫应答的适应性 Treg 细胞。适应性 Treg 细胞在 IL-2、TGF-β 等细胞因子的刺激下，分泌 TGF-β 和 IL-10 等细胞因子，发挥免疫负调控作用。

（1）TGF-β：免疫细胞主要产生 TGF-β 超家族中的 TGF-β1。TGF-β 可以抑制 Th1 和 Th2 细胞的增殖和分化，抑制巨噬细胞和内皮细胞的激活；促进外周 Treg 细胞的分化，与 IL-1 和 IL-6 协同促进 Th17 亚群发育；刺激 IgA 抗体产生，促进胶原和基质修饰酶产生与血管生成等，从而负调控免疫应答、参与黏膜免疫和加速组织修复。

（2）IL-10：是一种重要的介导免疫抑制的细胞因子，属于同源二聚体分泌物。IL-10 可抑制 Th1 细胞免疫应答和 Th1 细胞因子 IFN-γ 及 IL-2 的合成分泌；亦可以抑制 Th2 细胞产生 IL-4、IL-5 等 Th2 细胞因子。IL-10 还可通过下调巨噬细胞表面 MHC Ⅱ类分子抑制其抗原提呈功能。

4. Th17 型细胞因子与炎症反应

Th17 细胞是指能够分泌 IL-17 的 T 细胞亚群，在自身免疫性疾病和机体防御反应中发挥重要作用。IL-6、IL-23 和 TGF-β 在不存在 IFN-γ 和 IL-4 的情况下，可促进 $CD4^+$T 细胞向 Th17 细胞分化。Th17 细胞分泌 IL-17 和 IL-22，促进炎症反应。

（1）IL-17：主要由 Th17 和 CD4 记忆细胞分泌，是 T 细胞诱导的炎症反应的早期启动因子。IL-17 与 TNF-α 通过诱导黏附分子、趋化因子、基质金属蛋白酶等的表达募集中性粒细胞，促进前列腺素 E_2 和促炎性细胞因子（包括 IL-6、GM-CSF、G-CSF）的表达，从而促进炎症反应。

（2）IL-22：作用于皮肤胶质细胞和黏膜，可以促进抗菌肽的表达，发挥免疫防御作用。亦有学者将在炎症性皮肤疾病患者表皮发现的分泌 IL-22 和 TNF-α 但不分泌 IFN-γ、IL-4 或 IL-17 的 T 细胞亚群定义为 Th22 细胞。

（三）细胞因子与造血微环境调控

造血微环境也称为造血龛，是支持和调节造血干 / 祖细胞自我更新、生长发育、分化成熟的特殊环境，是维持正常造血功能的重要场所。目前认为，从区域上骨髓龛可划分为骨内膜区域、血窦区域及血管周围区域；从细胞类型上包括成骨细胞、血管内皮细胞、间充质干细胞、脂肪细胞、免疫细胞等。造血微环境包括微环境细胞、细胞外基质和来源于微环境细胞的可溶性因子等。干细胞通过与龛内其他细胞和细胞因子等的相互作用，调控自我更新和定向分化，从而维持组织细胞的动态平衡。

1. 炎症反应

炎症反应是指具有血管系统的活体组织对感染、组织损伤和机体应激所产生的以防御为主的反应。有限度的炎症反应对机体是有利的，在生理状态下炎症反应起到抗感染、组织损伤修复和重建稳态的作用；但当炎症反应失去控制时，可对机体产生严重的损伤。

参与炎症反应的介质主要包括细胞因子、趋化因子、血浆酶介质（如激肽系统、凝血系统、纤溶系统和补体系统）和脂类介质（如花生四烯酸）。其中，主要的促炎性细胞因子包括 IL-1、IL-6、TNF 和 IFN-γ，参与炎症反应的应答和放大；主要的抗炎性细胞因子如 IL-4、IL-10、IL-13 等参与限制炎症反应，促炎性和抗炎性细胞因子的平衡将影响炎症反应的走向，通过流式细胞术联合检测相关细胞因子可以了解炎症反应的状态。

在造血微环境中，炎症相关细胞因子诱导的生存和死亡信号参与对造血干细胞自我更新能力的调控，对造血起到促进和抑制的双重作用。IFN 和 TNF 可动员造血干细胞离开骨髓龛，Ⅰ型 IFN 可诱导造血干细胞增殖和衰竭，而Ⅰ型 IFN 信号的转录抑制因子干扰素调节因子 2（IRF2）则参与维持造血干细胞的自我更新和多系分化能力。

2. 趋化作用

趋化作用是指具有趋化性的细胞沿着化学刺激物的浓度梯度做定向移动，这些化学刺激物即趋化因子。趋化因子直接介导白细胞（如吞噬细胞和淋巴细胞）的趋化游走和活化，参与炎症反应的激活，肿瘤生长的调节，免疫系统、循环系统和神经系统的发育等。

趋化因子的序列相似性较低，但高级结构存在较显著的同源性。根据趋化因子一级结构中半胱氨酸残基（C）的数量和位置，将其分为 CXC、CC、CX3C 和 C 四类。根据趋化因子的生理功能可将其分为炎症性趋化因子和归巢趋化因子。炎症性趋化因子主要由炎症细胞在促炎性细胞因子、细菌毒素等作用下产生或上调，参与炎症反应。而归巢趋化因子则在淋巴组织中组成性表达，与白细胞归巢、成熟和胚胎发育相关。

对于造血干细胞，其正常功能不仅取决于其自我更新和多向分化能力，还受到能否正确归巢并在相应场所长期定居的影响。趋化因子受体 CXCR4 与其配体 CXCL12 之间的相互作用对造血微环境中造血干 / 祖细胞的保留和迁移起关键作用。CXCL12/CXCR4 信号促进人多能干细胞来源的造血祖细胞功能并可抵抗体内早期移植失败。异位 CXCR4 可促进多能干细胞中 CXCL12 配体依赖性信号转导，并在体内移植后增强造血祖细胞存活和增殖能力。

第二节　血浆成分

血浆是血液中使全血的血细胞保持悬浮状态的淡黄色液体成分，占人体总血液的 55% 左右，是细胞外液的血管内部分。血浆的成分包括水（占体积的 95%）、溶解蛋白（6%～8%，如血清白蛋白、球蛋白和纤维蛋白原）、葡萄糖、凝血因子、电解质（Na^+、Ca^{2+}、Mg^{2+}、HCO_3^-、Cl^- 等）、激素、二氧化碳和氧气等。血浆在血管内渗透压维持中起着至关重要的作用。

一、血浆蛋白质的检测及其应用

血浆蛋白质主要包括白蛋白、前白蛋白、球蛋白、纤维蛋白原等。

白蛋白又称为清蛋白，是正常人体血清中的主要蛋白质成分，由肝细胞合成，半衰期为 19 ～ 21 天。白蛋白属于非急性时相蛋白，在维持血浆胶体渗透压、代谢物质转运和供给营养方面起到重要作用。前白蛋白亦由肝细胞合成，作为载体蛋白，可与甲状腺激素结合并运输维生素 A。前白蛋白的半衰期约为 2 天，故能比白蛋白更早反映肝细胞的损害。球蛋白包括 α_1 球蛋白、α_2 球蛋白、β 球蛋白和 γ 球蛋白，其中 γ 球蛋白主要为免疫球蛋白。纤维蛋白原为血液中含量最多的凝血因子，主要在肝实质细胞中合成后释放入血。纤维蛋白原作为急性时相反应蛋白，在组织受损、感染或炎症情况下增多。

血浆蛋白质常用生物化学和免疫学的方法进行检测。

1. 酚试剂比色法（Folin- 酚法）

该法主要用于微量蛋白质检测。在碱性条件下，蛋白质中的酪氨酸、色氨酸和半胱氨酸与铜作用生成蛋白质 - 铜络合物，此络合物将磷钼酸 - 磷钨酸试剂（Folin 试剂）还原，变为深蓝色（磷钼蓝和磷钨蓝混合物），显色程度与蛋白质含量成正比。

2. 紫外光度法

蛋白质分子中的酪氨酸、色氨酸等芳香族氨基酸含有共轭双键，具有吸收紫外光的性质，其吸收高峰在 280nm 波长处，且在此波长内吸收峰的光密度值与其浓度成正比，故可作为蛋白质定量测定的依据。

3. 免疫比浊法

免疫比浊法利用了抗原 - 抗体反应。当溶液中的抗原、抗体发生特异性结合形成免疫复合物时，免疫复合物会从液相中析出，使溶液产生一定的浊度。当有光线通过溶液时，光线在碰到抗原 - 抗体复合物后就会产生折射或吸收，测定这种折射和吸收后的透射光或散射光，即可得到溶液的浊度，进而计算出样品的含量。

4. 凝固法

凝固法是纤维蛋白原常规测定方法。原理是在用于稀释不同浓度的标化血浆和待测血浆中加入过量的凝血酶，后者作用于纤维蛋白原使之变为纤维蛋白。在 405nm 波长下连续测定该过程中吸光度的变化，当纤维蛋白原完全转变为纤维蛋白时吸光度达到最大且不变，该时间点称为凝固时间。以标化血浆的不同纤维蛋白原含量为横坐标，各凝固时间为纵坐标绘制标准曲线，凝固时间与血浆纤维蛋白原含量呈负相关，测定待测样品的凝固时间，通过计算或查标准曲线即可得到纤维蛋白原含量。

5. 染料法

染料法如考马斯亮蓝 G-250 结合蛋白法（CBB 法）和溴甲酚绿结合白蛋白法（BCG 法）。

考马斯亮蓝 G-250 在游离状态下呈红色，最大光吸收在 488nm；当它与蛋白质结合后变为青色，蛋白质 - 色素结合物在 595nm 波长下有最大光吸收。其光吸收值与蛋白质含量成正比，因此可用于蛋白质的定量测定，临床主要用于尿、脑溶液蛋白质测定。

溴甲酚绿结合白蛋白法是目前临床上测定白蛋白的常规方法。血清白蛋白在 pH4.2 的缓冲液中带正电荷，在有离子型表面活性剂存在时，可与带负电的染料溴甲酚绿结合形成蓝绿色复合物，在波长 600nm 处形成吸收峰，其显色深浅与白蛋白浓度成正比。通过与标准品的标准曲线对比，可求得血清中白蛋白含量。

二、血浆中微生物的检测及其应用

流式细胞术在基础微生物学和临床微生物学中得到了广泛应用。传统的细菌学和真菌学方法在大多数情况下需要经过 48 ～ 72 小时才可获得培养结果。而流式细胞术可结合多种测量指标，快速、便捷地检测微生物，特别是对临床急性感染的病原学诊断起着重要作用。

（一）荧光素偶联抗体直接检测法

对于体积相对较大的微生物，可利用针对待检测微生物表面特异性抗原的荧光素偶联抗体快速检测血浆中的微生物。对于病毒感染的细胞等，可以用病毒感染后的特异性抗原进行检测，从而有利于将其与大小相似的微粒区分。

（二）人工荧光微球检测法

对于体积比细胞小的微生物，流式细胞仪可能无法直接检测到。此时可利用结合特定荧光素和微生物特异性抗体的人工微球进行检测。当待测血浆中没有相应微生物时，人工微球上的荧光信号不会被干扰。当待测血浆中存在相应微生物时，微生物表面特异性抗原与微球表面特异性抗体结合，阻挡了人工微球上的荧光信号，即产生遮蔽效应。血浆中相应微生物越多，人工微球的荧光信号越弱。此外，若标记不同特异性抗体的人工荧光微球大小不同，则可以通过 FSC 信号区分不同的人工微球，达到同时检测多种微生物特异性抗原的目的。

人工荧光微球除了直接检测微生物表面特异性抗原外，还可检测血清中相应微生物的抗体。将特异性抗体甚至该微生物结合至人工微球上，加入待测血清。如果血清中含有相应抗体，即会与微球上的抗原结合。通过加入针对抗体不同抗原表位的荧光素偶联抗体进行定量检测。该方法与检测细胞因子的 CBA 法原理相似。

（三）微生物活性流式检测法

微生物活性流式检测即检测微生物是活细胞还是死细胞。除了利用最常用的 PI 标记法外，还可用膜电位检测法。当微生物活性下降后，微生物细胞膜电位下降，此时可用标记膜电位的荧光染料进行检测。其中，$DiOC_3$ 和罗丹明 123 荧光染料在膜电位下降时，会由胞内重定位至胞外，使胞内染料含量减少。而 Oxonol 染料重定位方向相反，当膜电位下降时，细胞外含量减少，细胞内含量增加。

（四）荧光原位杂交流式检测法

荧光原位杂交流式检测法常用于原位检测病毒感染后细胞内的病毒核酸。固定细胞并打孔，加入已标记［如地高辛（DIG）和生物素标记］的病毒核酸探针。病毒核酸探针与胞内病毒核酸序列杂交后，加入针对探针标记的荧光素偶联抗体（如抗 DIG 抗体或链霉亲和素），通过流式细胞术测定胞内是否有病毒核酸。

（五）PCR 免疫微珠法

PCR 免疫微珠法是利用流式细胞术检测病毒核酸扩增后产物的方法，包括如下四步：①扩增病毒核酸，利用 DIG 标记 dUTP，使扩增后的产物掺有 DIG；②利用结合有生物素的病毒核酸特异性探针与扩增后产物杂交；③利用结合有链霉亲和素的人工微球捕捉结合有生物素的扩增产物；④利用 FITC 偶联的抗 DIG 抗体标记人工微球，通过检测 FITC 荧光信号进行检测。

（六）原位 PCR 杂交流式检测法

原位 PCR 杂交流式检测法常用于检测病毒感染细胞内的低浓度病毒核酸。固定细胞并打孔后，利用 PCR 或 RT-PCR，通过病毒核酸特异性引物在细胞内原位扩增病毒核酸。扩增后加入荧光素偶联的病毒核酸探针与病毒核酸杂交，从而检测病毒感染的细胞。

（梅怡晗　王浩雨　付伟超　于文颖　梁昊岳）

参考文献

Abbas AK, Trotta E, R Simeonov D, et al, 2018. Revisiting IL-2: biology and therapeutic prospects. Sci Immunol, 3(25):eaat1482.

Aydin S, 2015. A short history, principles, and types of ELISA, and our laboratory experience with peptide/protein analyses using ELISA. Peptides, 72:4-15.

Broxmeyer HE, Li J, Hangoc G, et al, 2007. Regulation of myeloid progenitor cell proliferation/survival by IL-31 receptor and IL-31. Exp Hematol, 35(4 Suppl 1):78-86.

Challen GA, Boles NC, Chambers SM, et al, 2010. Distinct hematopoietic stem cell subtypes are differentially regulated by TGF-beta1. Cell Stem Cell, 6(3):265-278.

Chardin P, McCormick F, 1999. Brefeldin A: the advantage of being uncompetitive. Cell, 97(2):153-155.

Chatila T, Silverman L, Miller R, et al, 1989. Mechanisms of T cell activation by the calcium ionophore ionomycin. J Immunol, 143(4):1283-1289.

de Bruin AM, Demirel Ö, Hooibrink B, et al, 2013. Interferon-γ impairs proliferation of hematopoietic stem cells in mice. Blood, 121(18):3578-3585.

Endele M, Etzrodt M, Schroeder T, 2014. Instruction of hematopoietic lineage choice by cytokine signaling. Exp Cell Res, 329(2):207-213.

Eyerich S, Eyerich K, Pennino D, et al, 2009. Th22 cells represent a distinct human T cell subset involved in epidermal immunity and remodeling. J Clin Invest, 119(12):3573-3585.

Gandhapudi SK, Tan C, Marino JH, et al, 2015. IL-18 acts in synergy with IL-7 to promote *ex vivo* expansion of T lymphoid progenitor cells. J Immunol, 194(8):3820-3828.

Jovcić G, Bugarski D, Petakov M, et al, 2004. *In vivo* effects of interleukin-17 on haematopoietic cells and cytokine release in normal mice. Cell Prolif, 37(6):401-412.

Liu L, Ding C, Zeng W, et al, 2003. Selective enhancement of multipotential hematopoietic progenitors *in vitro* and *in vivo* by IL-20. Blood, 102(9):3206-3209.

Morgan E, Varro R, Sepulveda H, et al, 2004. Cytometric bead array: a multiplexed assay platform with applications in various areas of biology. Clin Immunol, 110(3):252-266.

Muris AH, Damoiseaux J, Smolders J, et al, 2012. Intracellular IL-10 detection in T cells by flowcytometry: the use of protein transport inhibitors revisited. J Immunol Methods, 381(1-2):59-65.

Ohta M, Greenberger JS, Anklesaria P, et al, 1987. Two forms of transforming growth factor-beta distinguished by multipotential haematopoietic progenitor cells. Nature, 329(6139):539-541.

Rajendran V, Ilamathi HS, Dutt S, et al, 2018. Chemotherapeutic potential of monensin as an anti-microbial agent. Curr Top Med Chem, 18(22):1976-1986.

Reid JC, Tanasijevic B, Golubeva D, et al, 2018. CXCL12/CXCR4 signaling enhances human PSC-derived hematopoietic progenitor function and overcomes early *in vivo* transplantation failure. Stem Cell Reports, 10(5):1625-1641.

Rieger MA, Hoppe PS, Smejkal BM, et al, 2009. Hematopoietic cytokines can instruct lineage choice. Science, 325(5937):217-218.

Sato T, Onai N, Yoshihara H, et al, 2009. Interferon regulatory factor-2 protects quiescent hematopoietic stem cells from type Ⅰ interferon-dependent exhaustion. Nat Med, 15(6):696-700.

Seita J, Asakawa M, Ooehara J, et al, 2008. Interleukin-27 directly induces differentiation in hematopoietic stem cells. Blood, 111(4):1903-1912.

Sitnicka E, Ruscetti FW, Priestley GV, et al, 1996. Transforming growth factor beta 1 directly and reversibly inhibits the initial cell divisions of long-term repopulating hematopoietic stem cells. Blood, 88(1):82-88.

Snoeck HW, Van Bockstaele DR, Nys G, et al, 1994. Interferon gamma selectively inhibits very primitive CD342+CD38– and not more mature CD34+CD38+ human hematopoietic progenitor cells. J Exp Med, 180(3):1177-1182.

Talabot-Ayer D, Martin P, Vesin C, et al, 2015. Severe neutrophil-dominated inflammation and enhanced myelopoiesis in IL-33-overexpressing CMV/IL33 mice. J Immunol, 194(2):750-760.

Vives-Rego J, Lebaron P, Nebe-von Caron G, 2000. Current and future applications of flow cytometry in aquatic microbiology. FEMS Microbiol Rev, 24(4):429-448.

von Freeden-Jeffry U, Vieira P, Lucian LA, et al, 1995. Lymphopenia in interleukin (IL)-7 gene-deleted mice identifies IL-7 as a nonredundant cytokine. J Exp Med, 181(4):1519-1526.

Yamazaki S, Iwama A, Takayanagi S, et al, 2009. TGF-β as a candidate bone marrow niche signal to induce hematopoietic stem cell hibernation. Blood, 113(6):1250-1256.

Young HA, Klinman DM, Reynolds DA, et al, 1997. Bone marrow and thymus expression of interferon-gamma results in severe B-cell lineage reduction, T-cell lineage alterations, and hematopoietic progenitor deficiencies. Blood, 89(2):583-595.

Yu JM, Emmons RV, Hanazono Y, et al, 1999. Expression of interferon-gamma by stromal cells inhibits murine long-term repopulating hematopoietic stem cell activity. Exp Hematol, 27(5):895-903.

Zamora JLR, Aguilar HC, 2018. Flow virometry as a tool to study viruses. Methods, 134-135:87-97.

Zoumbos NC, Djeu JY, Young NS, 1984. Interferon is the suppressor of hematopoiesis generated by stimulated lymphocytes *in vitro*. J Immunol, 133(2):769-774.